Esther Bockwyt

Die Verhaltensanalyse

AF638866

Esther Bockwyt

Die Verhaltensanalyse

Schritt für Schritt zum individuellen Störungsmodell

Mit Leitfaden und ätiopathogenetischer Tabelle

Schattauer

Esther Bockwyt, Dipl.-Psych.
Hagemannstraße 26
45657 Recklinghausen
e.bockwyt@psych-dienstleistungen.de

Die digitalen Zusatzmaterialien haben wir zum Download auf www.klett-cotta.de bereitgestellt. Geben Sie im Suchfeld auf unserer Homepage den folgenden Such-Code ein: **OM40046**

Bibliografische Information der Deutschen Nationalbibliothek
Die Deutsche Nationalbibliothek verzeichnet diese Publikation in der Deutschen Nationalbibliografie; detaillierte bibliografische Daten sind im Internet über http://dnb.d-nb.de abrufbar.

Besonderer Hinweis
Die Medizin unterliegt einem fortwährenden Entwicklungsprozess, sodass alle Angaben, insbesondere zu diagnostischen und therapeutischen Verfahren, immer nur dem Wissensstand zum Zeitpunkt der Drucklegung des Buches entsprechen können. Hinsichtlich der angegebenen Empfehlungen zur Therapie und der Auswahl sowie Dosierung von Medikamenten wurde die größtmögliche Sorgfalt beachtet. Gleichwohl werden die Benutzer aufgefordert, die Beipackzettel und Fachinformationen der Hersteller zur Kontrolle heranzuziehen und im Zweifelsfall einen Spezialisten zu konsultieren. Fragliche Unstimmigkeiten sollten bitte im allgemeinen Interesse dem Verlag mitgeteilt werden. Der Benutzer selbst bleibt verantwortlich für jede diagnostische oder therapeutische Applikation, Medikation und Dosierung.
In diesem Buch sind eingetragene Warenzeichen (geschützte Warennamen) nicht besonders kenntlich gemacht. Es kann also aus dem Fehlen eines entsprechenden Hinweises nicht geschlossen werden, dass es sich um einen freien Warennamen handelt.

Schattauer
www.schattauer.de
© 2020 by J. G. Cotta'sche Buchhandlung Nachfolger GmbH, gegr. 1659, Stuttgart
Alle Rechte vorbehalten
Printed in Germany
Cover: Jutta Herden, Stuttgart
unter Verwendung eines Fotos von © istock/peterschreiber.media
Gesetzt von Kösel Media GmbH, Krugzell
Gedruckt und gebunden von CPI – Clausen & Bosse, Leck
Lektorat: Barbara Buchter
Projektmanagement: Dr. Nadja Urbani
ISBN 978-3-608-40046-5

Auch als E-Book erhältlich

Vorwort

Liebe Leserinnen, liebe Leser!

Die Verhaltens- bzw. Problemanalyse ist seit eh und je ein zentrales, wichtiges Element der kognitiven Verhaltenstherapie. Sie bildet das individuelle Störungsmodell ab und dient dazu, die Symptomatik des Patienten[1] zu erklären und eine passende Therapieplanung abzuleiten.

In der Praxis berichten Ausbildungskandidaten immer wieder, dass ihnen die grundlegende Theorie der Verhaltensanalyse bekannt und verständlich ist, Schwierigkeiten aber bei der konkreten Umsetzung und beim Füllen mit Inhalten bestehen. Zu beobachten ist, dass bei der Analyse der Verstärkungsbedingungen oft Fehler gemacht werden, Konsequenzen des Verhaltens in eine nicht zutreffende Verstärkungsart eingeordnet werden oder aber immer wieder ähnliche Konsequenzen als 08/15-Begründung für unterschiedliche Patienten eingesetzt werden. Zwar treten im Rahmen einer bestimmten psychischen Problematik, wie etwa der Depressivität, bei verschiedenen Patienten tatsächlich Parallelen bei störungsrelevanten Verhaltensweisen mit entsprechenden typischen Konsequenzen und Verstärkungsbedingungen auf, wie etwa den Verstärkerverlust bei depressivem Rückzug, jedoch gibt es immer auch eine individuelle Färbung der Symptomatik. Verhaltensanalysen können und sollten immer den individuellen, ganz konkreten Fall abbilden, sonst sind sie wenig hilfreich.

In diesem Buch wird neben den wichtigsten theoretischen Grundlagen für die Verhaltensanalyse daher auch eine umfangreiche Darstellung an theoretischen Inhalten zur Verfügung gestellt. Diese Inhalte sollen dabei helfen, die Variablen der Verhaltensanalyse schlüssig zu benennen. Das Buch liefert darüber hinaus eine konkrete Anleitung, wie die Verhaltensanalyse Schritt für Schritt erstellt werden kann. In der ätiopathogenetischen Tabelle sind des Weiteren die jeweiligen möglichen Inhalte aufgeführt und nach Themen geordnet. Anhand von fünf komprimierten Fallbeispielen werden konkrete Verhaltensanalysen dargestellt, die auf deskriptiven Informationen über den Patienten basieren.

Die Kombination aus Theorie und Praxis beinhaltet meines Erachtens die beste Lernmöglichkeit, weswegen dieser Weg gewählt wurde.

Das vorliegende Handbuch ist sowohl für Kollegen, die sich bereits theoretisch und/oder praktisch mit der Verhaltensanalyse beschäftigt haben, wie auch für »Anfänger« geeignet. Ich wünsche Ihnen nun viel Freude und Erfolg beim Lesen und Studieren dieser Lektüre.

Recklinghausen im Februar 2020
Esther Bockwyt

---

1 Das »generische Maskulinum« soll alle geschlechtlichen Formen implizieren, die weibliche und männliche Form sowie auch Menschen mit anderen geschlechtlichen Identitäten.

Danksagung

Ich danke dem Schattauer Verlag für die Möglichkeit, dieses Manuskript zu erstellen und zu veröffentlichen und insbesondere Wulf Bertram und Nadja Urbani für das überaus große Vertrauen, das mir in diesem Rahmen entgegengebracht wurde, sowie für den liebevollen Kontakt und die gesamte Betreuung während der Bearbeitung.

Mein Dank gilt weiterhin meinen Kollegen, die mich treu über Jahre hinweg als Beraterin in Anspruch nehmen und aufgrund deren Beauftragung ich zahlreiche Erfahrungen sammeln und neue Erkenntnisse gewinnen konnte, die in diesem Buch verarbeitet wurden. Dank allen weiteren Menschen, mit denen ich in meiner bisherigen Berufslaufbahn als Psychologin in fachlichen Diskurs gehen konnte.

Inhalt

1 Die Verhaltensanalyse

Die Verhaltensanalyse ist ein Kernelement der kognitiven Verhaltenstherapie. Auf ihr gründen zu einem nicht unerheblichen Anteil die weiteren Überlegungen zur Therapieplanung. Sie nimmt also eine zentrale Rolle ein, denn aus einer gelungenen Verhaltensanalyse leiten wir die Behandlungsziele und -methoden ab. Grundlage einer Verhaltensdiagnostik ist immer die Frage, unter welchen Bedingungen das Verhalten erworben wurde und welche Faktoren es aufrechterhalten.

Die Verhaltensanalyse umfasst in der Regel die folgenden Inhalte:

- *Krankheitsphänomene* in den 4 Kategorien: Motorik, Kognitionen, Emotionen, Physiologie – also das Verhalten im ursprünglichen Sinn der Verhaltensanalyse
- *Verhaltensexzesse, Verhaltensdefizite*
- Funktions- und Bedingungsanalyse, z.B. in Anlehnung an das S-O-R-K-C-Modell
  - *Makroanalyse:* Es sollte ein übergeordnetes Störungsmodell dargestellt werden, das *prädisponierende, auslösende* und *aufrechterhaltende* Faktoren der Störung erklärt; zusätzlich: individuelle und interaktionelle Funktionalität, Verlust und Gewinn durch Erkrankung, subjektives Krankheitsverständnis
  - *Mikroanalyse:* eine, bei mehreren Diagnosen auch mehrere Mikroanalysen; auch hier: auslösende und aufrechterhaltende Bedingungen spezifizieren, Beschreibung der Krankheitsphänomene in 4 Kategorien (s. o.), kurzfristige Verstärkung, langfristige Konsequenzen (Kontingenzen)
  - unter Berücksichtigung der zeitlichen Entwicklung
- *Ressourcen,* Selbsthilfemöglichkeiten und -strategien, Bewältigungsfähigkeiten, ungestörte Verhaltensbereiche

Im Folgenden beschäftigen wir uns also mit der Frage, wie eine gelungene Verhaltensanalyse erstellt werden kann.

Gestaltet sich der *deskriptive Teil* der Verhaltensanalyse (die Symptomatik als Reaktionsebene) noch recht überschaubar, kommt es beim *funktionalen Teil* (auslösende, aufrechterhaltende und ätiologische Bedingungen der Symptomatik) bei den Verfassern erfahrungsgemäß zu Schwierigkeiten und Unsicherheiten. Herausfordernd stellt sich in der Regel die Notwendigkeit dar, die Fülle an Informationen prägnant und aussagekräftig zusammenzufassen.

Fragen, die auftauchen, sind beispielsweise: »Womit fange ich überhaupt an?«, »Was ist besonders wichtig zu erwähnen?« Bevor wir uns näher damit beschäftigten, wie genau und nach welcher kleinschrittigen Vorgehensweise die Verhaltensanalyse erstellt werden kann, müssen wir uns erst einmal ansehen oder ins Gedächtnis rufen, auf welche theoretischen Grundlagen die Problem- und Verhaltensanalyse zurückgeht.

1.1 Problem- und Verhaltensanalyse

Die Verhaltensanalyse (manchmal auch Problemanalyse genannt) ist eine Theorie innerhalb der kognitiv-behavioralen Therapieform, welche Entstehung und Aufrechterhaltung einer psychischen Erkrankung erklären möchte. Dabei erfolgt in der Analyse eine Bestimmung der situativen und individuellen Merkmale, welche das Auftreten von psychischen Symptomen/psychischer Krankheit begünstigen, sowie eine Bestimmung von Konsequenzen der Symptome/des problematischen Verhaltens und der verstärkenden und aufrechterhaltenden Faktoren für die Symptomatik.

Die Verhaltensanalyse besteht aus den folgenden Elementen: Problemanalyse (Was ist das Problem?), Situationsanalyse (In welchen Situationen tritt das Verhalten auf?), Verhaltensanalyse (Welche Reaktionen treten auf?), Bedingungsanalyse (Was geht dem Verhalten voraus bzw. folgt ihm?), Funktionsanalyse (Wozu dient das Verhalten?).

Seit der Einführung des S-O-R-K-C-Schemas durch Kanfer und Saslow (1974) als gedankliches Ordnungsprinzip der Verhaltensanalyse sind im Wesentlichen 3 Weiterentwicklungen erfolgt. Den Ausgangspunkt als diagnostischen Standard stellte Schulte (1974) dar. Kanfers (Kanfer 1998; Kanfer et al. 2006) Weiterentwicklung zur Systemanalyse stellt die eine, die vertikale Verhaltensanalyse Grawes (1987), die zur Plananalyse (Caspar 2007) weiterentwickelt und schließlich zur Schemaanalyse wurde (Grawe 1998), die zweite Weiterentwicklung dar. Zusätzlich fungierte Hands (1989) Betonung des funktionalen Aspekts (Wozu dient das Verhalten?) als dritte wesentliche Erweiterung, da man zunehmend erkannte, dass die Verstärkung des Symptoms nicht mehr nur zufällig anschließend erfolgte, sondern ein Symptom auch instrumentelle Funktion haben konnte. Seitdem untersucht die Funktionsanalyse, inwiefern ein Symptom als Instrument eingesetzt wird, um eine wichtige Verstärkung zu erhalten oder deren Verlust zu vermeiden.

Unterschieden wird somit heute die sogenannte *horizontale Verhaltensanalyse* von der *vertikalen Verhaltensanalyse*. Unter Ersterer versteht man in erster Linie die Abhängigkeit des Verhaltens von vorausgehenden und nachfolgenden Bedingungen. Die vertikale Analyse legt den Schwerpunkt auf situationsübergreifende übergeordnete Ziele, Pläne und Schemata (Plananalyse, Schemaanalyse) einer Person.

Neben der am häufigsten eingesetzten und wohl bekanntesten *S-O-R-K-C-Verhaltensgleichung* (Kanfer u. Saslow 1974) kommen daher in der Praxis auch der *Problemanalyse-Ansatz* nach Bartling et al. (2004) als Modell der horizontalen Analyse sowie der *Plananalyse- und Schemaansatz* für die vertikale Analyse (Caspar 2007; Grawe u. Caspar 1984; Grawe 1987, 1998) zum Einsatz.

1.1.1 Horizontale Analyse

Bei der S-O-R-K-C-Gleichung handelt es sich um ein lerntheoretisches Modell, das davon ausgeht, dass Problemverhalten (R) auf den vier Ebenen der Kognition, Emotion, Motorik und Physiologie gesteuert wird durch die vorausgehenden internen und externen Stimuli (S) im Sinne eines respondenten Verhaltens einer *Stimulus-Response-Konditionierung* und/oder durch die nachfolgenden verstärkenden bzw. bestrafenden Konsequenzen (C) im Sinne einer *operanten Konditionierung* (Tab. 1.1). Mittlerweile ist man in der klinischen Praxis dazu übergegangen, neben den kurzfristigen auch die langfristigen Konsequenzen des Problemverhaltens zu analysieren. Zusätzlich wird davon ausgegangen, dass die Kontingenz (K) als Verstärkerplan, mit der die Konsequenzen auf das Verhalten folgen, für die Ausbildung und Aufrechterhaltung von Verhalten eine Rolle spielt. Innerhalb der klinischen Praxis ist die K-Variable jedoch von untergeordneter Bedeutung. In Erweiterung zu Vorgängermodellen bezogen Kanfer und Saslow (1974) auch die Organismusvariable (O) mit ein, ursprünglich noch im Sinne biologischer Ursachen, mittlerweile auch situationsübergreifende Pläne, Schemata, Eigenschaften, die Persönlichkeit eines Menschen umfassend. Die moderne S-O-R-K-C-Verhaltensgleichung umfasst also genau genommen sowohl eine vertikale wie auch eine horizontale Analyse.

Tab. 1-1 Kontingenzschema der operanten Konditionierung

	Auftreten Reiz nach Reaktion	**Wegfall Reiz nach Reaktion**
Angenehmer/ positiver Reiz	Positive Verstärkung → Reaktionszunahme C+	Indirekte Bestrafung → Reaktionsabnahme C+/
Unangenehmer/ negativer Reiz	Direkte Bestrafung → Reaktionsabnahme C–	Negative Verstärkung → Reaktionszunahme C–/

1.1.2 Vertikale Analyse: Plan- und Schemaanalyse

Die heutige Schemaanalyse geht auf Piaget (1995, zit. nach Sulz et al. 2011) zurück, ihre erste therapeutische Anwendung erfolgte durch Beck (1979). Es folgten die Arbeiten von Grawe (1987, 1998) und Caspar (2007), Sulz (1994) sowie Young et al. (2008). Zunächst wurden unter einem Schema implizite rein kognitive stabile Muster verstanden, die in Schlüsselsituationen als automatische Gedanken manifest werden und zu dysfunktionalen Interpretationen einer Situation führten. Vor allem Grawe (1998) erweiterte den Begriff um emotionale und motivationale Aspekte.

In diesem ursprünglichen Sinne sah Beck (1979) *latente kognitive Schemata* im Sinne von Piaget (Piaget u. Inhelder 1981) in einer realen Situation manifest werden, in der sie die automatischen Gedanken hervorrufen. Auf abstrakterem Niveau seien die situationsbezogenen automatischen Gedanken zu *generalisierten Grundannahmen* über das Funktionieren der Welt zusammengefasst. Sie seien oft dysfunktional und müssten therapeutisch verändert werden, um dem Patienten neue Erlebens- und Verhaltensweisen zu ermöglichen.

Im Zentrum der Plananalyse nach Grawe und Caspar (1984) steht die Analyse des *motivationalen Funktionierens* eines Menschen. Die Grundannahmen der Plananalyse gehen davon aus, dass der Mensch nach Befriedigung und Schutz seiner *Grundbedürfnisse* strebt. Unter dem Einfluss seiner konkreten Lebensbedingungen entwickelt er der Befriedigung dienende *Annäherungs-* und dem Schutz dienende *Vermeidungsziele* sowie *Mittel* zur Realisierung dieser Ziele. Bei aktueller Inkongruenz (Ziel-Realität-Diskrepanz) ist die psychische Aktivität darauf ausgerichtet, die Inkongruenz zu beheben bzw. zu verringern. Grawe (1987, 1998) nennt die vier Grundbedürfnisse des Menschen nach Bindung, Selbstwerterhöhung, Kontrolle sowie nach Lust/Unlustvermeidung. Wege und Mittel, wie die Grundbedürfnisse und motivationalen Ziele befriedigt bzw. erreicht werden können, sind in *Planstrukturen* darstellbar. In einer Planstruktur wird das motivationale Funktionieren einer Person individuell dargestellt (Abb. 1-1).

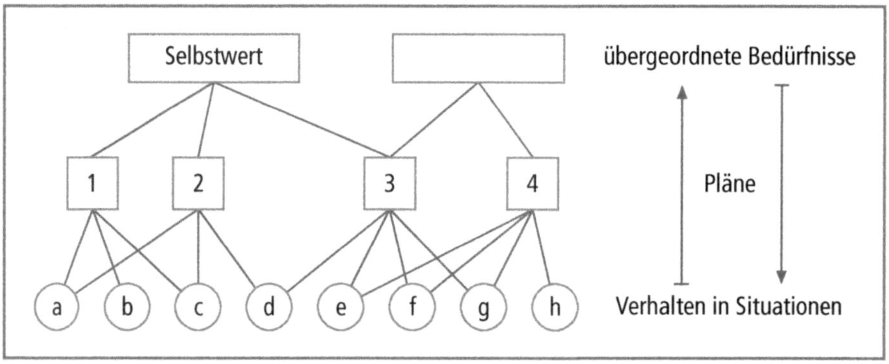

Abb. 1-1 Planstruktur mit Beispielinhalt: 1) »Sorge für Anerkennung«, 2) »Vermeide Blamage«, a) macht Überstunden, b) verhält sich in Gesellschaft ruhig u. zurückhaltend

Das Modell betont die instrumentelle Funktion von Plänen. Dennoch sind Pläne nicht notwendigerweise bewusst und es wird ihnen ferner keine »Rationalität« unterstellt. Grawe (1987, 1998) verstand Pläne als Zielkomponenten motivationaler Schemata und entwickelte das ursprüngliche Konzept der Plananalyse später zur Schemaanalyse weiter. Während sich die ursprüngliche Plananalyse eher auf die konkretere, instrumentellere Struktur von Plänen und Motiven konzentriert, gibt die Schemaanalyse den nicht instrumentellen Aspekten mehr Bedeutung, spricht eher von »wunden Punkten« als von Plänen. Die Schemaanalyse ist weiter gefasst als die Plananalyse, es gibt jedoch einen großen Überschneidungsbereich. Auch das S-O-R-K-C-Modell hat unter Berücksichtigung sowohl der Organismusvariable wie auch der Analyse des Verhaltens in Situationen Überschneidungsbereiche mit den beiden vertikalen Modellen (Abb. 1-2).

Bei der klassischen Plananalyse handelt es sich um ein Fremdbeobachtungsverfahren: Motiv- bzw. Planstrukturen werden durch den Therapeuten erschlossen. Inzwischen wurde auch ein Selbstbeurteilungsinstrument, der Fragebogen zur Analyse motivationaler Schemata (FAMOS; Grosse Holtforth u. Grawe 2002) entwickelt. Der FAMOS erfasst die individuelle Wichtigkeit von motivationalen

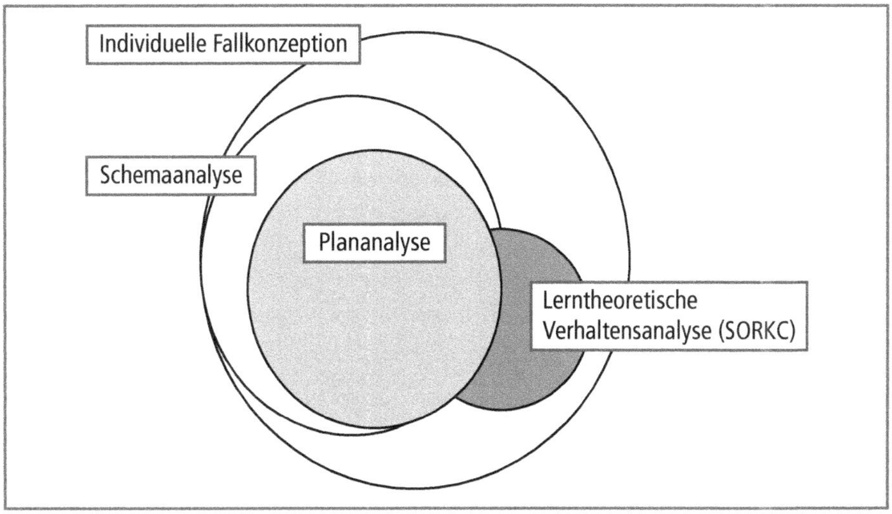

Abb. 1-2 Schnittstellen Plan- und Schemaanalyse, S-O-R-K-C-Modell nach Stucki (2013)

Schemata bzw. Annäherungs- und Vermeidungszielen von Patienten. Erfasst werden folgende Schemata: Affiliation/Geselligkeit, Altruismus, Hilfe, Anerkennung/Bestätigung, Status, Autonomie, Leistung, Kontrolle, Bildung/Verstehen, Intimität/Bindung, Glauben/Sinn, Abwechslung, Selbstvertrauen, Selbstbelohnung, Alleinsein/Trennung, Geringschätzung, Erniedrigung/Blamage, Vorwürfe/Kritik, Abhängigkeit/Autonomieverlangen, Verletzungen/Spannungen, Schwäche/Kontrollverlust, Hilflosigkeit, Versagen sowie Annäherungs- und Vermeidungsziele insgesamt.

Die Plan- und Schemaanalyse nimmt inzwischen auch in der Therapieplanung der modernen Verhaltenstherapie einen zentralen Stellenwert ein. Aus ihr entwickelt der Therapeut die *komplementäre (motivorientierte) Beziehungsgestaltung*. Hierdurch versucht der Therapeut, dem Patienten positive Erfahrungen im Sinne hochrangiger Ziele in der Planstruktur zu ermöglichen. Er verhält sich komplementär zu den wichtigsten Zielen und wunden Punkten des Patienten. Gemeint sind damit also nicht eventuell problematische Unterpläne und Verhaltensweisen, sondern hierarchisch höhere und damit in der Regel unproblematische Ziele nahe den Grundbedürfnissen. Damit soll der Patient positive Erfahrungen im Sinne seiner wichtigsten Ziele machen, wodurch er sich in der Therapiebeziehung wahrgenommen, wohl und gut aufgehoben fühlt. Annäherungsziele sind so gut wie möglich zu unterstützen, Vermeidungsziele nur so weit wie nötig zu aktivieren. Ebenso gilt es in der Therapie, die Effizienz und auch Widerspruchsfreiheit von Plänen und Mitteln zu analysieren. Viele Patienten wenden Strategien an, die kurzfristig durchaus hilfreich, mittelfristig aber dysfunktional sind, hohe Kosten verursachen und eine gute Befriedigung von Grundbedürfnissen verhindern.

Sulz (1994) hat als Alternative zu Becks (1979) dysfunktionalen Grundannahmen und Grawes (1987) Oberplänen die *Überlebensregel* als Konstrukt kognitiv-behavioraler Diagnostik auf Makroebene eingeführt. Für jeden Patienten wird seine implizite Überlebensregel herausgearbeitet, die sein Verhalten situationsübergreifend und übergeneralisiert bestimmt. Die Regel besteht aus vier Teilsätzen. Der erste enthält ein Verhaltensgebot, der zweite ein Verhaltensverbot, der dritte die Verstärkung/Bedürfnisbefriedigung, die bewahrt werden muss, und der vierte die Gefahr oder Bedrohung, die eintritt, wenn die Regel nicht eingehalten wird (»Nur wenn ich immer … und wenn ich niemals …, bewahre ich mir … und verhindere, dass …«). Die Überlebensregel verbindet Becks (1979) *Grundannahme* und Grawes (1987) Oberplan zu einer Verhaltensregel im Sinne von Hayes et al. (2003). Sie kann z. B. lauten: »Nur wenn ich mich immer schüchtern zurückhalte, bewahre ich mir die Zuneigung der mir wichtigen Menschen und verhindere deren Unmut und Ablehnung.«

Der schemaanalytische Ansatz nach Young et al. (2008) wurde ursprünglich auf Basis der kognitiven Therapie nach Beck et al. (1979) entwickelt und orientierte sich zunächst noch stark daran, Schemata zu »bekämpfen« (Young 1990). Mit dem nachfolgend entwickelten »Modus-Modell« (Young et al. 2008) näherte man sich psychodynamisch orientierten Konzepten an. Frühe *maladaptive Schemata* nach Young beinhalten ein umfassendes *Thema*, bestehend aus Erinnerungen, Emotionen, Kognitionen und Körperempfindungen, das sich auf den Betroffenen oder Kontakte zu anderen bezieht, in der Kindheit entstanden ist und stark dysfunktional fungiert. Dysfunktionale Verhaltensweisen sind Reaktionen auf ein Schema. Den Ursprung von maladaptiven Schemata sieht Young in der Verletzung menschlicher Grundbedürfnisse durch schädliche Kindheitserlebnisse sowie in Temperamentsfaktoren und kulturellen Einflüssen.

Grundbedürfnisse seien die Bedürfnisse nach Sicherheit, Bindung, Autonomie, Selbstachtung, Selbstausdruck und realistischen Grenzen.

Auf Basis klinischer Erfahrung wurden 19 maladaptive Schemata identifiziert, die sich fünf Domänen zuordnen lassen:

1. Domäne Abgetrenntheit und Ablehnung
   - Verlassenheit/Instabilität
   - Misstrauen/Missbrauch
   - Emotionale Entbehrung
   - Unzulänglichkeit/Scham
   - Soziale Isolierung/Entfremdung
2. Domäne Beeinträchtigung von Autonomie und Leistung
   - Abhängigkeit/Inkompetenz
   - Anfälligkeit für Schädigungen und Krankheiten
   - Verstrickung/unterentwickeltes Selbst
   - Versagen
3. Domäne Beeinträchtigungen im Umgang mit Begrenzungen
   - Anspruchshaltung/Grandiosität
   - Unzureichende Selbstkontrolle/Selbstdisziplin
4. Domäne Fremdbezogenheit
   - Unterwerfung
   - Selbstaufopferung
   - Streben nach Zustimmung und Anerkennung

5. Domäne übertriebene Wachsamkeit und Gehemmtheit
   - Negativität/Pessimismus
   - Emotionale Gehemmtheit
   - Überhöhte Standards
   - Bestrafen

Auf Basis der maladaptiven Schemata entwickeln sich *Bewältigungsstile* (Kampf, Erstarrung, Flucht) als Ansammlung von Bewältigungsreaktionen, welche sich nicht nur im Verhalten, sondern auch in den Kognitionen und Emotionen manifestieren und variabel/veränderbar sind. Schemata, die in einem konkreten Moment aktiv sind, werden als *Schemamodi* bezeichnet. Diese können funktional und dysfunktional sein. Young beschreibt zehn Schemamodi, die vier Kategorien zugeordnet sind:
1. Kind-Modi
   - verletzbares Kind
   - verärgertes Kind
   - impulsives/undiszipliniertes Kind
   - glückliches Kind
2. dysfunktionale Bewältigung
   - sich Ergebender
   - Überkompensierender
   - distanzierter Beschützer
3. dysfunktionale Eltern-Modi
   - strafender Elternteil
   - fordernder Elternteil
4. gesunder Erwachsener

Zusammenfassung

Vertikale Analyse

Zusammenfassend können wir bei Betrachtung der verschiedenen Modelle auf der vertikalen (Organismus-)Analyseebene festhalten, dass es sich bei Grundannahmen, Oberplänen, Überlebensregeln und Schemata um situationsübergreifende Merkmale einer Person handelt, die wesentlich zur Entstehung und Aufrechterhaltung von Symptomatik beitragen. Dabei unterscheiden sich die einzelnen Modelle in der Betonung von mehr kognitiven, instrumentellen und eher emotionalen, unbewussten Charakteristika dieser Einheiten. In der Verhaltensanalyse stellen sie einen wichtigen, unverzichtbaren Teil der Analyse dar.
Nach dem kurzen theoretischen Abriss kommen wir nun der konkreten Erstellung der Verhaltensanalyse, unterteilt in Makro- und Mikroanalyse, allmählich näher.

1.1.3 Makro- und Mikroanalyse

Häufig wird der Unterschied zwischen der vertikalen und horizontalen Verhaltensanalyse gleichgesetzt mit dem Unterschied zwischen der Makro- und Mikroanalyse. Bei genauerer Betrachtung lässt sich jedoch feststellen, dass diese Gleichsetzung so nicht gerechtfertigt ist.

Zwar wird in der Mikroanalyse das Verhalten in Situationen meist mittels S-O-R-K-C-Modell, also vorwiegend horizontal, dargestellt und in der Makroanalyse geht es um die Analyse von situationsübergreifendem Verhalten, wie auch in der vertikalen Analyse. Doch auch innerhalb der Makroanalyse analysieren wir nach dem S-O-R-K-C-Modell.

Klassisch ist die Mikroanalyse, die sich nur auf eine jetzige beobachtbare Situation bezieht. Die Verhaltensanalyse auf Makroebene hat sich nur sehr langsam durchgesetzt, obwohl die Verhaltenstherapie längst überwiegend Störungen behandelte, bei denen das Symptom oder das symptomatische Verhalten nicht durch die konkreten Situationsbedingungen, in denen das Symptom auftrat (z. B. während eines Einkaufs), erklärt werden kann. Heute wird eher gefragt, in welcher *Lebenssituation* ein Mensch eine psychische Störung entwickelt hat. Da wir erklären müssen, weshalb genau ein bestimmter Mensch (und kein anderer Mensch) in einer ganz bestimmten Lebenssituation (und in keiner anderen Lebenssituation) genau diese Störung (und keine andere Störung) entwickelt hat, müssen wir bei jedem Patienten eine Makroanalyse durchführen, in die wir seine Lerngeschichte und seine gegenwärtigen Lebensbedingungen einbeziehen. Würde man die Makroanalyse lediglich auf die Analyse der O-Variable und damit die vertikale Ebene beschränken, so wäre diese Analyse in höchstem Maße unvollständig.

Das S-O-R-K-C-Modell wird also sowohl in der Mikro- wie auch der Makroanalyse angewendet. Die Analyse von situationalen, Reaktions- und Konsequenzbedingungen bleibt nicht auf die Mikroanalyse beschränkt. Überschneidungen zwischen Mikro- und Makroanalyse gibt es vor allem auf der Ebene der O-Variable sowie auf der Ebene der langfristigen Konsequenzen des Verhaltens. Natürlich finden wir auch im Symptombereich Überschneidungen, jedoch ist die Mikroanalyse gerade keine Darstellung einer psychischen Störung, sondern eines ausgewählten, umgrenzten Problemverhaltens in einer bestimmten Situation. In dieser Situation treten gewisse Symptome auf, meist jedoch nicht alle Symptome, unter denen der Patient insgesamt leidet. Bei einem Patienten, der beispielsweise unter Angst und Depression leidet, werden wir, wenn wir uns in der Mikroanalyse auf eine typische Angst-Situation konzentrieren, die depressiven Symptome i. d. R. vernachlässigen. Natürlich bietet sich hier die Möglichkeit zwei Mikroanalysen anzufertigen, jedoch ist auch in diesem Fall damit zu rechnen, dass die Symptomatik nur verkürzt dargestellt wird.

Es geht also bei der S-O-R-K-C-Analyse auf Makroebene um die Lebenssituation, nicht um eine spezielle Situation und um die gesamte krankheitswertige Symptomatik, nicht um die spezielle Symptomatik in Situation XY, unter der ein Patient leidet. Und genauso, wie auf Mikroebene geht es auf Makroebene um kurz- und langfristige Konsequenzen sowie natürlich um die Organismusvariable. Deshalb lassen sich redundante Informationen in der Verhaltensanalyse nicht immer vermeiden.

Die Makroanalyse erfasst folglich das Gesamtbild einer Störung, also möglichst alle Bestandteile eines Beschwerdebildes und die Bedingungen, von denen die Beschwerden beeinflusst werden. Hierdurch kommt einerseits eine umfassende Beschreibung und eine Art Modell der Störung zustande, andererseits ergibt sich auch ein Suchraum für die konkreten Beschwerden eines Patienten in einer spezifischen Situation. Dazu wird dann eine (oder mehrere, ggf. miteinander verknüpfte) Verhaltens- und Bedingungsanalyse(n) auf der Mikroebene erarbeitet. Dazu werden entweder typische Problemverhaltensweisen, deren erstmaliges oder letztmaliges Auftreten oder besonders ausgeprägte Problemverhaltensweisen herausgegriffen. Die Mikroanalyse stellt also einen Spezialfall der Makroanalyse dar, der auf eine spezielle Lebenssituation eines konkreten Patienten angewendet wird.

Zwar gibt es kein Gesetz darüber, in welcher Reihenfolge Makro- und Mikroanalyse darzustellen sind, jedoch scheint es sinnvoll, sich erst einmal mit dem »großen Ganzen« zu beschäftigen und im Anschluss eine spezielle typische Situation des Problemverhaltens, der Symptomatik darzustellen, somit also mit der Makroanalyse zu beginnen.

Makroanalyse

Die Makroanalyse umfasst also eine Reihe von Informationen und Elementen. Sie ist das Kernstück der Verhaltensanalyse. Stellen wir die Makroanalyse vollständig dar, könnten wir fast sogar auf die Mikroanalyse verzichten. Diese Aussage ist natürlich überspitzt formuliert und soll den größeren Anteil der Makroanalyse an der Erklärung der Gesamtsymptomatik verdeutlichen. Eine oder mehrere zusätzliche Mikroanalyse(n) ist/sind jedoch in der Lage, die oder eine Problematik des Patienten noch einmal kurz und knapp plastisch und anschaulich darzustellen. Die Makroanalyse beinhaltet folgende Punkte:

- eine Analyse nach dem S-O-R-K-C-Modell, das bedeutet Informationen über die Situation (S) als Auslösebedingung, über die Persönlichkeit des Patienten (O-Variable, inkl. der Elemente, die wir im theoretischen Abriss kennengelernt haben), über die Symptome (R) auf allen Ebenen und die kurz- und langfristigen Konsequenzen (C)
- aufrechterhaltene Bedingungen und individuelle und interaktionelle Funktionalität der Symptomatik, Verlust und Gewinn durch die Erkrankung
- die Ontogenese: die Entwicklungsgeschichte des Patienten, die zur Ausbildung der O-Variable und letztendlich zur Symptomatik geführt hat
- ggf. auch Ressourcen/Verhaltensaktiva, Bewältigungsfähigkeiten, Selbsthilfemöglichkeiten und -strategien, ungestörte Verhaltensbereiche
- ggf. auch das subjektive Krankheitsverständnis

Nachdem wir uns mit wichtigen theoretischen Grundlagen auseinandergesetzt haben, beschäftigen wir uns nun damit, wie genau und nach welcher kleinschrittigen Vorgehensweise die Verhaltensanalyse, zunächst die Makroanalyse, erstellt werden kann.

Im Folgenden möchte ich eine Vorgehensweise darstellen, mit der ich selber in der Praxis immer wieder gute Erfahrungen mache. Es handelt sich hierbei um einen mehrstufigen Prozess der Analyse. Dabei empfiehlt es sich, diese Analyse nach zeitlichem Gesichtspunkt von früh nach spät durchzuführen. Wir fangen sozusagen ganz von vorne an, mit der Grundlage. Vor der Analyse der kindlichen Situation ist daher noch die Analyse von genetisch oder pränatal bedingten Vulnerabilitätsfaktoren anzusiedeln.

Die Analyse nach zeitlichem Verlauf ist sinnvoll, da sie den ohnehin komplexen Analyseprozess entwirrt, strukturiert und die Wahrscheinlichkeit reduziert, wichtige Aspekte in einem unstrukturierteren Vorgehen zu übersehen, aber auch unnötigerweise redundante Informationen darzustellen. Zwar ist auch die umgekehrte Reihenfolge, also sozusagen die »Rückwärts-Analyse« denkbar und wird von manchen Therapeuten auch so gehandhabt, beinhaltet jedoch manche Nachteile. So ist es natürlich denkbar, dass wir bei der Analyse und hinterher bei der Beschreibung der Verhaltensanalyse erst einmal im Hier und Jetzt anfangen, eigentlich eine charakteristische Vorgehensweise und Eigenschaft der Verhaltenstherapie.

Die Probleme, die sich hierdurch ergeben können, sind folgende: Wenn wir damit beginnen, das Verhalten und die Symptome auf den vier Ebenen Emotion, Kognition, Motorik und Physiologie zu analysieren und unmittelbar daran anhängen, durch welche Lebensbedingungen diese ausgelöst werden, müssen wir an dieser Stelle (wie wir später im Analyseprozess noch sehen werden), auch erklären, wieso diese Auslösesituation nun gerade bei diesem Patienten XY zu den Symptomen A bis F führt. Dies können wir nur verstehen und darlegen, wenn wir uns bereits mit der O-Variable und auch mit den Entstehungsbedingungen für die O-Variable beschäftigt haben. Die Rückwärts-Analyse ist möglich, beinhaltet jedoch ein größeres Risiko für fehlende und redundante Informationen und ist insgesamt weniger übersichtlich und dadurch ggf. auch weniger verständlich für den Leser. Daher beschäftigten wir uns im Folgenden mit der »Vorwärts-Analyse« und fangen bereits vor der Geburt des Patienten an.

Der Analyseprozess der Makro-Verhaltensanalyse

1. Analyse von *genetisch oder pränatal bedingten Vulnerabilitätsfaktoren*
2. Analyse der *kindlichen, biografischen Situation*
3. Analyse der innerpsychischen Auswirkungen der biografischen Situation in der kindlichen Situation *(»innerpsychischer Niederschlag«)*
4. Analyse der Auswirkungen der kindlichen Situation und des innerpsychischen Niederschlags auf die kindlichen Verhaltensweisen zum *Umgang mit der kindlichen Situation*
5. Analyse der Auswirkungen der kindlichen Erfahrungen auf die Entwicklung der *Persönlichkeit* sowie auf die Gestaltung der verschiedenen *Lebensbereiche inkl. Kompensationsmöglichkeiten*
6. Identifikation *von aktuellen und früheren Auslösebedingungen* und deren Auswirkungen auf das Erleben (und Verhalten) des Patienten (*Aktualgenese*), bei chronifizierter Symptomatik Identifikation von Lebensbedingungen, welche die Symptomatik aktuell verstärken
7. Identifikation der *Symptomatik* auf den Ebenen Kognition, Emotion, Motorik, Physiologie und *deren Entwicklungsverlauf*

8. Analyse von *Konsequenzen*, individueller und interaktioneller *Funktionalität*, *Verstärkung* und *Aufrechterhaltung* des Verhaltens/der Symptomatik
   - 8.1 Analyse von *kurzfristigen Konsequenzen*, individueller und interaktioneller Funktionalität, Verstärkung und Aufrechterhaltung des Verhaltens/der Symptomatik
   - 8.2 Analyse von *langfristigen Konsequenzen*, individueller und interaktioneller Funktionalität, Verstärkung und Aufrechterhaltung des Verhaltens/der Symptomatik sowie von *Teufelskreisen und Abwärtsspiralen*
9. Identifikation von *Verhaltensaktiva*, Ressourcen, Selbsthilfemöglichkeiten und -strategien, Bewältigungsfähigkeiten, ungestörten Verhaltensbereiche und *subjektivem Krankheitsverständnis*

1. Analyse von genetisch oder pränatal bedingten Vulnerabilitätsfaktoren

In einem ersten Schritt unserer komplexen Analyse schauen wir auf mögliche Vulnerabilitätsfaktoren, die vor der Geburt des Patienten entstanden sind, also bereits auf einen Teil der Organismusvariable der Verhaltensgleichung. An späterer Stelle kommen wir zu den Vulnerabilitätsfaktoren, die durch die kindlichen Erfahrungen bedingt sind.

Vulnerabilitätsfaktoren, die vor der Geburt festgelegt werden, können genetischer Art oder durch Prozesse während der Schwangerschaft bedingt sein.

Genetisch (mit-)bedingt können beispielsweise Veranlagungen zur Entwicklung von Krankheiten, (neuro-)biologische Abweichungen/Auffälligkeiten oder das Temperament eines Kindes sein. Solche Auffälligkeiten können zudem durch Schwangerschaftskomplikationen oder eine schwierige Geburt (die wiederum vermutlich mit einer erhöhten Erregung des Kleinkinds einherging) sowie bestimmte Verhaltensweisen der Mutter während der Schwangerschaft (z. B. Rauchen, Alkoholkonsum etc.) entstehen.

Manche dieser Vulnerabilitätsfaktoren können durch Kenntnis von Eigenschaften der Eltern erschlossen werden. Wenn beispielsweise bekannt ist, dass die Mutter des Patienten unter rezidivierender Depressivität litt, kann man eine genetische Prädisposition zur Entwicklung von Depressivität schlussfolgern. Ebenso kann bei manchen Patienten im Fall von Schilderungen des Patienten über ein auffälliges kindliches Temperament (z. B. impulsives oder auch besonders ängstliches Temperament) bei gleichzeitiger Schilderung korrespondierender Eigenschaften bei einem oder beiden Elternteil(en) oder durch Informationen über kindliche Verhaltensweisen auf eine diesbezügliche genetische Veranlagung geschlossen werden. Schwangerschaftskomplikationen können wir beim Patienten erfragen.

Einen weiteren Teil an Informationen zu genetisch oder pränatal bedingten Vulnerabilitätsfaktoren erhalten wir aus der Forschungsliteratur, z. B. aus der Zwillingsforschung zu Untersuchungen in Bezug auf einzelne Störungsbilder. Beispiele solcher Forschungsergebnisse sind Hinweise auf angeborene erhöhte physiologische Erregbarkeit bei Borderline-Persönlichkeitsstörungen oder Ängsten, auf genetische und neuroendokrinologische Faktoren bei Psychosen oder Zwängen. Dennoch sollte an dieser Stelle dringend darauf geachtet werden, solche Forschungsergebnisse nicht unkritisch auf jeden Patienten mit einer bestimmten Störung XY anzuwenden. Bei einer Patientin mit Borderline-Störung mag eine angeborene Erregbarkeit zutreffend sein, bei einer anderen Patientin mit derselben Diagnose stehen womöglich symptomatisch eher Beziehungsstörungen und/oder Gefühle innerer Leere im Vordergrund und selbstverletzendes Verhalten wird weniger zur Regulation affektiver Zustände oder Erregung, sondern mehr als dysfunktionaler Appell an Beziehungspartner, als dysfunktionales Verhalten in Beziehungen eingesetzt, sodass man bei einer solchen Patientin mit Zuschreibungen genetischer Veranlagung vielleicht eher zurückhaltender umgeht.

Insgesamt sollten genetische und (neuro-)biologische Vulnerabilitätsfaktoren von uns ohnehin nicht in den Mittelpunkt unserer Analyse gestellt werden, da wir davon ausgehen, dass psychische Erkrankungen zu einem nicht unerheblichen Teil durch die individuelle Lerngeschichte bzw. individuelle Erfahrungen erklärbar sind.

Der Abschnitt dieser frühen Vulnerabilitätsfaktoren fällt also naturgemäß meist recht knapp aus, manchmal entfällt er auch ganz, nämlich dann, wenn wir auf Basis unserer Erkenntnisse zum Patienten keine frühen Vulnerabilitäten erkennen können.

2. Analyse der kindlichen, biografischen Situation

Im nächsten und zweiten Schritt beschäftigen wir uns nun mit der Basis für Vulnerabilitäten im Persönlichkeitsbereich, nämlich mit der kindlich-biografischen Situation und den hiermit verbundenen (Lern-)Erfahrungen des Patienten. Diese werden hier deskriptiv-zusammenfassend beschrieben und analysiert.

Hierunter können zunächst einmal mögliche *Auffälligkeiten beim Patienten* im Kleinkindalter fallen, ggf. eine Erkrankung/Behinderung verbunden mit Trennungen von den Bezugspersonen durch Krankenhausaufenthalte o. Ä.

Darüber hinaus geht es nun zunächst einmal um wichtige *(Persönlichkeits-) Eigenschaften der kindlichen Bezugspersonen* sowie die *Beziehung und Bindung* zu und an diese(n), ebenso um Geschwister inkl. der Frage nach einer potenziellen Ungleichbehandlung der einzelnen Kinder. Ebenso von Bedeutung ist die generelle *Familienatmosphäre.*

Beispiele in Bezug auf relevante Eigenschaften der Eltern können sein: Introversion, Strenge, Ängstlichkeit, Kontrollbedürfnis, Egozentrismus, Narzissmus verbunden mit Streben nach Anerkennung von außen, Extraversion, schwaches Selbstwertgefühl, Leistungsbewusstsein, Perfektionismus, Pflichtbewusstsein, anti-hedonistische Haltungen, Anhänglichkeit/Abhängigkeit, (emotionale) Überforderung, eigene Bedürftigkeit, Krankheit, Sucht etc.

Wenn wir uns die Beziehung und Bindung des Patienten zu den jeweiligen einzelnen Bezugspersonen ansehen, sind hiermit nicht nur die klassischen Bindungsstile (sicher, unsicher-vermeidend, unsicher-ambivalent, desorganisiert) im Sinne der Bindungstheorie (Grossman u. August 1989) gemeint. Zunächst bleiben wir noch sehr deskriptiv-objektiv und vermeiden erst einmal psychologische Kategorisierungen und Konstrukte. Dennoch können wir an dieser Stelle auch eine Bindungskategorisierung vornehmen.

Exkurs

Bindung

Der Begriff *Bindung* ist im klinischen und psychotherapeutischen Bereich in aller Munde und wird bei der Erklärung psychischer Krankheit z. T. reflexartig benutzt und häufig gleichgesetzt mit dem Beziehungsbegriff.

Bindung ist definiert als das spezifische *emotionale Band*, »das sich zwischen zwei Personen, insbesondere zwischen Kleinkindern und ihren hauptsächlichen Fürsorgepersonen, in der Regel den Eltern, entwickelt« (Gloger-Tippelt u. König 2009, S. 4).

Das Bindungssystem ist laut Brisch »(…) ein primäres, genetisch verankertes motivationales System (…), das in gewisser biologischer Präformiertheit nach der Geburt aktiviert wird und überlebenssichernde Funktionen hat« (Brisch 2011, S. 36). Brisch bezieht sich dabei auf Bowlby, der in den 1950er-Jahren mit der Forschung zur Bindung begann und dessen Bindungstheorie als Grundlage zahlreicher weiterer Forschungen diente.

Unter *Bindungsverhalten* verstand Bowlby »jegliches Verhalten, das darauf ausgerichtet ist, die Nähe eines vermeintlich kompetenteren Menschen zu suchen oder zu bewahren, ein Verhalten, das bei Angst, Müdigkeit, Erkrankung und entsprechendem Zuwendungs- oder Versorgungsbedürfnis am deutlichsten wird« (Bowlby 2010, S. 21). Es drückt sich in verschiedenen beobachtbaren Verhaltensweisen wie Lächeln, Schreien, Festklammern, zur Mutter krabbeln, Suchen der Bezugsperson usw. aus. Auch abgewiesene Bindungswünsche verstärken bindungssuchendes Verhalten, welches ebenfalls bei Wiederkehr einer Bezugsperson beobachtet werden kann.

Dem Bindungsverhalten gegenübergestellt werden kann das Erkundungs- oder *Explorationsverhalten*. Ein Kind zeigt verstärkt dann exploratives Verhalten, wenn es sich gewiss ist, dass die Bindungsperson jederzeit verfügbar ist. Beide Verhaltensweisen können nicht gleichzeitig aktiv sein, stehen aber als frühe, angeborene Verhaltensweisen in Wechselwirkung miteinander.

Bindungsverhalten verändert sich im Laufe des Lebens. Bei älteren Kindern und Erwachsenen ist das »ursprüngliche«, direkt beobachtbare Bindungs- und Explorationsverhalten im Sinne von Annäherung und Entfernung von Bindungspersonen nicht mehr so offensichtlich. Dennoch gibt es Zusammenhänge zwischen frühem Bindungsverhalten und dem Verhalten älterer Kinder, Jugendlicher und Erwachsener. Durch die individuellen Unterschiede in der Eltern-Kind-Interaktion in den ersten Lebensjahren bilden sich nach Bowlby (2010) die *inner working models* (engl. für »innere Arbeitsmodelle«), für welche eine hohe intraindividuelle Stabilität postuliert wird. Das »inner working model« beinhaltet die inneren Repräsentationen der frühen Bindungserfahrungen (*Bindungsrepräsentationen*) sowie die daraus abgeleiteten Erwartungen gegenüber anderen Menschen und den Beziehungen zu ihnen. Während der Begriff der Bindungsrepräsentanz eher auf die psychoanalytische Tradition zurückgeführt werden kann, würden Kognitionspsychologen hier eher von Schemata, also *Bindungsschemata* sprechen.

Wichtig für den Aufbau von Bindung ist das feinfühlige Pflegeverhalten der Bezugsperson. Ainsworth (Brisch 2011) entdeckte eine Korrelation zwischen der *Feinfühligkeit* der Mutter und einer sicheren Bindung aufseiten des Kindes. Feinfühliges Pflegeverhalten ist nach Ainsworth gegeben, wenn die Mutter empfänglich ist für die Bedürfnisse ihres Kindes und diese auch zügig und adäquat beantwortet (ebd.).

Ainsworth und ihre Kollegen (Ainsworth u. Bell 1970) entwickelten 1969 mit der sogenannten Fremden Situation ein Setting zur Erforschung kindlicher Bindungsmuster. In einer Fremden Situation, aber auch in anderen Untersuchungskonstellationen konnten bestimmte *Bindungstypen* klassifiziert werden. Heute werden meist vier *Bindungsqualitäten* bei Kindern genannt (Tab. 1-2).

Implikationen aus Bowlbys Modell und dem Konzept des »inner-working-models« beinhalten, dass der in der frühen Kindheit erworbene Bindungsstil im Erwachsenenalter beibehalten wird und sich auch in späteren Liebesbeziehungen unter erwachsenen Partnern wiederfindet (intraindividuelle

Tab. 1-2 Bindungstypen/-qualitäten bei Kindern (nach Resch u. Parzer 1999)

Bindungstyp	Kurzbeschreibung
Sichere Bindung	Kind kann Nähe und Distanz zur Bezugsperson angemessen regulieren.
Unsicher-vermeidende Bindung	Kind zeigt Pseudounabhängigkeit von der Bezugsperson: auffälliges Kontakt- und Vermeidungsverhalten, primäre Beschäftigung mit Spielzeug im Sinne einer Kompensationsstrategie.
Unsicher-ambivalente Bindung	Kind verhält sich widersprüchlich gegenüber der Bezugsperson (bei Trennung deutliche Verunsicherung, bei Wiederkehr der Bezugsperson abwechselnd anklammerndes und aggressiv-abweisendes Verhalten, nur schwer zu beruhigen).
Desorganisierte Bindung	Kind zeigt deutlich desorientiertes, nicht auf eine Bezugsperson bezogenes Verhalten (bizarre Verhaltensweisen wie Erstarren, Im-Kreis-Drehen, Schaukeln und andere stereotype Bewegungen).

Stabilität). Diese Thesen wurden in der Bindungsforschung mehrfach empirisch überprüft. Da die Bindungen an die Eltern und an einen Partner sich in vielerlei Hinsicht voneinander unterscheiden und zudem in zeitlich weit auseinander liegenden Lebensabschnitten die jeweils wichtigsten Bindungsbeziehungen darstellen, stellt die Überprüfung der Übereinstimmung in methodischer Hinsicht gesehen eine gewisse Herausforderung dar, denn es müssen Verfahren gefunden werden, die dieser Unterschiedlichkeit gerecht werden. Es kommen unterschiedliche methodische Designs zur Anwendung, wobei Längsschnittstudien auch in diesem Forschungsbereich im Vergleich zum Querschnitt eher eine Ausnahme darstellen. Weitestgehend bestätigt scheint die Annahme einer gewissen Kontinuität von Bindung von der Kindheit bis ins Erwachsenenalter bei gleichzeitiger Flexibilität des inneren Arbeitsmodells. Die Stärke des Zusammenhangs hingegen scheint aufgrund multipler Schwierigkeiten bei deren empirischen Überprüfung nicht eindeutig geklärt (Neumann 2002).
Einfacher realisierbar hingegen sind Untersuchungen zu Auswirkungen des Bindungstyps auf die weitere Entwicklung im Kindesalter. Vielfach gezeigt werden konnte, dass eine sichere Bindung im Vergleich zu unsicherer Bindung im Kindesalter u. a. einhergeht mit kompetentem Sozialverhalten, positiven Affekten, höherem Selbstwertgefühl (z. B. Dornes 1993). Auch könnten frühe Bindungserfahrungen einen neurophysiologischen Einfluss ausüben. Hierbei konnte ein Einfluss von Bindungserfahrungen auf die Ausbildung der Rezeptoren des Hormons Oxytocin gefunden werden, welches wiederum das Bindungsverhalten beeinflusst (Schore 2002; Uvnäs-Moberg u. Magnusson 2005; nach Wikipedia).
In Bezug auf den Zusammenhang zwischen kindlicher Bindung und psychischer Krankheit im Erwachsenenalter kann sowohl positiver wie negativer Einfluss auf die spätere Entwicklung gefunden werden. So haben Missbrauch oder Vernachlässigung einen besonders negativen Einfluss in Bezug auf die Entwicklung psychischer Krankheit. Hingegen gelten aus Sicht der vorhandenen Forschungsergebnisse der Bindungstheorie stabile längere Bindungen als wichtiger Schutzfaktor vor psychischen Störungen. Eine solche Bindungsbeziehung kann offenbar auch die Folgen von traumatischen Erfahrungen, wie sexuellem Missbrauch oder Misshandlung, mildern (Gahleitner 2005).

Die Beziehung des Patienten zu den Eltern in dessen Kindheit kann über das Bindungskonzept hinaus beschrieben werden. Bindung und Beziehung beinhalten nicht dasselbe.

Die Beziehung zu einem Elternteil kann sich beispielsweise distanziert mit nur wenig emotionalem oder auch zusätzlich mit nur wenig physischem Kontakt durch häufige Abwesenheit oder auch durch ein introvertiertes, ruhiges und affektarmes Temperament des Elternteils darstellen. Oder aber wir finden eine übermäßig enge, abhängige, symbiotische vielleicht zusätzlich konfliktvermeidende, gegenseitig idealisierende Beziehung. Vorherrschend kann auch eine kontrollierend-dominierende Beziehung sein, in der der Patient nur wenig Freiraum für einen eigenen Willen erhält.

Eigenschaften der Eltern und die Beziehung des Patienten zu seinen Eltern stehen natürlich in engem Zusammenhang. Zu übersehen ist jedoch in diesem Zusammenhang keinesfalls auch das genetisch bedingte Temperament des Kleinkinds (Punkt 1: Analyse von genetisch oder pränatal bedingten Vulnerabilitätsfaktoren), welches in Wechselwirkung mit den Eigenschaften der Bezugspersonen letztendlich die Beziehung bestimmt und charakterisiert. Solche *Wechselwirkungen* werden ebenfalls von uns analysiert.

Die *generelle Familienatmosphäre* schließlich ist wiederum durch diese Faktoren erklärbar. Hierbei ist jedoch zu beachten, dass es sich nicht um eine durchgehend einheitliche Atmosphäre handeln muss. Vielmehr kann die Atmosphäre je nach Situation variieren. Meistens lässt sich jedoch eine grundsätzliche, vorherrschende Atmosphäre ausmachen. Beispiele können sein: konfliktvermeidend, angespannt, harmonieorientiert, feindselig, misstrauisch, kontrollierend, karg/wenig stimulierend, liberal etc.

In einem weiteren Schritt ist es auch notwendig, sich das kindliche *Beziehungsgefüge zu Gleichaltrigen* anzuschauen, um hier weitere Einflüsse auf die Entwicklung, Persönlichkeit und letztendlich auch auf die Symptomatik des Patienten auszumachen. Hierbei ist nicht nur zu schauen, wie sich die Beziehungen zu Gleichaltrigen gestalteten, sondern gleichzeitig zu überlegen, inwiefern bereits diese Beziehungsgestaltung durch die bereits internalisierten Beziehungserfahrungen zu den Eltern und das kindliche Temperament des Patienten beeinflusst sind. In den meisten Fällen besteht hier ein enger Zusammenhang. So hat es beispielsweise ein ängstliches Kind mit nicht sicher internalisierter Bindung schwer, in einen guten und befriedigenden Kontakt zu Gleichaltrigen zu gelangen, weil die Welt nicht als sicher, sondern als beängstigend erlebt wird. Ein unsicheres Kind wird auch leicht zum Opfer von kindlichen Rivalitätsspielen und -kämpfen sowie Ausgrenzungssituationen, wodurch sich eine schon bestehende Unsicherheit noch weiter verfestigt und das Kind womöglich weiter in der dyadischen Bindung an die Mutter verweilt, anstatt wagen zu können, auf die Außenwelt zuzugehen. *Schulische Leistungen* und die *Beziehung zu Lehrern als Autoritätspersonen* geben ebenfalls Aufschluss über mögliche Kränkungserlebnisse oder zeigen Vorboten der weiteren Persönlichkeitsentwicklung auf. Rebelliert ein zu Hause dominiertes, streng erzogenes Kind im schulischen Kontext oder zeigt es sich auch hier brav und angepasst? Diese Frage ist letztendlich auch im Zusammenhang mit der *Entwicklung in der Pubertät* relevant. Auffällig könnte hier beispielsweise eine fehlende Rebellionsphase sein. Zu betrachten gilt es auch, inwieweit möglicherweise *Kontakt zu Alkohol oder Drogen oder auch kriminelle*

Verhaltensweisen bestanden. Die *ersten romantischen und sexuellen Kontakte* geben Aufschluss über weitere potenziell kränkende oder gar schädliche Erfahrungen sowie über nun bereits *stabile internalisierte Bindungsrepräsentationen.*

In Analyseschritt Nummer 2 befinden wir uns zunächst noch meist auf der deskriptiven Ebene auf Basis der Informationen, die wir vom Patienten erhalten. Dennoch kommt es auch an dieser Stelle schon zu Interpretationen durch uns. Nicht immer haben wir zudem als Therapeut den Eindruck, der Patient gibt seine Kindheitserinnerungen weitestgehend »objektiv« wieder. Grundsätzlich handelt es sich ja bei der biografischen Darstellung ohnehin nicht um eine Art »wahre«, sondern immer um eine vom Patienten erinnerte Biografie. Bereits Freud (zit. n. Bruder 2003) wies darauf hin, dass die »wahre« Biografie nicht zu »haben« ist. Bei manchen Patienten jedoch haben wir schnell den Eindruck, dass biografische Erinnerungen stark idealisiert werden oder nur schwer erinnert werden können. So kann es sich manchmal ergeben, dass nach tiefer gehender Exploration des Therapeuten dieser ein Bild von den kindlichen Bezugspersonen und der biografischen Situation entwickelt, das sich von dem des Patienten unterscheidet. In der Darstellung der Verhaltensanalyse stellen wir die biografische Situation nicht als objektives Faktum dar. Wir weisen auch darauf hin, wenn es Diskrepanzen in der Wahrnehmung von Therapeut und Patient gibt, denn dies ist bereits ein weiterer Hinweis zum Verständnis des Patienten und seiner Symptomatik. Idealisierende Tendenzen des Patienten können beispielsweise ein Hinweis auf eine harmonieorientierte, konfliktvermeidende Familienatmosphäre sein. Ein Patient, der sich nicht erinnern »kann« und vielleicht auch nicht möchte, hat möglicherweise Einiges »verdrängt« oder eine eher »blasse« Familienatmosphäre mit wenig Emotionalität, Kreativität und Lebendigkeit erlebt. An dieser Stelle gehen wir mit diesen Vermutungen auf Basis unseres psychologischen Wissens und unserer klinischen Erfahrung bereits interpretativ vor.

3. Analyse der innerpsychischen Auswirkungen und Verarbeitung der biografischen Situation in der kindlichen Situation (»innerpsychischer Niederschlag«)

Im nächsten Schritt analysieren wir nun, wie sich die bereits erfasste biografische Situation innerlich beim Patienten auswirkt. Zentral ist hier die Frage nach den assoziierten *Affekten, Emotionen* und *Frustrationen von grundlegenden kindlichen Bedürfnissen.*

Exkurs

Emotionen, Bedürfnisse und psychische Krankheiten

»Das Herz hat seine Gründe, von denen der Verstand nichts weiß«, sagte Blaise Pascal (französischer Mathematiker, Physiker und Religionsphilosoph, 1623–1662).

Psychische Krankheiten sind meinem Verständnis nach in allererster Linie Krankheiten der Emotionen oder anders gesagt, die Basis psychischer Erkrankungen scheint in den meisten Fällen emotionaler Natur zu sein. Die Bedeutung emotionaler Arbeit innerhalb der Psychotherapie ist mittlerweile unumstritten und mehrfach belegt (z. B. Beutler et al. 2003; Iwakabe et al. 2000).

Da Emotionen für das Verständnis und in der Therapie psychischer Krankheiten also essenziell und

zentral sind, müssen wir uns mit ihnen auch für den Antragsbericht intensiver auseinandersetzen. Emotionen können neben Trieben und Schmerz als motivationales Grundsystem gesehen werden. Unter *Emotion* verstehen wir eine Gemütsbewegung im Sinne eines Affektes. Sie ist ein psychophysiologisches Phänomen, das durch die bewusste oder unbewusste Wahrnehmung einer Situation ausgelöst wird. Emotion geht einher mit physiologischen Veränderungen, Kognitionen, einem subjektiven Gefühlserleben und reaktivem Sozialverhalten (nach Wikipedia). Demnach umfasst die Emotion mehr als das *Gefühl*, welches das subjektive affektive Erleben beinhaltet. Dennoch werden die Begriffe Emotion und Gefühl im Praxisgebraucht weitestgehend synonym verwendet. Darüber hinaus versteht die Psychoanalyse unter *Affekt* die körperliche Reaktion ohne bewusste Repräsentanz und Erleben des Affekts und unterscheidet davon Gefühl als das bewusste Wahrnehmen und/oder Erleben.
Sogenannte *primäre Emotionen* sollen angeborene Reaktionsmuster sein, die in vielen Kulturen gleich ablaufen. Vermutlich existieren sechs dieser Primäremotionen, die bereits bei Säuglingen im mimischen Ausdruck zu beobachten sind: Freude, Trauer, Furcht, Wut, Überraschung und Ekel (Ekman u. Friesen 1971). Andere Emotionen wie Scham oder Schuld tauchen in der kindlichen Entwicklung erst später auf (gegen Ende des ersten Lebensjahres) und sind wiederum an bestimmte entwicklungspsychologische Voraussetzungen gebunden.
Auch innerhalb der Verhaltenstherapie rücken Emotionen zunehmend in den Fokus. Um die Arbeitsgruppe um Greenberg (2002, 2005, 2006) hat sich beispielsweise an der York-University ein emotionsfokussierter Ansatz entwickelt. Diese *emotionsfokussierte Therapie* zielt darauf ab, Emotionen mittels Emotionen zu verändern, anstatt über die Veränderung dysfunktionaler (Grund-)Annahmen oder über Verhaltensänderung zu gehen.
Innerhalb der (kognitiven) Verhaltenstherapie gibt es unterschiedliche Annahmen über die Wirkmechanismen der Veränderung:

- Veränderung Kognition → Veränderung der Emotion, Veränderung des Verhaltens (kognitiver Ansatz)
- Veränderung Verhalten → Veränderung der Kognition, Veränderung der Emotion (verhaltenstheoretischer Ansatz)
- Veränderung Emotion → Veränderung Emotion = Veränderung Kognition = Veränderung Verhalten (emotionsfokussierter Ansatz)

Der emotionsfokussierte Ansatz geht davon aus, dass mit der Befriedigung und Frustration von menschlichen Grundbedürfnissen automatische, unmittelbare *primäre Emotionen* wie Angst, Geborgenheit, Stolz etc. (nicht im Sinne der primären Emotionen des Säuglings) einhergehen, welche wiederum vorbewusst und automatisch zu raschem *adaptivem Handeln* in Bezug auf die Grundbedürfnisse organisieren. So führt beispielsweise die Frustration des Bindungsbedürfnisses zur primären Emotion Angst, welche wiederum im weiteren Verlauf zum adaptiven Handeln »Vermeiden« führt. Bei fehlenden Handlungsmöglichkeiten werden negative Emotionen dann nicht im Handeln, sondern im Erleben zu vermeiden gesucht. Die Unterdrückung des Ausdrucks von negativen Emotionen führt wiederum zu einer anhaltenden Intensität der Emotion.
In der Entwicklung wiederholt erfahrene Reaktionen der Umwelt auf ein Bedürfnis führen zur Bildung eines *emotionalen Schemas* durch *emotionale Konditionierung*. Ein solches Schema macht sich durch eine primäre Emotion bemerkbar bzw. ist mit dieser verbunden. Im Unterschied zum kognitiven Schema besteht das emotionale zu weiten Teilen aus impliziten nonverbalen Strukturen. Unterschieden werden Annäherungsschemata bei positiven primären Emotionen und Vermeidungsschemata bei negativen primären Emotionen.
Die maladaptiven primären Emotionen und das emotionale Schema werden von der Person zu bewältigen versucht. Ein *Bewältigungsschema* bezeichnet dabei die Umgangsweise mit den aus den Schemata hervorgehenden Emotionen. Es werden drei Bewältigungsschemata unterschieden: Ver-

meidung des auslösenden Stimulus, Bekämpfung der Emotion und Ertragen der Emotion. Die Bewältigungsschemata Bekämpfen und Vermeiden sind wiederum mit *sekundären Emotionen* verbunden. Symptome sind daher Ausdruck der Vermeidung einer *konflikthaften Emotion.* Sekundäre Emotionen sind zeitlich verzögert auftretende, kognitiv bearbeitete reaktive Emotionen, die häufig dazu dienen, eine primäre Emotion zu verdecken.
Die Denkweise und auch Terminologie (z. B. »Konflikt«) der emotionsfokussierten Theorie nähert sich hier stark der tiefenpsychologischen Denkweise an.
Abb. 1-3 zeigt Charakteristika und Abläufe eines beispielhaften Konflikts aus emotionsfokussierter Sicht.

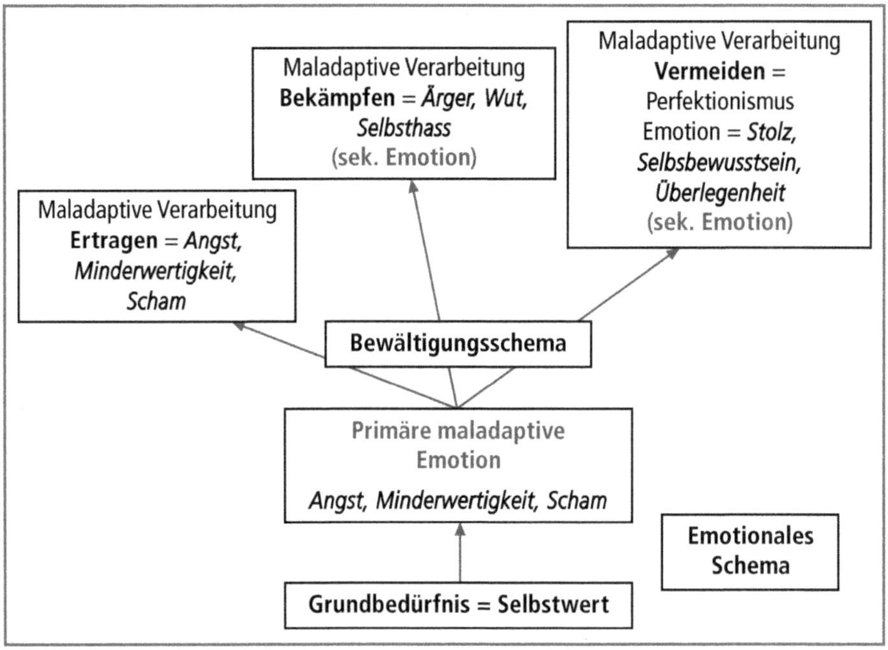

Abb. 1-3 Emotionales Schema des narzisstischen Konflikts nach emotionsfokussierter Theorie (aus: Lammers, 2011)

Der emotionsfokussierte Ansatz stellt also zusammengefasst negative Emotionen und deren maladaptive Bewältigung in den Fokus der Erklärung psychischer Störungen. Kognitive Verzerrungen sind innerhalb dieser Theorie nicht die Basis von Erkrankungen, sondern eher die Folge von maladaptiven emotionalen Schemata. Erst über die Zeit hinweg führen die emotionalen Schemata zu negativen Bewertungen über sich und die Welt. Diese Kognitionen sind nach den Annahmen dieses Ansatzes die höchste sprachliche Repräsentationsebene aktivierter emotionaler Schemata.
Darüber hinaus setzt, wie wir gesehen haben, die Theorie gleichzeitig die Verletzung kindlicher *Bedürfnisse* (oder *Grundbedürfnisse*) voraus, durch die es dann zu den entsprechenden emotionalen »Folgen« kommt.
Unter einem Bedürfnis verstehen wir ein Verlangen oder einen Wunsch, einen inneren Zustand der Abweichung von einer Norm, der nach Korrektur verlangt. Physische Bedürfnisse entstehen aus Mangel (bzw. Überschuss) und haben ein physisches Substrat. Psychische Bedürfnisse sind latent vorhanden und werden durch geeignete Stimuli/Situationen angeregt (*Anreize*). Wenn diese angeregt wurden, erlebt das Subjekt die Abweichung eines Zielzustandes von einem Ist-Zustand, die

Handlung motiviert. Der motivationale Schub bzw. die gesteigerte Erregung wird als *Trieb* bezeichnet. Die Stimuli erwerben ihre bedürfnisanregenden Eigenschaften auf Basis von Erfahrung (Deckers 2013).
Eine wichtige Frage lautet: Welche/wie viele Bedürfnisse gibt es und wie stehen sie zueinander in Beziehung?
Die wohl bekannteste Bedürfnistheorie stammt von Maslow (1943), welcher Kategorien von Bedürfnissen hierarchisch ordnet und damit in ihrer Wichtigkeit und ihrem Einfluss auf Verhalten unterscheidet (Bedürfnisse auf einer unteren Ebene müssen befriedigt sein, bevor denen der nächsten Ebene nachgegangen werden kann). *Grundbedürfnisse* (Bedürfnisse, die bei einer hierarchischen Aufteilung der Bedürfnisse eine hohe Wichtigkeit haben) finden sich in seinem Modell in den unteren Stufen und beinhalten die physiologischen (Ernährung, Schlaf etc.) sowie Bedürfnisse nach Sicherheit und Anschluss/Beziehungen (soziale Bedürfnisse). Bedürfnisse höherer Ordnung seien die sog. Individualbedürfnisse (Erfolg, Achtung) und an oberster Stelle stehe das Bedürfnis nach Selbstverwirklichung.
Murray (1938) unterscheidet primäre (»viszerogene«) und sekundäre (»psychogene«) Bedürfnisse des Menschen. Primäre Bedürfnisse beruhen auf organischen Vorgängen und treten zyklisch oder regulatorisch auf. Zu den primären Bedürfnissen zählen Hunger und Durst. Zu den höheren, sekundären Bedürfnissen zählte er vor allem die Bedürfnisse nach Leistung, Zugehörigkeit und Unabhängigkeit, die im Verlauf der individuellen Entwicklung erworben werden. Die psychogene Bedürfnisliste nach Murray umfasst weiterhin die Bedürfnisse nach Aggression, Widerständigkeit, Selbstgerechtigkeit, Machtausübung, Selbstdarstellung, Leidvermeidung, Misserfolgsvermeidung, Fürsorglichkeit, Ordnung, Spiel, Sinnhaftigkeit, Sexualität, Hilfesuchen, Verstehen, Zurückweisung und Vermeidung von Demütigung.
Im klinischen Bereich ist schließlich die Taxonomie des bekannten Psychotherapeuten Grawe (2000) mit den vier Grundbedürfnissen »Bindung«, »Orientierung und Kontrolle«, »Selbstwerterhöhung und Selbstwertschutz« und »Lustgewinn und Unlustvermeidung« populär geworden. Im schematherapeutischen Ansatz (Kap. 1.1.2) finden sich ebenso Annahmen über Grundbedürfnisse.
Eine einheitliche Taxonomie von Bedürfnissen und Grundbedürfnissen existiert jedoch nicht. Die Anzahl menschlicher Bedürfnisse und deren Kategorisierung in Grund- und sekundäre Bedürfnisse scheinen daher noch nicht geklärt.

Bei unserer Erstellung der Verhaltensanalyse sind Emotionen, Gefühle, Affekte wie auch die Frustration von Bedürfnissen sowohl an der Stelle der Analyse des innerpsychischen Niederschlags beim Patienten im Kindesalter (Schritt 3 unserer Analyse) sowie später auch bei der Analyse der Aktualgenese der Symptomatik (Schritt 6) relevant.

Hier an dieser Stelle der Analyse des innerpsychischen Niederschlags geht es also um die Frage, welche Emotionen, Gefühle und Affekte wahrscheinlich in charakteristischer und prägender Art und Weise beim Patienten vor dem Hintergrund der kindlichen Erfahrungen präsent waren und welche Bedürfnisse verletzt worden sind.

Die Informationsbasis, die uns in diesem Schritt zur Verfügung steht, sind die Erinnerungen des Patienten an seine kindlichen Gefühle, welche jedoch erfahrungsgemäß schlechter erinnert werden oder sogar kaum bewusst sind als typische Charaktereigenschaften der Eltern sowie die Familienatmosphäre. An dieser Stelle kommt es nun bereits aufseiten des Therapeuten zu Interpretation und Schlussfolgerungen. Die therapeutische bzw. psychologische Kunst ist es, sich so gut wie möglich in die biografische Situation des Patienten hineinzuversetzen und auch auf Basis des Erlebens der aktuellen Interaktionsgestaltung innerhalb der therapeutischen Beziehung sowie nicht zuletzt auf Basis des theoretisch-psychologischen Wissens zu erspüren und zu schlussfolgern, wie sich der Patient vermutlich als Kind in dieser Familiensituation meistens gefühlt hat und welche Bedürfnisse frustriert wurden. Es geht in diesem Schritt um die *Innenansicht*. Der Patient muss sich hierzu nicht nur erinnern, sondern er muss überhaupt in der Lage sein, nach innen zu schauen, eigene Gefühle in der Gegenwart und darüber hinaus in der Vergangenheit zu erspüren, also die Fähigkeit zur Introspektion besitzen. Da dies, insbesondere zu Beginn der Therapie und damit auch während des diagnostischen Prozesses, keinesfalls vorausgesetzt werden kann, ist dieser Analyseschritt immer mit Interpretation auf Basis von Einfühlung und Wissen seitens des Therapeuten verbunden.

So können wir beispielsweise schlussfolgern, dass ein Kind, welches immer wieder eine belastete, kranke, auf Ruhe bedachte Mutter »vor sich« hat, sich selbst (die eigene Existenz und eigene Bedürfnisse und Gefühle) als zu anstrengend und für die Mutter belastend erlebt, sich schuldig, andererseits aber auch zu kurz gekommen und verlassen/einsam fühlt. Entsprechend wären hier wahrscheinlich kindliche Bedürfnisse nach Bindung, aber auch Lustmaximierung und Autonomie verletzt worden. Weitere Beispiele sind Affekte von Angst und Scham in der Bindung an eine ängstliche, einengende Mutter oder auch Gefühle von übermäßiger eigener Bedeutung und Wichtigkeit, Omnipotenz in der Beziehung zu einem das Kind übermäßig idealisierenden, verwöhnenden, selber narzisstisch bedürftigen Vater.

Wenn wir von Verletzung von Bedürfnissen sprechen, müssen wir uns hier nicht an die Taxonomie eines Autors, beispielsweise Grawes, halten. Auch, wenn eine einheitliche Taxonomie nicht existiert und mehr Forschung wie auch theoretische Ausarbeitung in diesem Bereich vonnöten scheinen, können wir uns dennoch zum einen an den Auflistungen der einzelnen Autoren orientieren, zum anderen aber natürlich auch eigene Gedanken zu den vermutlich frustrierten Bedürfnissen des Patienten einbringen. Wichtig ist, dass plausibel wird, wodurch es zu diesen Frustrationen gekommen ist.

4. Analyse der Auswirkungen der kindlichen Situation und des innerpsychischen Niederschlags auf die kindlichen Verhaltensweisen zum Umgang mit der kindlichen Situation

Wir kommen nun im nächsten Schritt dazu zu analysieren, wie der Patient in der kindlichen Situation mit den kindlichen Bedingungen und hiermit assoziierten Gefühlen sowie Bedürfnisfrustrationen, die wir in den vorherigen Schritten analysiert haben, umgeht. Dieser Schritt zielt also bereits auf die Analyse in Richtung möglicher *Kompensations- bzw. Anpassungsmechanismen* ab, welche sich ggf. in der weiteren Entwicklung verfestigen und stabilisieren. In den meisten Fällen entwickeln Kinder spezielle Mechanismen der Anpassung an die belastende kindliche Situation, welche unbewusst helfen sollen, die Situation zu verbessern und die Bedürfnisse doch noch befriedigt zu bekommen oder sich zu schützen.

In jedem Fall hat das Verhalten der Eltern und haben die hiermit verbundenen Gefühle Auswirkungen auf das weitere kindliche Verhalten und Erleben.

Unsere Analyse des kindlichen Umgangs mit der biografischen Situation weist Ähnlichkeiten mit der Ebene der Bewältigungsstile nach Young (Young 1990; Young et al. 2008) auf, der Kampf, Erstarrung und Flucht als Stile unterscheidet (Kap. 1.1.2). Übergeordnet können wir uns an diesen Stilen orientieren, füllen diese jedoch in jedem Fall mit konkreten Inhalten.

Im Unterschied zum vorherigen Analyseschritt geht es hier um Umgangsweisen, nicht um Gefühle und Bedürfnisse. Dabei beinhaltet eine Umgangsweise einen *relativ aktiven Part* des Individuums, während Gefühle automatisch, »passiv«, entstehen. Auch die Verletzung von kindlichen Bedürfnissen beinhaltet i. d. R. keinen aktiven Part des Kindes, das höchstens durch das kindliche Temperament und biologisch-genetische Vulnerabilität einen Anteil daran hat, der aber in diesem Entwicklungsstadium nicht als »aktiv« bezeichnet werden kann.

Ein Beispiel für eine solche Umgangsweise wäre ein Kind, das sich angepasst und pflegeleicht »präsentiert«, eigene autonome und sich selbst behauptende Impulse zurücknimmt, um die schwache Mutter nicht noch mehr zu belasten und um seine Schuldgefühle zu reduzieren, vielleicht auch in der unbewussten Hoffnung, doch noch die Fürsorge der Mutter erhalten zu können und somit das Bedürfnis nach Bindung erfüllt zu bekommen. Dieses hier zwar eher passiv anmutende Verhalten enthält gleichzeitig einen aktiven Anteil.

Umgangsweisen beinhalten aber nicht zwangsläufig das sichtbare Verhalten oder die Unterlassung von Verhaltensweisen, sondern können auch kognitiver und emotionaler Art sein. Eine kognitiv-emotionale Umgangsweise wäre beispielsweise die Idealisierung der Eltern, welche auf kognitiver, emotionaler und sekundär auch auf motorischer Ebene abläuft.

Wichtig an dieser Stelle ist also die Frage: Was tat das Kind (und auch: was tat es nicht), um eine belastende Situation inkl. belastender Gefühlszustände weniger belastend erleben zu müssen und sein nicht oder zu wenig befriedigtes Bedürfnisse erfüllt zu bekommen?

Manchmal kann es an diesem Punkt der Analyse auch wichtig sein, wiederum die Auswirkungen des kindlichen Umgangs auf die Bezugspersonen kurz zu analysieren. Dies ist bei Fällen relevant, bei denen man ausgeprägte Teufelskreise in der Eltern-Kind-Beziehung annimmt, die wiederum die Bindungsrepräsentationen und die weitere Persönlichkeitsentwicklung des Patienten beeinflussen. In diesem Bereich ist auch das Konzept der *Passung* zwischen Kind und Eltern anzusiedeln: So benötigen Kinder mit »schwierigem« Temperament idealerweise Eltern mit guten Selbstkontrollfähigkeiten und niedriger Impulsivität. Ein Beispiel für einen Teufelskreis hingegen wäre hier sicherlich der klassische Teufelskreis von »aufmüpfigem, trotzigem« Kindsverhalten auf Basis eines eher »lauteren« Temperaments als Reaktion auf wenig grenzsetzende Eltern, was wiederum zu inkonsequentem Verhalten der Eltern mit Schwanken zwischen übermäßiger Strenge, Züchtigung und Bestrafung und »Nachgeben« auf das »unangepasste« Verhalten des Kindes andererseits führt, sodass sich Eltern und Kind gegenseitig verstärken und der Teufelskreis aufrechterhalten wird. Solche Teufelskreise sind jedoch nur bei einem Teil von Patienten von Bedeutung und sollten daher auch nur analysiert und erwähnt werden, wenn sie aus Sicht des Therapeuten für das Verständnis der weiteren Entwicklung bedeutsam sind.

5. Analyse der Auswirkungen der kindlichen Erfahrungen auf die Entwicklung der Persönlichkeit sowie auf die Gestaltung der verschiedenen Lebensbereiche inkl. Kompensationsmöglichkeiten

Nachdem wir uns in den vorherigen Schritten mit der kindlichen Situation beschäftigt haben, geht es nun darum, die **langfristigen Auswirkungen** aller bislang identifizierten und analysierten Faktoren zu verstehen.

Es geht hier übergeordnet um das Verständnis für die *Persönlichkeitsstruktur* des Patienten, die sich auch in Bindungsmustern, Schemata, Oberplänen, Verhaltensexzessen und -defiziten, Fertigkeiten sowie in der Gestaltung der Lebensbereiche Partnerschaft, Arbeit, Sexualität, Elternschaft, Freundschaft, Freizeit und Gesundheitsverhalten, aber auch in Kompensationsmöglichkeiten und Ressourcen ausdrückt. Zentral ist die Identifikation von **wiederkehrenden und relativ stabilen Mustern.** Dies setzt bereits voraus, dass wir uns in diesem Schritt nun nicht mehr das Verhalten und Erleben im Kindheits- oder Jugend-, sondern im Erwachsenenalter anschauen. Haben wir zuvor schon Auffälligkeiten im Jugendalter analysiert, so geht es nun um die bereits ausgebildete Persönlichkeit. Im Jugendalter kann man zwar schon gewisse Tendenzen und Persönlichkeitseigenschaften entdecken, andererseits handelt es sich bei der Adoleszenz um eine Phase, die aufgrund der vielfältigen Entwicklungsaufgaben sowie hormonell-biologischer Prozesse bei den meisten Jugendlichen mit Verhaltensveränderungen einhergeht, die sich im Verlauf der weiteren Entwicklung wieder in eine andere Richtung entwickeln bzw. rückläufig sein können. Dennoch sollte das Jugendalter nicht völlig losgelöst vom Entwicklungsprozess und als uncharakteristisch in Bezug auf die Persönlichkeit eines Menschen konzipiert werden.

Auch im Erwachsenenalter kann sich die Persönlichkeit sowie deren Untereinheiten (Schemata etc.) in Abhängigkeit von weiteren Sozialisierungserfahrungen noch weiter verändern. Es ist jedoch von einer relativ hohen Stabilität auszugehen. Bewältigungsversuche und Kompensationsmöglichkeiten jedoch scheinen im Vergleich deutlich variabler zu sein. Eine gewisse Flexibilität des Patienten ist daher ebenso herauszuarbeiten wie die relativ stabilen maladaptiven Schemata etc. und hiermit verbundene wiederkehrende Verhaltensweisen.

Wichtig ist in jedem Fall das Herausarbeiten eines gewissen konsistenten Musters auch über die einzelnen »Untereinheiten« der Persönlichkeit (Schemata, Bindungsmuster etc.) hinweg. Die Inhalte dieser einzelnen Einheiten sollten »zusammenpassen«. Dies ist nicht in dem Sinne zu verstehen, dass zu einem gewissen theoretischen Konstrukt, wie z. B. einer zwanghaften Persönlichkeitsstruktur, nun alle in die Theorie passenden Eigenarten aufgezählt werden, wenn diese auf den Patienten nicht zutreffen, im Sinne eines Urteilsfehlers mit der Tendenz zur »guten Gestalt«. Auch kann es natürlich in unterschiedlichen Lebensbereichen unterschiedliche Verhaltensweisen sowie einzelne »ungestörte« Bereiche geben, welche es später ebenfalls als Ressource herauszuarbeiten gilt.

Dieser fünfte Analyseschritt lässt sich noch einmal in zwei Teilschritte unterteilen: zum einen in die Analyse der Persönlichkeitsstruktur, also der Organismusvariable, welche wir bislang im ersten Schritt lediglich unter genetisch-biologischem Aspekt angesehen haben, und zum anderen der Analyse der Gestaltung von Lebensbereichen.

5.1 Was genau gehört in den Bereich der Persönlichkeit?

Die Persönlichkeit ist hierbei als übergeordnet anzusiedeln. Hierunter fallen zunächst einmal Persönlichkeitseigenschaften, -akzentuierungen oder -störungen. Es stehen in diesem Bereich eine Vielzahl von Klassifikationsmöglichkeiten zur Verfügung. Wichtig ist an dieser Stelle, nicht nur zu benennen, sondern zu beschreiben. Wir identifizieren also beispielsweise nicht lediglich eine »zwanghafte Persönlichkeitsstruktur«, sondern beschreiben diese so, wie sie auf den Patienten zutrifft, beispielsweise sprechen wir von einer zwanghaften Persönlichkeitsstruktur verbunden mit Neigung zu Perfektionismus, Leistungsbewusstsein und hohem Sicherheitsbedürfnis. Die Diagnose einer Persönlichkeitsstörung hingegen wird nur vergeben, wenn diese durch mehrere Informationsquellen nachgewiesen und gerechtfertigt scheint.

Unter die Persönlichkeit fallen ferner untergeordnete Bereiche, wobei die folgende Auflistung keinen Anspruch auf Vollständigkeit erhebt. Von unterschiedlichen Autoren werden zudem unterschiedliche Begriffe für ähnliche Inhalte gebraucht. Solche Persönlichkeitsbereiche sind:

- *Schemata, Oberpläne, Glaubenssätze, Grundannahmen* (Kap. 1.1.2)
- zeitlich überdauernde, charakteristische übermäßig stark ausgeprägte *Emotionen und Bedürfnisse* (Exkurs »Emotionen, Bedürfnisse und psychische Krankheiten unter Punkt 3 in diesem Kapitel)
- *emotionale und soziale Kompetenzen:*
  - soziale Kompetenzen können sein: Forderungen stellen, Nein sagen und kritisieren, Kontakte herstellen, sich Fehler erlauben (vgl. Assertiveness-Training-Programm, ATP-Ansatz; Ullrich u. de Muynck 2002) sowie Beziehungen führen und um Sympathie werben (nach dem Gruppentraining sozialer Kompetenzen, GSK-Ansatz, Hinsch u. Pfingsten 2007)
  - emotionale Kompetenzen können sein: eigene Gefühle wahrzunehmen, auszuhalten und zu regulieren; emotionale Kompetenz im Umgang mit anderen Menschen, z. B. Gefühle anderer wahrnehmen und erkennen, mit anderen mitfühlen (Empathie)
- *Bindungsverhalten, -muster, -stile:* die charakteristische Gestaltung von zwischenmenschlichen Beziehungen im Erwachsenenalter. Hierbei ist darauf zu achten, dass nicht einfach ein Bindungsstil im Sinne der klassifikatorischen Systeme zum Thema Bindung im Erwachsenenalter (z. B. nach dem Adult-Attachment-Interview(AAI)-System; Main et al. 1985) genannt wird, sondern die charakteristische Beziehungsgestaltung (wenn sich eine solche denn ausfindig machen lässt) zu beschreiben. Da es sich hierbei also um konkrete Beschreibungen der Gestaltung der Lebensbereiche Partnerschaft, Freundschaft und Elternschaft handelt, empfiehlt es sich, den Punkt Bindungsverhal-

ten an der entsprechenden Stelle der Lebensbereiche näher auszuführen (Abschnitt 5.2 in diesem Kapitel)
- *sich wiederholende Verhaltensexzesse und -defizite*, die sich nicht nur in der aktuellen Symptomatik, sondern als grundlegende Verhaltensweisen zeigen. Ebenso wie das Bindungsverhalten zeigen sich diese Exzesse und Defizite in den einzelnen Lebensbereichen und sollten daher an dieser Stelle beschrieben werden (Abschnitt 5.2 in diesem Kapitel)
- *personale Ressourcen* sind als stabile Einheiten ebenfalls Teil der Persönlichkeit (Punkt 9 der Analyse)

5.2 In welchen Lebensbereichen lassen sich welche Schwierigkeiten auf Basis der Persönlichkeit des Patienten finden?

Als bedeutsame Lebensbereiche können analysiert werden: Arbeit, Partnerschaft, Sexualität, Elternschaft, Freundschaft, Freizeitverhalten, Gesundheitsverhalten.

Es geht hier also sozusagen um die Frage, welchen Anteil der Patient an schwierigen Lebensbereichen hat. Es reicht also nicht aus, schwierige Lebensbedingungen, wie beispielsweise »Konflikte am Arbeitsplatz« zu identifizieren, die später dann ggf. als Auslösesituation genannt werden, sondern es gilt herauszufinden, wie und durch welche Anteile des Patienten diese zudem näher zu beschreibenden Konflikte zustande kommen. Es muss zusätzlich dargestellt werden, wie sich die Probleme in Lebensbereich XY konkret äußern. »Konflikte« oder »Schwierigkeiten« allein zu nennen, reicht nicht aus, ist nicht spezifisch genug. Schwierigkeiten können natürlich ganz unterschiedlicher Natur sein und dies gilt es zu berücksichtigen.

Ein in der Komplexität noch überschaubares Beispiel für die Analyse von Schwierigkeiten in Lebensbereichen auf Basis der Persönlichkeit soll hier knapp dargestellt werden. Ein Patient, der nur wenig in der Lage ist, angemessene Selbstfürsorge walten zu lassen, da seine perfektionistischen Leistungsansprüche ihm immer wieder Pflichterfüllung und Leistungserbringung abverlangen (O), hat Schwierigkeiten damit, sich angemessen gegenüber Forderungen des Vorgesetzten (S) in Bezug auf das Leisten von Überstunden und Übernehmen von Arbeit für Kollegen abzugrenzen (R, Verhaltensdefizit), oder übernimmt von sich aus »freiwillig« Überstunden (R, Verhaltensexzess), ohne dass der Vorgesetzte fordernd agiert. Zur Schwierigkeit wird dieses Verhaltens- und Erlebensmuster für den Patienten jedoch vermutlich erst dadurch, dass sich in der Folge hieraus Symptome entwickeln können. Zuvor dient diesem Patienten sein Verhalten möglicherweise hauptsächlich als Kompensationsmechanismus seiner Schuld- und Minderwertigkeitsgefühle oder seiner Angst vor Sicherheitsverlust.

Hingegen erlebt eine Patientin, die in ihrer Bindung an die Mutter immer wieder Ambivalenz und Wechsel von Nähe einerseits und Ablehnung andererseits erfahren und daraufhin einen instabilen-ambivalenten Bindungsstil entwickelt hat, ihre sich später hieraus ergebenden Schwierigkeiten in der Nähe-Distanz-Regulierung in der Partnerschaft in erster Linie als belastend und wenig kompensatorisch. Diese sind beispielsweise verbunden mit häufigen emotional intensiven Konflikten, Gefühlszuständen wie Verlassenheitsängsten oder Wut und häufigem Partnerwechsel, wobei in Letzterem gleichzeitig auch kompensatorische Anteile im Sinne einer emotionalen Stabilisierung durch Reduktion von Einsamkeitserleben zum Ausdruck kommen.

Diese Beispiele machen deutlich, dass wir uns an dieser Stelle der Analyse von Problemen in der Gestaltung von Lebensbereichen gleichzeitig häufig mit *Kompensationsmechanismen* beschäftigen, welche ihrerseits später und auf die Dauer sekundär zu Schwierigkeiten und Symptomen führen können, aber nicht müssen.

Exkurs

Kompensation und Symptomausbildung

Alfred Adler (1981) beschrieb psychoanalytisch ausgerichtet einen »kompensierenden Lebensstil«, der zu einem (neurotischen) Gleichgewicht beiträgt. In der tiefenpsychologisch-psychoanalytischen Theorie wird Kompensation auch mit Abwehr bzw. Abwehrmechanismen beschrieben, wobei Letztere im Vergleich zur Kompensation meist eher innere Mechanismen beinhalten und Kompensation sich hier eher auf den Lebensstil bezieht. Kompensationsmechanismen kann man auch als Bewältigungsmechanismen verstehen, jedoch an dieser Stelle als die Bewältigung der problematischen Bereiche in der Persönlichkeitsstruktur, der verinnerlichten dysfunktionalen kindlichen Erlebnisse, die Bewältigung von »wunden Punkten«. Nicht gemeint sind Bewältigungsversuche einer bereits ausgebildeten Symptomatik, zu welchen wir in unserer Analyse erst später gelangen. Wenn wir die Kompensation analysieren, beantworten wir damit gleichzeitig die Frage, warum der Patient nicht schon früher *dekompensiert* – also krank geworden – ist, sondern sein psychisches Gleichgewicht, wenn auch nicht ohne Preis (z. B. Problematiken in Lebensbereichen) hat aufrechterhalten können. Ein Patient, der mit mehr oder weniger chronischer Symptomatik zu kämpfen hat, verfügt demnach über wenige Kompensationsmöglichkeiten.

Kompensationsmechanismen sind dabei nicht als starre, unveränderbare Verhaltens- und Umgangsweisen zu verstehen, wobei eine gewisse Stabilität und ein gewisses »Muster« bei den meisten Patienten »unterstellt« bzw. gefunden werden kann. Natürlich gibt es auch diejenigen Patienten, die eine Vielzahl an kompensatorischen Versuchen unternehmen, man denke hier an emotional-instabile Personen. Auch die Variabilität und Flexibilität der Kompensation gilt es demnach anzuschauen.

Kompensation muss keinesfalls durch beobachtbare Verhaltensweisen erfolgen, sondern geht häufig auch innerlich (nicht beobachtbar) vonstatten, z. B. in Form von eigenen Größenvorstellungen (»Ich bin etwas Besonderes«) im Sinne der bereits genannten Schemata, Oberpläne etc. als Untereinheiten der Persönlichkeit (Abschnitt 5.1 in diesem Kapitel).

Die Grenzen zur sog. *Überkompensation* und damit zur Symptomausbildung sind natürlich fließend. Ein Beispiel wäre hier ein Mensch, der mehr und genauer arbeitet als andere Menschen. Dies dient ihm zur Regulation des Selbstwertgefühls, kann aber auch dazu führen, dass er so exzessiv arbeitet, dass er immer »aktiver« wird, sich nicht mehr entspannen und ausruhen kann, sodass sich ggf. eine manische Symptomatik entwickelt, die dann nicht mehr kompensatorisch wirkt, womit das Kompensationsverhalten zum krankheitswertigen Symptom geworden ist.

Die Kompensation ist nicht zu verwechseln mit einer Reihe von anderen Konzepten bzw. Begrifflichkeiten mit unterschiedlichen Inhalten. Zu nennen sind hier: Verhaltensaktiva, Ressourcen, Schutzfaktoren, Resilienz, Bewältigungsversuche, Selbsthilfemöglichkeiten.

All diese Konzepte sind jedoch von der Kompensation zu unterscheiden. Der Unterschied zwischen Kompensationsmechanismen einerseits und Ressourcen, Schutzfaktoren und der Resilienz andererseits scheint zu sein, dass Ressourcen etc. noch »mehr« sind als Kompensationsversuche. Personale Ressourcen stellen sich eher dar als gänzlich unproblematische Anteile einer Person, während ein Kompensationsversuch immer eine problematische Basis aufweist, die eben kompensiert werden muss. Kompensationsversuche können, wie wir oben im Beispiel gesehen haben, dann wiederum zu Schwierigkeiten und Symptomen führen. Kompensationsmechanismen können adaptiv und maladaptiv sein, Ressourcen sind grundsätzlich hilfreich und adaptiv. Ähnliches gilt für die grundsätzliche Widerstandsfähigkeit.

Bewältigungsversuche und Selbsthilfemöglichkeiten zielen dagegen eher ab auf einen konstruktiven Umgang mit einer bereits entwickelten Symptomatik.

All diese Konstrukte (Verhaltensaktiva, Ressourcen, Bewältigungsversuche und Selbsthilfemöglichkeiten) werden von uns aber in unserem Analyseprozess erst später, nicht hier an der Stelle der Analyse der Persönlichkeit, angeschaut (Punkt 9 der Analyse).

Begriffsdschungel

Die *Resilienz* einer Person bezeichnet deren Widerstandsfähigkeit und ist das Gegenteil der *Vulnerabilität* (Verwundbarkeit), welche wiederum den Grad der Belastung mit personalen Risikofaktoren beinhaltet.
Risikofaktoren sind alle personalen und umgebungsbezogenen Merkmale und Erlebnisse, die die Wahrscheinlichkeit für X (hier: Problemverhaltensweisen/Krankheit) erhöhen. Umgebungsbezogene Risikofaktoren werden als *Stressoren* bezeichnet.
Hingegen sind *Schutzfaktoren* alle Merkmale, die die Wahrscheinlichkeit für X bei Anwesenheit von risikoförderlichem »Material« senken; sie sind somit mehr als die Abwesenheit von Risikofaktoren. Schutzfaktoren werden auch als *Ressourcen* bezeichnet.

An dieser Stelle der Analyse beschäftigten wir uns also mit der Kompensation einer problematischen »Basis«. Zwar mag es bereits hier Überschneidungen zu den Ressourcen geben, dennoch analysieren wir diese erst am Ende der gesamten Makroanalyse oder noch später noch einmal unabhängig.

Nicht nur die Frage danach, welche Lebensbereiche sich problematisch gestalten, sondern in einem zweiten Schritt auch die Frage danach, inwieweit und auf welche Art und Weise diese Schwierigkeiten bereits die Schwelle zur Symptomausbildung herabsetzen, gilt es hier zu beantworten. Letzteres kann sich z.B. dadurch zeigen, dass Kompensationsmechanismen weniger aufrechterhalten werden können oder sogar wegfallen, oder dadurch, dass diese Schwierigkeiten die Widerstandsfähigkeit des Patienten senken und so seine Anfälligkeit erhöhen. Dies ist vor allem von Bedeutung, wenn man, was auf die meisten Patienten zutreffen sollte, die Entwicklung von Symptomatik/Krankheit auch als einen ggf. länger andauernden Prozess begreift, der schon im Vorfeld der Dekompensation schleichend im Gange ist.

So kann beispielsweise eine unglückliche, frustrierende Ehe bereits Jahre vor der Dekompensation z. B. sowohl das Selbstwertgefühl wie auch die generelle Lebenszufriedenheit absenken, sodass ein zusätzlicher aktueller Faktor wie z. B. der Verlust des Arbeitsplatzes nun das Fass zum Überlaufen bringt und den Patienten dekompensieren lässt. Es wäre hier eine gravierende Fehleinschätzung, würde man sich in der Analyse und später in der Therapie vor allem auf die Bearbeitung der mit der Auslösesituation verbundenen Affekte und Verhaltensweisen beschäftigten, anstatt mit einem ggf. wichtigeren, andauernden und auch aufrechterhaltenden Faktor, wie der frustrierenden Ehe. Selbst wenn es sich nicht um einen aufrechterhaltenden Faktor handelt, weil dieser Belastungsfaktor mittlerweile nicht mehr vorhanden ist, ist es dennoch wichtig zu verstehen, was dieser Belastungsfaktor in der Vergangenheit beim Patienten bewirkte und inwiefern dieser im Zusammenhang mit der Entwicklung der Krankheit stand. So ist es zum einem dem Patienten möglich, seine Symptome möglichst gut zu verstehen, und zum anderen können sich hieraus Implikationen im Sinne einer Rückfallprophylaxe (z. B. im Sinne verbesserter Kommunikationsstrategien innerhalb einer Partnerschaft) ergeben.

Es muss hier also in diesem Schritt zuletzt noch die Frage beantwortet werden, welche Schwierigkeiten in den Lebensbereichen in welchem Ausmaß, auf welche Art und Weise die Widerstandsfähigkeit und Kompensation des Patienten schwächten bzw. in Wanken gebracht haben.

6. Identifikation von aktuellen und früheren Auslösebedingungen und deren Auswirkungen auf das Erleben (und Verhalten) des Patienten (Aktualgenese)

Während wir uns im vorherigen Schritt schon mit den Bedingungen, die die Widerstandsfähigkeit des Patienten schwächten, auseinandergesetzt haben, geht es nun um die Analyse der aktuellen, d. h. zeitlich in engem Zusammenhang mit der Ausbildung der Symptomatik stehenden Auslösesituationen oder -bedingungen.

Hier stellt sich natürlich häufig die Frage, wann überhaupt der Beginn der Symptomatik auszumachen ist. Manche Patienten erleben, wie wir schon gesehen haben, eher einen Entwicklungsverlauf und können nicht genau sagen, seit wann sie eigentlich krank sind. Manchmal können die Patienten jedoch angeben, ab wann es »besonders schlimm« geworden ist, d. h. sie spüren noch einmal eine deutliche Verschlechterung im Entwicklungsverlauf. In anderen Fällen tritt neue Symptomatik zu einem Zeitpunkt noch hinzu. Manchmal können Patienten jedoch auch relativ genau angeben, wann sie krank geworden sind, weil sich die Symptomatik nicht schleichend, sondern relativ akut und schnell entwickelte. Haben wir erst einmal den ungefähren *zeitlichen Verlauf der Entstehung von Symptomatik* verstanden, müssen wir nun nach *Auslösesituationen* »fahnden«.

Zunächst besteht die Aufgabe darin festzustellen, durch welche zeitlich im Zusammenhang mit der Symptomatik stehenden Bedingungen/Ereignisse die Problematik im krankheitswertigen Sinne ausgelöst wurde. Auf den ersten Blick hört sich diese Aufgabe recht unproblematisch und simpel an. Doch nicht immer gelingt es in der Praxis, die zentral relevanten und spezifischen Faktoren zu identifizieren. Unter Umständen und durchaus nicht selten nennen Patienten Auslösesituationen, welche sicherlich eine wichtige Rolle spielen, sind sich der Bedeutung anderer Faktoren z. T. aber entweder nicht bewusst oder nennen diese aus Scham, Schuld oder anderen unangenehmen Affekten nicht. Auch an diesem Punkt benötigen wir unser klinisches Erfahrungswissen und nehmen eigene Interpretationen vor. Auch hier gilt, dass Diskrepanzen zwischen der Wahrnehmung des Patienten und Therapeuten in Bezug auf relevante Auslösebedingungen darzustellen sind.

Definition

Auslösesituation: Darunter verstehen wir grundsätzlich eine *zeitnahe* und *inhaltlich abgrenzbare Veränderung* der bisherigen Lebenssituation.

Nicht immer handelt es sich aber um gravierende, eindeutig identifizierbare Veränderungen (*besondere Lebensereignisse*), wie z. B. den Tod eines nahestehenden Menschen oder eine Trennung. Manchmal kann die Auslösebedingung auch eine *Entwicklungsaufgabe* oder *Schwellensituation* sein, die auf Basis der Prädisposition nicht bewältigt werden kann. Auch eine aktuelle Überlastung der bisherigen Bewältigungsmuster/der Kompensation kann ohne gegebene eindeutig erkennbare äußere Belastung zum krisenhaften Zusammenbruch und zur Symptomausbildung führen. Oder es kommen mehrere Situationen/Bedingungen zusammen, die einen kumulativen Effekt auslösen oder sich über einen längeren Zeitraum aufbauen und später ihren Höhepunkt erreichen können. Beispiele für Entwicklungsaufgaben bzw. Schwellensituationen sind:

- Schulbeginn
- Examina
- erste nähere Bekanntschaft mit dem anderen Geschlecht
- Auszug von zu Hause
- Berufswahl
- Heirat
- Geburt von Kindern
- Weggang der Kinder aus dem Elternhaus
- mittlere Lebensjahre gestalten
- Tod der eigenen Eltern
- Pensionierung
- Altern und Auseinandersetzung mit dem eigenen Tod

Unter besondere Lebensereignisse hingegen kann man beispielsweise zählen:

- Verlust eines Angehörigen durch Tod
- Trennung, Scheidung
- Arbeitslosigkeit
- beruflicher Abstieg
- räumliche und soziale Neuorientierung

Dieser Analyseschritt der Auslösebedingungen ist eng verbunden mit dem Teil des fünften Schritts, in welchem wir bereits damit beginnen, Schwierigkeiten in Lebensbereichen auf Basis der Persönlichkeitsvariable zu beschreiben, welche wiederum die Widerstandsfähigkeit schwächen können. Die Analyseschritte gehen auch hier fließend ineinander über.

Die nächste große Herausforderungen in der Darstellung der Aktualgenese besteht nun darin, nicht nur belastende Situationen zu nennen und (bei Bedeutung mehrerer) aufzuzählen, sondern zu verstehen und zu erklären, *welche* Faktoren nun auf Basis der »trait«-Variable (O) *was* bei dem Patienten bewirken und *warum* sie nun zur Ausbildung von *Symptomatik XY* führen. Wir fragen uns hier also auch nach den Wirkmechanismen der Auslösebedingungen in Kombination mit der O-Variable und im Anschluss nach der Ursache für eine spezifische Symptomatik, also später auch danach: Warum reagiert der Patient gerade mit Symptomatik XY und nicht mit Symptomatik YZ?

Merke
Die **Genese** bezeichnet allgemein die Entstehung oder Entwicklung.
Unter **Pathogenese** wird dementsprechend in der Medizin die Entwicklung von Krankheit verstanden.
Aktualgenese meint hier die augenblickliche Entwicklung des Krankheitsgeschehens. Hiermit haben wir in Schritt 5 bereits begonnen (Analyse der Schwächung der Widerstandsfähigkeit durch bestimmte Faktoren) und führen sie hier an dieser Stelle fort (Was wird bei dem Patienten durch was und warum bewirkt?).

Wichtig ist zunächst die Beantwortung der Frage, *warum* die Auslösesituation bei Patient XY belastend wirkt und *was* sie bewirkt. Erst die Kombination von Vulnerabilität und Stress führt bekanntermaßen zur Ausbildung von Symptomatik (Abb. 1-4). Dieses Zusammenspiel muss nun an dieser Stelle verstanden werden.

So kann beispielsweise der Verlust des Arbeitsplatzes erstens bei verschiedenen Menschen unterschiedlich stark belastend, aber zweitens auch differenziell wirken. Für die selbstunsicher-narzisstische Person 1 bedeutet der Arbeitsplatzverlust in erster Linie Statusverlust und damit einen kritischen Einbruch im Selbstwertgefühl, für die auf Sicherheit bedachte Person 2 hingegen eher Verlust eines Sicherheit spendenden Faktors (im Sinne von Geld verdienen) und für Person 3 mit Neigung zum Empfinden von innerer Leere und Langeweile bedeutet der Verlust in erster Linie den Wegfall einer wichtigen »Ablenkungsmöglichkeit« bzw. eines sinnstiftenden Faktors. Für eine vierte Person wiederum mag der Arbeitsplatzverlust zunächst gar entlastend, möglicherweise als erlebte »Befreiung« aus einem Überforderungsstrudel wirken, aus dem sie sich nicht aus eigener Kraft zu lösen wagte. Zwar mögen bei allen vier Personen gleichzeitig all diese Faktoren eine Rolle spielen, diese sich jedoch nach ihrer individuellen Bedeutsamkeit zu unterscheiden.

Wir analysieren also, was diese Wechselwirkung zwischen Person und Situation bei dem Patienten bewirkt.

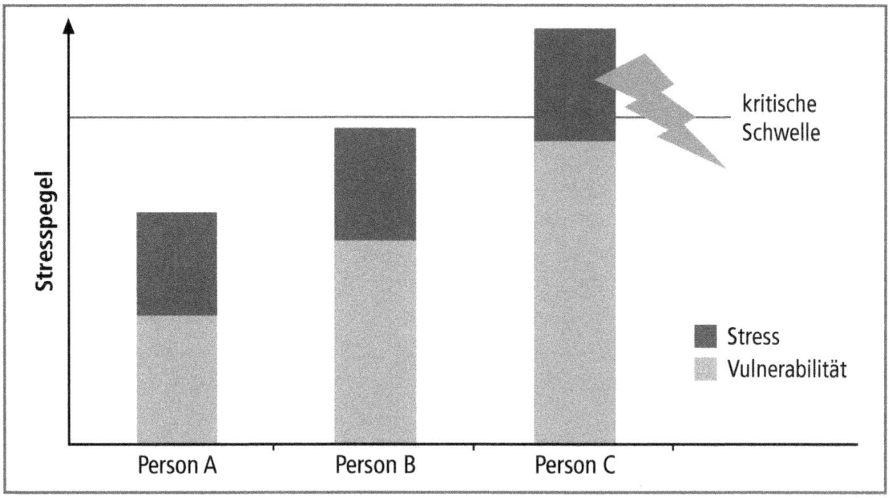

Abb. 1-4 Vulnerabilitäts-Stress-Modell: Bei Person C (höchste Vulnerabilität = O-Variable) führt bereits ein niedriges Stresslevel zur Überschreitung der kritischen Schwelle und damit zur Ausbildung von Symptomatik

Es besteht bei diesem Schritt der Analyse bereits eine gewisse Überlappung zum nächsten Schritt, der Beschreibung der Symptom- bzw. der Reaktionsebene, da wir bereits hier die Auswirkungen auf das Erleben (und Verhalten) des Patienten analysieren. Die beiden Schritte können somit fließend ineinander übergehen.

Beschreiben wir nämlich z. B., dass durch den Verlust des Arbeitsplatzes bei dem selbstunsicheren Patienten nun Scham- und Minderwertigkeitsgefühle ausgelöst werden, so nennen wir hier auch bereits ein Symptom (Scham- und Minderwertigkeitsgefühle). Während wir aber im nächsten Schritt die Symptome detailliert und geordnet auf den vier Reaktionsebenen der Kognition, Emotion, Physiologie und Motorik identifizieren, analysieren wir an dieser Stelle idealerweise die »primäre« Emotion (Exkurs »Emotionen, Bedürfnisse und psychische Krankheiten« in Schritt 3 der Analyse). *Primäre Emotion* meint hier nicht die Gefühlszustände des Kindes in Verbindung mit den kindlichen Erfahrungen, sondern die Emotion (oder Emotionen), die im zeitlichen Verlauf der Krankheitsentwicklung, der Aktualgenese, zuerst und in besonderer Weise hervorgerufen wird (oder werden). Gemeint ist die Frage, welche Emotion(en) in erster Linie mit Auslösebedingung X bei Patient Z verbunden ist (sind). In der tiefenpsychologischen und psychoanalytischen Theorie spricht man in ähnlicher Bedeutung vom *Leitaffekt*. Diese Emotion kann eine ähnliche Qualität wie die typischen Gefühlszustände des Patienten im Kindesalter aufweisen, muss es aber nicht, wenngleich dies doch meist der Fall ist.

Diese primäre(n) Emotion(en) führen dann in der weiteren Konsequenz zu weiteren Symptomen. So führt beispielsweise das Minderwertigkeitserleben des Patienten im weiteren Krankheitsverlauf zu Traurigkeit im Sinne einer *sekundären Emotion* (Exkurs »Emotionen, Bedürfnisse und psychische Krankheiten« in Schritt 3 der Analyse), welche häufig die Funktion der Überdeckung und damit Vermeidung einer bedrohlichen zugrunde liegenden primären Emotion innehat. Und wiederum aus der sekundären Emotion (z. B. Traurigkeit) heraus können sich weitere Symptome entwickeln.

Bei der Analyse der Aktualgenese ist auch zu beachten, dass mehrere unterschiedliche Auslösebedingungen bei demselben Patienten auch mit unterschiedlicher Aktualgenese, also mit mehreren Leitaffekten/primären Emotionen einhergehen können, die jedoch nicht vollkommen unabhängig voneinander sind. Gleichzeitig kann bei dem schon genannten selbstunsicheren Patienten, der aktuell durch Arbeitsplatzverlust im Selbstwert geschwächt ist, auch ein hohes Kontrollbedürfnis bestehen. Fühlt er sich dann noch von der Ehefrau durch heimliches Schwangerwerden hintergangen, kann zusätzlich ein Gefühl von Kontrollverlust und eng hiermit verbundener Wut entstehen, aus welcher sich dann sekundär auch Angst entwickeln kann, weil die Wut aufgrund eines inneren Aggressionsverbots in Angst umgewandelt wird. In diesem Beispiel führen zwei unterschiedliche Auslösefaktoren bei diesem Patienten auch zu unterschiedlicher Aktualgenese. Doch dies darf nicht dazu verleiten, diese beiden Stränge als unabhängig und getrennt voneinander zu begreifen. Die beiden Belastungsfaktoren wirken natürlich auch in ihrer Kombination grundsätzlich belastend und somit auch im Sinne einer Schwächung der Widerstandsfähigkeit eines Menschen. Oder platter gesagt: Einfach dadurch, dass zwei (oder mehrere) für Person X aversiv und negativ erlebte Ereignisse (hier: Arbeitsplatzverlust, Hintergangenwerden) auftreten, wird die allgemeine Belastbarkeit dieser Person geschwächt, die Lebenszufriedenheit sinkt.

Es ist also an dieser Stelle der Analyse der Auslösebedingungen wichtig, die hierdurch ausgelöste primäre Emotion (oder Emotionen) zu identifizieren und auf Basis der O-Variable zu verstehen und dann weiter zu analysieren, zu welcher sekundären Emotion (oder Emotionen) es kommt und wie sich die weiteren Symptome erklären lassen. Eine simple Aufzählung von Symptomen auf den vier Ebenen ist also unzureichend und bildet nur unzureichend die Aktualgenese der Symptomatik ab.

Eine derartige Analyse erklärt also, *was* die Auslösesituation bei Patient X *warum* bewirkt. Sie erklärt weitergehend auch, warum der Patient gerade mit Symptomatik XY reagiert und nicht mit Symptomatik YZ. Wir schauen uns nun im nächsten Schritt die Symptome des Patienten genau an und gehen zur Analyse und Beschreibung der Symptomatik auf den vier Verhaltensebenen Kognition, Emotion, Physiologie und Motorik über.

Auslösebedingungen und Aktualgenese bei rezidivierender oder chronifizierter Symptomatik

Wenn wir in der Analyse des Symptomverlaufs festgestellt haben, dass die Symptomatik bereits über lange Zeit besteht, wenn auch in unterschiedlicher Intensität, sodass wir eher von einer rezidivierenden oder chronifizierten Symptomatik ausgehen, fällt es oft schwer, auf den ersten Blick eine Auslösesituation zu identifizieren. Hinzu kommt, dass bei chronifizierter Symptomatik oft multiple Symptomatik besteht, selten lediglich ein Störungsbild.

Dennoch ist es wichtig zu verstehen, welche Lebensbedingungen zu einer Intensivierung der Symptomatik geführt haben und aktuell führen, auch um mögliche Ansatzpunkte für die Therapieplanung zu gewinnen. Es kann also nicht genügen, lediglich festzustellen, dass eine Symptomatik bereits chronifizierten Charakter aufweist, und sich deshalb nicht mehr die Mühe zu machen, Auslösebedingungen für Verschlechterungen in der Symptomatik zu suchen. Auch bei einer rezidivierenden Symptomatik mit Phasen von Symptomfreiheit oder nur mild ausgeprägter Symptomatik ist es wichtig, frühere Auslösebedingungen anzuschauen, um hier ggf. ein Muster und Risikofaktoren zu identifizieren.

7. Identifikation der Symptomatik auf den Ebenen Kognition, Emotion, Motorik und Physiologie sowie deren Entwicklungsverlauf

Wir verbinden in diesem Schritt nun die einfache Auflistung von Symptomen mit der Analyse, warum der Patient mit Symptomatik XY (und nicht mit Symptomatik YZ) reagiert. Hierbei können wir die Symptome nicht auf übergeordneter Syndrom-Ebene (z. B. »Depression«) analysieren, sondern müssen uns die einzelnen Symptome ansehen. Dies ist erforderlich, da manche Symptome wiederum lediglich Folgereaktionen auf zeitlich vorhergehende Symptome sind, im Sinne der primären, sekundären, tertiären etc. Symptome. Dies soll auch an dieser Stelle verdeutlichen, dass sich nicht alle Symptome zwangsläufig gleichzeitig entwickeln und, dass es hieraus folgend auch eine gewisse Hierarchie in der Bedeutsamkeit der Symptome gibt. Gehen wir davon aus, dass es bestimmte Kernsymptome oder primäre Emotionen gibt, so impliziert dies, dass später in der Therapie ggf. vertieft auch auf dieser Ebene angesetzt wird, wenngleich hierdurch keinesfalls ausgeschlossen wird, konkret an den anderen Symptomen zu arbeiten, da die Aufrechterhaltung dieser Symptome nicht lediglich durch die primäre Emotion, sondern durch Verstärkungsprozesse erklärbar ist.

Gleichzeitig müssen wir darauf achten, eine vollständige Symptombeschreibung zu geben. Zwar müssen wir nicht zwangsläufig jedes einzelne vorhandene Symptom aufzählen, sollten aber dennoch darauf achten, dass die wichtigsten Bereiche gut abgedeckt sind. Bereits bei der Analyse der Persönlichkeit des Patienten auf Basis seiner Lebenserfahrungen haben wir Verhaltensexzesse und -defizite als einen Faktor der O-Variable, also auf »trait«-Ebene, analysiert. An dieser Stelle geht es nun um Verhalten auf Symptom-, also auf »state«-Ebene. Ein Beispiel wäre hier exzessives Grübeln als Symptom einer Depression. Gleichzeitig kann es an dieser Stelle zu Überschneidungen mit der Persönlichkeitsebene kommen, nämlich dann, wenn ein Symptom gleichzeitig eine »trait«-Variable darstellt und schon seit langer Zeit beim Patienten vorhanden ist, wenngleich möglicherweise auch in abgeschwächter Intensität. So war Patient X beispielsweise noch nie in der Lage, angemessene Selbstfürsorge walten zu lassen, dies zeigt sich nun aber in der depressiven Erkrankung noch einmal verstärkt.

Möglich ist zusätzlich, auch explizit *qualitativ neue spezifische Symptomatik* darzustellen; zumal wir bereits analysiert haben, welche Symptome und Problematiken im Vorfeld, auch im Sinne von Verhaltensexzessen und -defiziten, bestanden. Ein Patientenbeispiel hierfür könnte lauten: »Die Symptome kognitive Sexualisierung, reduzierte Nahrungsaufnahme sowie das Kontroll- und Leistungsverhalten stellen keine qualitativ neuwertige Symptomatik dar, werden dementsprechend auch als weitestgehend ich-synton erlebt, wobei sich das Kontrollverhalten durch die Auslösebedingungen und die sich entwickelnde Angstsymptomatik noch einmal deutlich intensiviert zu haben scheint.«

Merke
Ich-Syntonie bezeichnet das Phänomen, dass auftretende Gedanken, Impulse oder Affekte von einer Person als ihrem Ich zugehörig wahrgenommen werden. Zusätzlich kann hiermit einhergehen, dass Symptome nicht als störend und krankhaft empfunden werden. Ich-Syntonie ist das Gegenteil von **Ich-Dystonie**.
Der Unterschied zwischen Ich-Syntonie und Ich-Dystonie wird in der Psychopathologie häufig auf den Unterschied zwischen Persönlichkeitsstörungen und Achse-I-Störungen übertragen. Dennoch können auch Persönlichkeitsstörungen zwar als dem Ich zugehörig, aber als sehr belastend erlebt werden.

8. Analyse von Konsequenzen, individueller und interaktioneller Funktionalität, Verstärkung und Aufrechterhaltung des Verhaltens/der Symptomatik

Haben wir zuletzt auf der *deskriptiven Ebene* der Verhaltensanalyse die Symptomatik dargestellt, kommen wir nun zur *funktionalen Ebene* und analysieren Konsequenzen des Verhaltens und hiermit eng verbundene Verstärkung sowie Funktionalität und Aufrechterhaltung der Symptomatik.

Jedem Verhalten folgen notwendigerweise *Konsequenzen* oder nachfolgende Reizbedingungen. Diese Konsequenzen können dann dazu führen, dass das Verhalten wahrscheinlich häufiger auftritt, wenn diese Konsequenzen als angenehm erlebt werden. Dies ist genau dann der Fall, wenn sich entweder ein als unangenehm erlebter Zustand verringert und/oder etwas Angenehmes geschieht. Das gezeigte Verhalten tritt dagegen wahrscheinlich eher seltener auf, wenn durch das gezeigte Verhalten ein angenehmer Zustand beendet und/oder das Verhalten direkt bestraft wird (Kontingenzschema unter Abschnitt 8.1). Konsequenzen können differenziert werden in Bezug auf

- den Zeitpunkt des Eintretens: kurzfristig (Abschnitt 8.1), langfristig (Abschnitt 8.2)
- den Entstehungsort: extern, intern
- die Qualität: positiv, negativ (Auftreten/Wegfall) (Kontingenzschema unter Abschnitt 8.1)

Die Verhaltenskonsequenzen halten somit in der Folge ein Verhalten mittels *Verstärkungsprozessen* aufrecht. Bekannt ist, dass kurzfristig eintretende Konsequenzen einen deutlich höheren Einfluss auf das Verhalten haben als langfristige.

In eine hiermit verbundene Richtung geht der Aspekt der *Funktionalität* eines Verhaltens bzw. einer Symptomatik, der die Frage stellt: Was hat die Person davon, Problem XY zu haben? Verhaltensweisen folgen regelhaft Motiven, Zielen oder Bedürfnissen (Kap. 1.1.2), sie haben eine Funktion im Leben. Diese Motive richten sich letztlich auf das körperliche und psychische Überleben und sind der Person häufig nicht oder nicht vollständig bewusst.

Funktionen von Verhaltensweisen lassen sich v. a. aus sich wiederholenden, gleichartigen Konsequenzen schließen, die auf eine oder mehrere Verhaltensweisen folgen. Die Funktionalität einer Symptomatik ist von Konsequenzen einer Symptomatik dahingehend zu unterscheiden, dass Konsequenzen nicht immer einen sog. *Krankheitsgewinn* (Exkurs »Krankheitsgewinn« in Abschnitt 8.2), also für den Patienten relativ angenehme Konsequenzen beinhalten müssen. Wie wir sehen werden, können sich auch aversive Konsequenzen ergeben. In diesem Fall würde man nicht von Funktionalität der Symptomatik sprechen. Funktionalität beinhaltet das Auftreten von angenehmen oder den Wegfall von unangenehmen Reizen nach der Reaktion (positive oder negative Verstärkung). Funktionalität ist dabei nicht zu verstehen als bewusst eingesetzte Verhaltensstrategie des Patienten. Funktionelle Aspekte sind hingegen meistens eher unbewusst.

Der Aspekt der *Aufrechterhaltung* von Symptomatik innerhalb der Verhaltenstherapie trägt der Tatsache Rechnung, dass Symptome und psychische Krankheit keinesfalls lediglich durch ihre Entstehungsgeschichte erklärbar sind, sondern auch durch Faktoren beeinflusst und aufrechterhalten werden, welche sich z. T. erst im Verlauf der Erkrankung oder als Folgen der Symptome entwickeln. Dennoch können aufrechterhaltende Faktoren gleichzeitig Entstehungsbedingungen sein, wie z. B. in diesem Fall: »Aufrechterhalten wird die Symptomatik weiterhin durch die unbefriedigende eheliche Situation und die finanziellen Sorgen« (hier zwei Faktoren, die schon vor Ausbildung der Symptomatik bestanden).

Während die Symptomatik, wie wir oben gesehen haben, durch kurzfristige Konsequenzen verstärkt werden kann, wenn ein relativ angenehmer Zustand für den Patienten auftritt (auch durch Wegfall eines aversiven Reizes) und diese Konsequenzen somit zur *Aufrechterhaltung der Symptomatik* beitragen, sind die langfristigen Konsequenzen des Problemverhaltens und der Symptomatik meistens, jedoch nicht immer, belastend. Langfristige Konsequenzen haben zwar geringeren Einfluss im Sinne einer Verstärkung des Verhaltens als kurzfristige Konsequenzen, jedoch üben sie ebenfalls eine wichtige aufrechterhaltende Funktion aus.

In der Regel führen die langfristigen negativen Konsequenzen wiederum zu weiteren Problemen, welche häufig dann wieder in einer der ursprünglichen Entstehungsbedingungen münden. Mit der Verkettung von Bedingungsanalysen können somit Entwicklungen i. S. von *Teufelskreisen* oder *Abwärtsspiralen* beschrieben werden.

Wir analysieren in den Folgeschritten zunächst die kurzfristigen und dann die langfristigen Konsequenzen.

8.1 Analyse von kurzfristigen Konsequenzen, individueller und interaktioneller Funktionalität, Verstärkung und Aufrechterhaltung des Verhaltens/der Symptomatik

Die Analyse von insbesondere kurzfristigen Konsequenzen eines Problemverhaltens ist seit langer Zeit ein Kernstück der verhaltenstherapeutischen Therapie und der ihr ursprünglich zugrunde liegenden Lerntheorie. In unserem lerntheoretischen S-O-R-K-C-Modell (Kap. 1.1.2) befinden wir uns an dieser Stelle auf der Ebene der operanten Konditionierung durch dem Verhalten nachfolgende verstärkende bzw. bestrafende Konsequenzen (C).

An dieser Stelle rufen wir uns daher noch einmal das Kontingenzschema der operanten Konditionierung in Erinnerung (Tab. 1-3). Es gibt insgesamt vier mögliche Konsequenzen. Im Falle *positiver und negativer Verstärkung* wird die Auftretenswahrscheinlichkeit desjenigen Verhaltens, das verstärkt wird, durch operante Konditionierung erhöht. Hingegen führen beide Formen der *Bestrafung* zu Reaktionsabnahme des Verhaltens.

Tab. 1-3 Kontingenzschema der operanten Konditionierung

	Auftreten Reiz nach Reaktion	**Wegfall Reiz nach Reaktion**
Angenehmer/ positiver Reiz	Positive Verstärkung → Reaktionszunahme C+	Indirekte Bestrafung → Reaktionsabnahme C+/
Unangenehmer/ negativer Reiz	Direkte Bestrafung → Reaktionsabnahme C–	Negative Verstärkung → Reaktionszunahme C–/

In der Praxis hat es sich etabliert, hauptsächlich nach positiver und negativer Verstärkung zu schauen. Es soll damit erklärt werden, wieso das Verhalten nicht nur aufrechterhalten wird, sondern sich im Sinne einer Reaktionszunahme sogar noch intensiviert, d.h. verstärkt wird. Es lohnt sich jedoch, auch einmal abseits dieser beiden Verstärkungsmöglichkeiten zu schauen. Nicht immer führt ein Verhalten oder ein Symptom zu positiver oder negativer Verstärkung. Manchmal hat ein Symptom lediglich oder auch zusätzlich zu Verstärkungsprozessen gleichzeitig »negative« Konsequenzen wie den Wegfall eines angenehmen Reizes oder das Auftreten eines unangenehmen Reizes.

Beispielsweise kann sich die Lebensgefährtin eines Patienten mit Zwangsstörung immer oder häufig während oder nach dessen Ausführung von Zwangshandlungen von ihm abwenden, während sie sich grundsätzlich und kurze Zeit vorher durchaus liebevoll-zugewandt zeigte (indirekte Bestrafung) oder den Patienten sogar verbal kränken, z.B. als »schwachsinnig oder anstrengend« bezeichnen (direkte Bestrafung). Ein anderer Patient erhält nach verspäteter Leistungserbringung am Arbeitsplatz aufgrund seiner Neigung, alles kognitiv mehrfach zu überprüfen und perfekt ausführen zu wollen, nicht das ersehnte Lob, sondern Kritik seitens des Vorgesetzen unmittelbar nach Abgabe der Arbeitsaufgabe (direkte Bestrafung, natürlich vorausgesetzt, der Patient empfindet Kritik als aversiv, nicht als lustvoll). Gleichzeitig können beide Patienten jedoch auch positive und negative Verstärkung erfahren. Durch das zwanghafte Verhalten kann innerlich Spannung und Angst reduziert (C–/) und ein Gefühl von Selbstwirksamkeit (C+) hergestellt werden.

Oder aber ein Patient fühlt sich zusätzlich nach dem Ausführen von Zwangshandlungen wieder minderwertig, »komisch/anders«, da ihm die Absurdität seines Verhaltens ständig bewusst ist, er es aber nicht schafft, das zwanghafte Verhalten zu unterbinden, weil andere innere Kräfte stärker wirken als das Schamgefühl. Das gleichzeitige Vorhandensein von für den Patienten sowohl angenehmen als auch unangenehmen kurzfristigen Konsequenzen kann zu zusätzlicher Spannung und »Unruhe« führen.

Meiner Erfahrung nach haben Symptome und Problemverhaltensweisen nur selten einseitig angenehme kurzfristige Folgen für den Patienten. In der Verhaltensanalyse wird dies inzwischen jedoch stark vernachlässigt und man konzentriert sich einseitig auf die positive und negative Verstärkung. Die Analyse von unangenehmen Konsequenzen, welche eher dazu beitragen sollten, dass die Auftretenswahrscheinlichkeit des Verhaltens sinkt, ist auch im Hinblick auf mögliche Ansatzpunkte in der Therapie relevant. Im Zusammenhang mit der Analyse langfristiger Konsequenzen sind wir es sogar gewohnt, Diskrepanzen zwischen meist angenehmen kurzfristigen Konsequenzen/Verstärkern und langfristigen unangenehmen Konsequenzen zu betonen, um die langfristige Dysfunktionalität des Verhaltens sowie entstehende Teufelskreise und die Aufrechterhaltung der Symptomatik zu verdeutlichen.

Noch komplexer wird die Analyse der kurzfristigen Konsequenzen dadurch, dass wir die Konsequenzen aller Problemverhaltensweisen/Symptome bzw. Verhaltens-/Symptomenkomplexe analysieren. Dabei können allerdings ähnliche Verhaltensweisen zu ähnlichen Konsequenzen führen. Ein Beispiel für einen solchen Symptomenkomplex wäre, dass sowohl die gedankliche Vorwegnahme potenzieller Katastrophen wie auch Grübeln und Sicherheitsverhalten kurzfristig dazu führen, dass Sorgen und Ängste reduziert werden (C–/) und ein Gefühl von Kontrolle und Sicherheit hergestellt werden kann (C+). Es empfiehlt sich daher der Übersichtlichkeit halber, die Problembereiche im Hinblick auf ähnliche Konsequenzen zu ordnen. Ebenso hilfreich im Sinne einer guten Strukturierung kann die Unterscheidung innerer und äußerer Konsequenzen im Sinne Bartlings (Bartling et al. 2004) sein.

Zu beachten ist auch, dass es nicht nur um die Analyse der Konsequenzen von Verhalten auf der motorischen Ebene, sondern auch um die Konsequenzen als Symptome auf kognitiver oder emotionaler Ebene geht. So erfüllt z. B. das Grübeln als eher kognitives Symptom kurzfristig sehr häufig die Funktion, ein Gefühl von Kontrolle und Beeinflussbarkeit herzustellen (C+). Auch Emotionen können, wie wir bereits bei der Beschäftigung mit primären und sekundären Emotionen gesehen haben, funktional wirken. Angst kann manchmal dazu dienen, weniger Wut, welche bedrohlicher erlebt wird als Angst, zu spüren (C–/). Es werden also keinesfalls nur motorische Verhaltensweisen verstärkt, wenngleich sich die Theorie der operanten Konditionierung zunächst hierauf konzentrierte.

8.2 Analyse von langfristigen Konsequenzen, individueller und interaktioneller Funktionalität, Verstärkung und Aufrechterhaltung des Verhaltens/der Symptomatik sowie von Teufelskreisen und Abwärtsspiralen

Wie wir schon gesehen haben, geht es bei der Analyse der langfristigen Konsequenzen meist um die Herausarbeitung von negativen, destruktiven Faktoren. Doch wie auch schon an der Stelle der Analyse der kurzfristigen Konsequenzen das Übergehen von aversiven kurzfristigen Konsequenzen fehlerhaft war, so gilt auch an dieser Stelle der langfristigen Konsequenzen, dass wir hier nun auch »positive«, möglicherweise angenehme langfristige Konsequenzen beachten müssen.

Doch zunächst beschäftigten wir uns mit dem klassischen Analysebereich, den *negativen langfristigen Konsequenzen.*

Wie auch die kurzfristigen, üben die langfristigen Konsequenzen eine aufrechterhaltende Funktion auf die Symptomatik aus. Dies tun sie dadurch, dass die langfristigen Konsequenzen häufig wiederum zu den ursprünglichen Primäremotionen führen, die das Problemverhalten oder die weiteren, sekundären und tertiären Symptome auslösen bzw. nun weiter intensivieren. Es kommt dann zur Entwicklung von *Teufelskreisen*, sodass der Problemkomplex aufrechterhalten wird, wenn er nicht an einer oder mehreren Stellen durchbrochen wird. Neben den Teufelskreisen gibt es *Abwärtsspiralen*, in denen es sozusagen immer weiter bergab geht. Wenn wir Teufelskreise und Abwärtsspiralen analysieren, verketten wir mehrere Bedingungsanalysen miteinander. Mit einer solchen Analyse wird dann also weit mehr als ein Status Quo abgebildet, sondern auch die Dynamik einer Entwicklung erfasst.

Ein verkürztes Beispiel könnte etwa folgende Entwicklungskette beinhalten (Abb. 1-5): »Langfristig kommt es durch das permanente Sicherheits- und Kontrollverhalten zum Nachlassen der eigenen Kräfte und zu Erschöpfungserleben, was wiederum die Angst vor Kontrollverlust sowie eine Schwächung im Selbstwertgefühl zur Folge hat und im Sinne eines Teufelskreises das Kontrollverhalten wieder intensiviert.«

Neben den kurzfristigen positiven gibt es auch die langfristigen positiven Konsequenzen. Man spricht dabei auch von Krankheitsgewinn.

Exkurs

Krankheitsgewinn

Der Begriff *Krankheitsgewinn* stammt aus der psychoanalytischen Theorie von Sigmund Freud (zit. nach Laplanche u. Pontalis 1986) und entspricht grob gesagt dem Konzept der Funktionalität des Verhaltens in der Verhaltenstherapie, wenn auch mit unterschiedlichen Betonungen von zugrunde liegenden Prozessen. Auf den ersten Blick wirkt der Begriff Krankheitsgewinn für die meisten Menschen seltsam: Wie kann man aus etwas »Schlimmem« wie einer Krankheit überhaupt »Gewinn« ziehen? Für die helfenden Berufe wird der »sekundäre Krankheitsgewinn« (s. u.) mitunter dann zum Fallstrick, wenn zu schnell an diesen gedacht und dadurch die eigentliche Erkrankung vernachlässigt wird.

Die psychoanalytische Theorie unterscheidet einen inneren (primären), an das Symptom gebundenen, und einen äußeren (sekundären), sich von materiellen Gegebenheiten ableitenden Krankheitsgewinn. Im Falle des hier in der Theorie im Vordergrund stehenden psychischen *Konfliktes* ergibt die

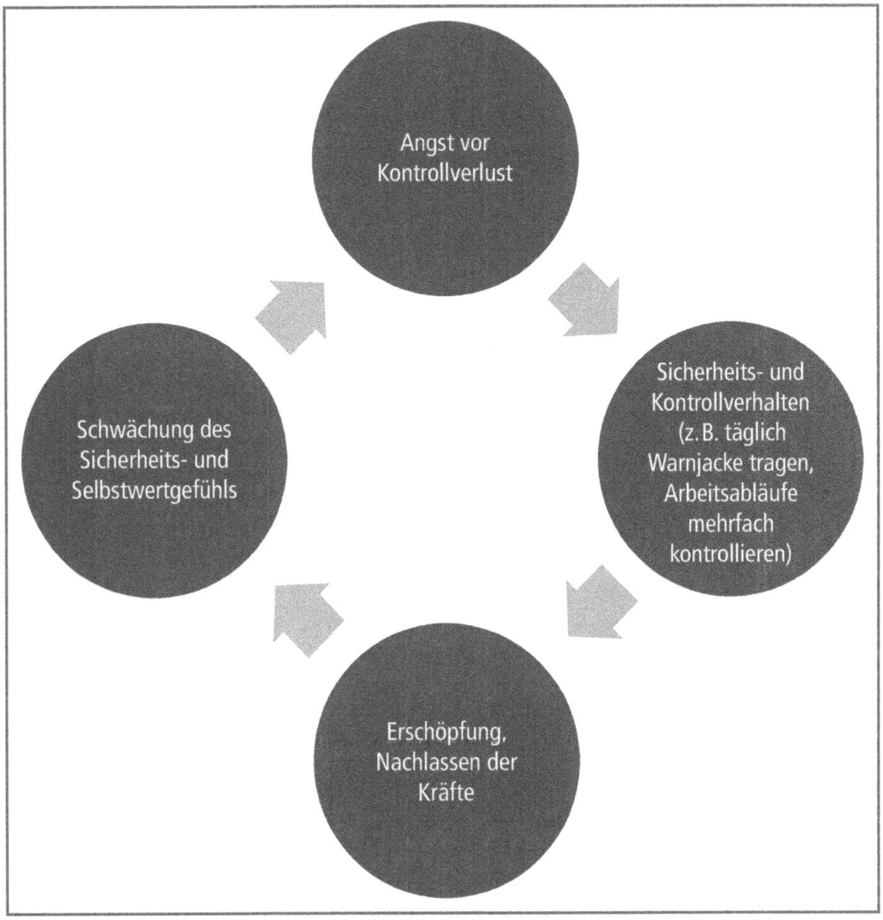

Abb. 1-5 Beispiel eines Teufelskreises bei zwanghaftem Verhalten

durch unbewusste Motive getragene Flucht in die Krankheit und die Reduktion von innerer Spannung und Angst den primären Krankheitsgewinn. Unter *primärem Krankheitsgewinn* kann man auch unabhängig von der psychodynamischen Konflikttheorie grundsätzlich die unmittelbar mit einer Krankheit verbundenen inneren Vorteile wie körperliche Schonung, Ruhe, Entlastung verstehen. (Nicht chronifizierter) Schmerz ist beispielsweise keine körperliche Funktionsstörung, sondern eine Anpassung an eine Funktionsstörung und soll vor weiteren Überforderungen schützen. Diesen Gewinn erkennt man daran, dass er unmittelbar dem Körper zugutekommt. Gleiches gilt natürlich auch für die Seele.

Den primären Krankheitsgewinn können wir in der Verhaltenstherapie grob gesagt manchen der kurzfristigen angenehmen Konsequenzen bzw. der positiven und negativen kurzfristigen Verstärkung zuordnen, nämlich jenen Konsequenzen, die sich auf innere Zustände beziehen, wie beispielsweise die Reduktion der Angst durch Vermeidung. Kurzfristige verstärkende Konsequenzen wie beispielsweise der Erhalt von Zuwendung nach Weinen als externe Konsequenz wäre aber nicht im Sinne des Konzepts des primären Krankheitsgewinns zu verstehen.

Wenn man von Krankheitsgewinn spricht, meint man aber in aller Regel den *sekundären Krankheitsgewinn*. Der sekundäre Krankheitsgewinn ist der äußere, sich von materiellen Gegebenheiten

ableitende Krankheitsgewinn. Er besteht in einem sozialen Vorteil durch das Kranksein. Er ist die Folge der Symptomatik und tritt daher später als die Krankheit selber auf. Hierunter wären auch die kurzfristigen verstärkenden Konsequenzen von außen (z. B. Zuwendung durch andere) in unserer Verhaltensanalyse einzuordnen. Gerade diese Konsequenzen sind jedoch meist nicht nur kurzfristiger, sondern auch langfristiger Natur. So finden wir nicht selten Patienten, die z. B. während ihrer Krankheit durchgehend von einer abhängig machenden Mutter in scheinbar selbstloser Art und Weise liebevoll versorgt werden. Erreicht der Kranke durch seine Symptomatik irgendeinen Vorteil, so kann damit ein unbewusstes oder bewusstes Festhalten an der Krankheit unterstützt werden. Eng mit einer solchen Entwicklung verbunden ist das Konzept einer dann eher schädlichen regressiven Entwicklung, der *malignen Regression*, bei der Patienten zunehmend den Anforderungen der Außenwelt fernbleiben und sich in der Krankheit »einrichten«. Auch der Erhalt einer Rente kann einen solchen sekundären Krankheitsgewinn darstellen, der in der gesellschaftspolitischen Diskussion mit dem Ausdruck »Rentenneurose« bezeichnet wird.
Mit *tertiärem Krankheitsgewinn* beschreibt man schließlich Situationen, in denen Dritte, z. B. Bezugspersonen des Kranken, aus der jeweiligen Erkrankung Vorteile ziehen. So etwas kann wie in unserem vorherigen Beispiel der Fall sein, wenn sich z. B. Familienangehörige als Pflegende nützlich fühlen können, durch die Versorgung des Kranken eine sinnvolle Aufgabe erhalten oder vielleicht sogar Einkommen erzielen. Auch der gesamte Gesundheitssektor, die pflegenden, ärztlichen, heilenden Berufe beinhalten demnach automatisch den tertiären Krankheitsgewinn.

Merke
Die **psychoanalytische und tiefenpsychologische Krankheitslehre** unterscheidet zwischen inneren (primären) und äußeren (sekundären) Konsequenzen/Gewinnen einer Erkrankung.
Innerhalb der **Verhaltenstherapie** unterscheiden wir (neben den negativen) kurz- und langfristige »positive« Konsequenzen.
Hierbei ist der **primäre Krankheitsgewinn** nicht mit den kurzfristigen und der **sekundäre** nicht mit den langfristigen Konsequenzen gleichzusetzen.

Es ist also neben den destruktiven langfristigen Konsequenzen genauso wichtig die positiven anzusehen, denn auch sie können die Symptomatik aufrechterhalten. Positive und negative Konsequenzen schließen einander nicht aus und stehen meist in Konflikt zueinander. Wenn jedoch die positiven Konsequenzen in ihrer subjektiven Bedeutsamkeit und Intensität gegenüber den negativen eindeutig überwiegen, ist dies ein zentraler Punkt bzgl. der Therapieplanung oder der Frage danach, ob Therapie überhaupt indiziert oder Erfolg versprechend scheint. Analysieren müssen wir daher auch, ob eher die für den Patienten subjektiv negativen oder positiven Konsequenzen der Erkrankung überwiegen. Depressionen beispielsweise schützen vor Überforderungen, sie führen aber auch zu sozialem Rückzug, Interessenverlust und manchmal sogar zum Suizid. Die zunächst nützliche Folge kann jedoch im Verlauf der Krankheit deutlich in den Hintergrund treten, sodass die negativen Konsequenzen im Vordergrund stehen. Dies ist meiner Erfahrung nach auch bei den meisten Patienten der Fall. Dennoch dürfen wir nicht solche Entwicklungen übersehen, in denen der Krankheitsgewinn oder hiermit verbundene regressive Verläufe die Oberhand gewinnen.

9. Identifikation von Verhaltensaktiva, Ressourcen, Selbsthilfemöglichkeiten und -strategien, Bewältigungsfähigkeiten, ungestörten Verhaltensbereichen und subjektivem Krankheitsverständnis

Auf den ersten Blick sieht die Fülle an diesen Konzepten umfangreicher aus, als es tatsächlich der Fall ist.

Verhaltensaktiva ist dabei ein eher in die Jahre gekommener Begriff und wird kaum noch verwendet. Stattdessen spricht man von Ressourcen (Punkt 5 der Analyse). Wie wir sehen werden, ist das Konzept der Ressourcen relativ breit definiert, sodass hierunter auch Bewältigungsfähigkeiten und Selbsthilfemöglichkeiten und -strategien fallen. Ungestörte Verhaltensbereiche sind ebenfalls eng mit dem Ressourcenbegriff verbunden und wurden bereits in Schritt 5 bei der Analyse der Gestaltung von Lebensbereichen auf Basis der Persönlichkeit behandelt.

Es bleibt also zusätzlich zu den *Ressourcen* noch das *subjektive Krankheitsverständnis* zu analysieren. Doch schauen wir zunächst auf den Bereich Ressourcen.

Exkurs

Ressourcen

Als vorletzten Schritt in unserem Analyseprozess können wir uns nun den Ressourcen des Patienten zuwenden. Wie wir oben schon in Schritt 5 gesehen haben, wird unter dem Begriff Ressourcen zunächst immer etwas »Positives«, Hilfreiches verstanden, sodass eine Ressource über einen bloßen Kompensationsmechanismus hinauszugehen scheint.

Da der Begriff jedoch häufig und mittlerweile auch oft reflexartig benutzt wird, lohnt es sich, zunächst noch einmal auf dessen Bedeutung zu schauen.

Ressourcen sind in der Psychotherapie mit der Zeit mehr und mehr in den Fokus, z. T. sogar in den Mittelpunkt der Betrachtung des Patienten gerückt. So fordern beispielsweise Kanfer et al. (2006) eine grundsätzliche Orientierung der Psychotherapie an den positiven Seiten des Patienten. Vielfach wird neben einer Problemorientierung eine gleichwertige Ressourcenperspektive bzw. -haltung des Therapeuten als bedeutsam betont.

Ressourcen werden dabei verstanden als Möglichkeiten zur Bewältigung oder zum konstruktiven Umgang mit belastenden Lebensumständen. In einem vergleichbaren Sinne haben wir oben (Punkt 5 der Analyse) Schutzfaktoren verstanden, nämlich als alle Merkmale, die die Wahrscheinlichkeit für X (hier Problemverhalten/Krankheit) bei Anwesenheit von risikoförderlichem »Material« senken. Risikoförderliches Material und belastende Lebensumstände sind also als externe Variable im Ressourcen-Begriff enthalten. Jeder Mensch verfüge nach diesem Verständnis über Ressourcen, sei er auch noch so krank oder »beschädigt« (Nestmann 1996). Noch allgemeiner gesehen sei letztendlich »alles, was von einer bestimmten Person in einer bestimmten Situation wertgeschätzt oder als hilfreich erlebt wird« eine Ressource (Nestmann 1996, S. 362) – demnach beinhalten bzw. sind Ressourcen funktionale Merkmale (von Person oder Umwelt).

Unterschieden werden kann zwischen *externen und internen Ressourcen*. Unter externen Ressourcen werden alle natürlichen, sozialen und technischen Hilfsmittel bzw. Helfer in der Umwelt verstanden (z. B. soziale Netzwerke, sozioökonomischer Status, Einkommen, Wohn- und Arbeitsumgebung, ggf. auch die therapeutische Beziehung). Unter internen oder intrapersonellen Ressourcen verstehen Kraft et al. (1994, S. 219) »habitualisierte, d. h. situationskonstante, aber zugleich flexibel gesundheitserhaltende und wiederherstellende Handlungsmuster sowie kognitive Überzeugungssysteme der Person«, die Bewältigungsstilen entsprechen sollen. Darüber hinaus fallen unter interne Ressourcen sämtliche Persönlichkeitsvariablen sowie Fähig- und Fertigkeiten.

Willutzki (2000) weist darauf hin, dass auch zunächst negativ bewertete Aspekte bzw. problematische Verhaltensweisen als Ressourcen verstanden werden können, wenn man deren funktionalen Aspekt als Problemlöseversuch betrachtet. Wenn man Ressourcen als Bewältigungsmechanismen von etwas Problematischem versteht, würde man in diesem Sinne auch die schon thematisierte Kompensation (Punkt 5 der Analyse) unter den Ressourcenbegriff subsumieren.

Anders läge der Fall, wenn wir Ressourcen als etwas grundlegend Hilfreiches, also als über Bewältigung oder Bewältigungsversuche hinausgehend betrachten. Dann sehen wir Ressourcen nicht nur als Aspekte, die dem Patienten im bisherigen Leben dazu verhalfen, mit Belastungen umzugehen, sondern zudem als Merkmale, die halfen, Belastungen erst gar nicht entstehen zu lassen oder gar einen neutralen oder positiven Zustand noch weiter zu verbessern. Ressourcen wären dann mehr als Bewältigung, wenn gar nichts bewältigt werden müsste.

Nicht zuletzt müssen wir auch beachten, dass durchaus vorhandene, verfügbare Ressourcen ggf. bislang nicht oder kaum zur Kompensation bzw. Bewältigung vom Patienten genutzt worden sind.

Auch, wenn man die Kompensation vom Ressourcenkonzept zu unterscheiden versucht, stehen beide Konzepte eng nebeneinander bzw. überschneiden sich. Wenn wir bei der Analyse der Persönlichkeit auch die bisherige Kompensation analysieren, beantworten wir die Frage, wieso der Patient bislang noch nicht dekompensierte, und tragen auch hierdurch zur Beantwortung der Frage, wieso der Patient jetzt in der aktuellen Situation dekompensiert, bei.

Getrennt hiervon analysieren wir am Ende der Makroanalyse nach gründlicher Analyse der problematischen Aspekte grundlegend die Ressourcen als hilfreiche Aspekte über die Kompensation hinaus. An dieser Stelle beachten wir dann sowohl Ressourcen der Person wie Ressourcen der Umwelt und nicht nur solche, die immer schon oder über einen langen Zeitraum vorhanden waren, sondern auch solche, die möglicherweise neu hinzugekommen sind (z. B. neue zufriedenstellende Partnerschaft).

Zunächst konzentrieren wir uns darauf, kurz und prägnant wichtige Ressourcen zu identifizieren und bereits daran zu denken, inwiefern diese umgebungsbezogenen und personalen Merkmale gesundheitswiederherstellende Funktion ausüben könnten, denn diese Mechanismen müssen wir später ebenfalls berücksichtigen.

Nun müssen wir analysieren, welche Ressourcen in welchem Ausmaß auf welche Art und Weise bislang zu einer relativ gelungenen Lebensbewältigung oder bei rezidivierender oder chronifizierter Symptomatik zu Phasen von Symptomfreiheit oder -reduktion beitrugen oder der Schwächung der Widerstandsfähigkeit des Patienten entgegenwirkten.

Dem Aspekt des *subjektiven Krankheitsverständnisses* wird in der Praxis so gut wie keine Beachtung geschenkt. Nötig ist sicherlich nicht die Erarbeitung einer umfassenden Störungstheorie des Patienten. Wichtige Aspekte können jedoch beispielsweise eine eher somatisch ausgerichtete Denkweise des Patienten sein. Auch ein völliges Unverständnis seitens des Patienten, der sich überhaupt nicht erklären kann, wieso er unter der Symptomatik leidet, wäre an dieser Stelle relevant. Ebenso tangiert dieser Aspekt die Frage nach den Auslösebedingungen aus Sicht des Patienten.

Mikroanalyse

Die Mikroanalyse ist keine Analyse einer Krankheit oder Störung, sondern eines ganz bestimmten, ausgewählten, umgrenzten Problemverhaltens in einer bestimmten Situation.

Die Mikroanalyse stellt einen Spezialfall der Makroanalyse dar, der auf eine spezielle Situation eines konkreten Patienten angewendet wird. Dazu werden entweder typische Problemverhaltensweisen, deren erstmaliges oder letztmaliges Auftreten oder besonders ausgeprägte Problemverhaltensweisen herausgegriffen.

Seit der Einführung des S-O-R-K-C-Schemas durch Kanfer und Saslow (1974) als gedankliches Ordnungsprinzip der Verhaltensanalyse sind einige Weiterentwicklungen erfolgt. Auf eine detaillierte Darstellung einzelner Modelle, die sich nur unwesentlich unterscheiden, wird an dieser Stelle verzichtet. Es gelten für alle Analysesysteme gemeinsame, allgemeine Rahmenbedingungen. Im deutschsprachigen Bereich haben sich insbesondere drei Modelle etabliert, die sich recht ähnlich und alle linear aufgebaut sind (Abb. 1-6). Alle basieren auf der 1969 von Kanfer (ebd.) aufgestellten S-O-R-K-C-Gleichung.

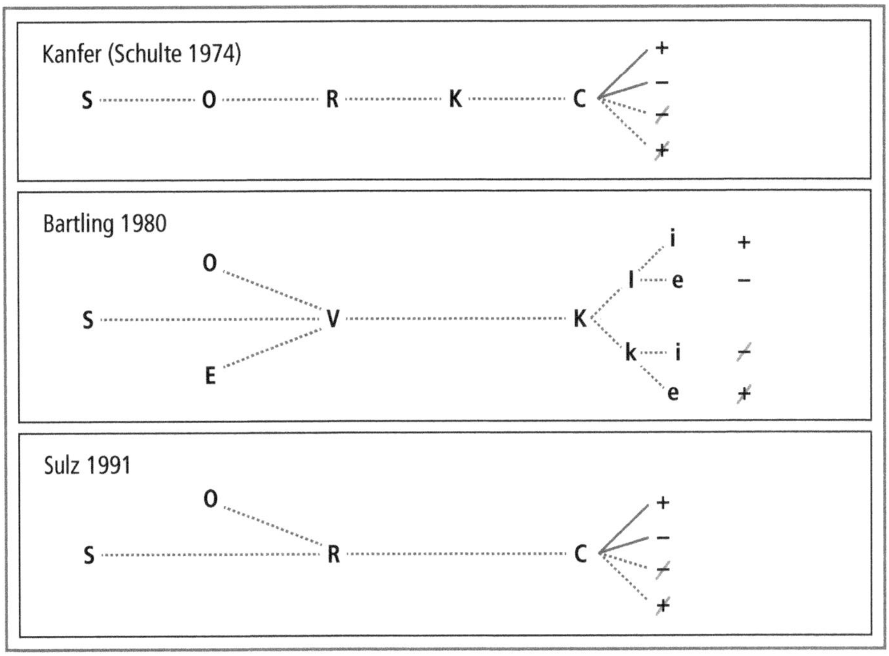

Abb. 1-6 Synopse von Problem-/Verhaltensanalyse-Modellen nach Batra et al. (2000)

Häufig wird klassisch das Kanfer-Modell angewendet, wobei gleichzeitig die Konsequenzen in kurz- und langfristige aufgesplittet werden. Bartling et al. (2004) unterteilen zudem interne und externe Konsequenzen. Wir können die Mikroanalyse wie in Tab. 1-4 aufgeführt darstellen.

Tab. 1-4 Mikroanalyse

Abkürzung	Bedeutung
S	Interner und/oder externer Stimulus/Situation
O	Organismusvariable: situationsübergreifende Merkmale der Person
Rkog	Reaktion auf kognitiver Verhaltensebene
Remo	Reaktion auf emotionaler Verhaltensebene
Rphys	Reaktion auf physiologischer Verhaltensebene
Rmot	Reaktion auf motorischer Verhaltensebene
K	Interne und externe kurzfristige (und langfristige) Konsequenzen und Verstärkungsprozesse

Anm: Langfristige Konsequenzen sind in Klammern gesetzt, da diese ggf. zur Komprimierung lediglich in der Makroanalyse dargestellt werden.

Wir haben nun die Möglichkeit, die Mikroanalyse im Anschluss an die Makroanalyse darzustellen oder die Mikro- in die Makroanalyse zu integrieren. Letzteres bietet den Vorteil, dass wir sowohl auf der deskriptiven Symptombeschreibungsebene wie auch bei der Analyse der Konsequenzen Redundanzen vermeiden können. Wenn wir innerhalb der Makroanalyse die Aktualgenese dargestellt haben, können wir an dieser Stelle zur Symptombeschreibung zunächst auf die Mikroebene wechseln und ein charakteristisches Situations- und Reaktionsbeispiel geben. Anschließend nennen wir dann auf Makroebene noch die in der Mikroanalyse nicht dargestellten weiteren Symptome auf den vier Reaktionsebenen, denn im Rahmen der Mikroanalyse kann, wie bereits dargestellt, nicht die gesamte Problematik dargestellt werden und es würden sehr wahrscheinlich wichtige Symptombereiche fehlen, würden wir die Symptombeschreibung lediglich auf die Mikroebene beschränken. Dasselbe gilt auch für die Konsequenzen und Verstärkungsprozesse. Würden wir Symptome und Konsequenzen jedoch auf beiden Ebenen umfassend darstellen, ergäben sich hierdurch unnötige Wiederholungen.

Analyse eines Problembereichs auf Mikroebene

Der erste Schritt besteht darin zu überlegen, welchen Problembereich wir auswählen. Ansetzen können wir hier entweder auf der Symptomebene (Welches Problemverhalten wählen wir aus?) oder auf der Situationsebene (In welchen typischen Situationen kommt es zu einem Problemverhalten?). Sinnvoller scheint jedoch zu sein, auf der Symptomebene anzusetzen, denn die Symptome sind schließlich das, was behandelt werden soll und was zur Aufnahme einer Psychotherapie führt. Die Symptomatik steht im Zentrum. Im Anschluss würden wir dann den Stimulus bzw. eine spezifische Situation identifizieren, die dem Verhalten vorausgeht.

Wir müssen als Ausgangspunkt unserer Frage nach der *Auswahl einer Mikroanalyse* also nicht an der Situation ansetzen, sondern können uns auch fragen, was typische, wiederkehrende Verhaltensweisen oder Gefühle des Patienten sind und uns dann sekundär überlegen, in welchen Situationen diese in Erscheinung treten. Häufig gehen die Überlegungen zum Verhalten und zur Situation jedoch ineinander über bzw. sind sehr eng miteinander verbunden.

Es stellt sich zunächst also die Frage, welche Problematik wir überhaupt auswählen. Die Makroanalyse bietet hierzu bereits das Suchfeld. Um eine geeignete, charakteristische Problematik auswählen zu können, müssen wir uns im Klaren darüber sein, was die Hauptproblematik des Patienten darstellt. Hiermit ist nicht gemeint, etwa lediglich zwischen möglicherweise mehreren vorliegenden Diagnosen/Störungen auszuwählen, sondern auch innerhalb einer Diagnose die zentrale Problematik zu identifizieren. Dies können wir an dieser Stelle gut tun, da wir den Patienten durch unsere Makroanalyse bereits gut verstanden haben. Wir schauen neben der Symptomatik auch zurück auf die primären Emotionen, die durch die Auslösesituation hervorgerufen werden, sowie auf die Persönlichkeit des Patienten, um zu verstehen, was das oder die zentralen Themen des Patienten sind. Es macht keinen Sinn, eine wenig charakteristische Problematik und Situation zu analysieren. Wir werden später anhand von Beispielen sehen und lernen, wie wir typische und zentrale Problematiken auswählen können.

Häufige Fehler, die bei der Darstellung der Symptomatik und Situation in der Mikroanalyse gemacht werden, sind folgende:

- Es wird keine spezifische Situation dargestellt, sondern eher eine Lebenssituation, die auf Makroebene anzusiedeln ist. Es wird beispielhaft von Konflikten am Arbeitsplatz, Versetzung am Arbeitsplatz (externe Situation) und hiermit verbundenen Versagensängsten (interne Situation) als einer Situation gesprochen. Dies beinhaltet jedoch die mögliche Auslösesituation der Symptomatik auf Makroebene; zusätzlich ist eine Beschreibung wie »Konflikte am Arbeitsplatz« ohnehin für Makro- wie Mikroebene nicht präzise genug; man kann sich hierunter vieles vorstellen. Möchte man auf der Mikroebene eine typische wiederkehrende Konfliktsituation am Arbeitsplatz darstellen, muss man diese präzisieren, d. h. genauer beschreiben. Denkbar wären hier verschiedene Konfliktszenarien wie beispielsweise: »Ein Arbeitskollege der Patientin hält sich nicht an die Vereinbarung, ihr bis 14.00 Uhr seinen Teil der Arbeitsaufgabe zur Verfügung zu stellen« oder »Der Vorgesetzte kritisiert die Arbeitsweise der Patientin«.
- Auch die Symptombeschreibungen sind häufig nicht so spezifisch, wie dies in einer Mikroanalyse gefordert wird. Es werden einfach wahllos alle Symptome aufgelistet, unter denen der Patient leidet, auch wenn diese in dieser speziellen analysierten Situation normalerweise nicht auftreten. Häufig führt dies dazu, dass der Patient kranker dargestellt wird, als er eigentlich ist. Nicht alle Symptome treten in jeder Problemsituation auf. Die Kunst in der Erstellung einer Mikroanalyse liegt darin, die spezifischen Reaktionsweisen in dieser Situation zu analysieren.

Haben wir eine spezifische Situation ausgewählt, kommen wir zur Organismusvariable. In Bezug auf diese können wir uns meistens auf die schon analysierte Persönlichkeit des Patienten innerhalb der Makroanalyse beziehen. Natürlich müssen wir auch hier überlegen, welche *Organismusvariablen* für genau die im Folgenden zu beschreibenden Reaktionsweisen in dieser Situation relevant sind. An dieser Stelle müssen wir aber nicht noch einmal eine detaillierte Beschreibung der O-Variable vornehmen, sondern setzen das, was wir bereits analysiert haben, voraus. Wir können uns z. B. auf die bereits analysierte Persönlichkeit verbunden mit Schemata, Plänen, Bedürfnissen etc. beziehen, indem wir lediglich die übergeordneten Persönlichkeitsmerkmale nennen (z. B. »narzisstische, zwanghafte Persönlichkeitszüge, siehe oben«). In der Regel müssen wir an dieser Stelle nicht noch einmal die Glaubenssätze, Schemata etc. aufführen, da wir dies schon ausführlich getan haben. Auch hier besteht ein häufiger Fehler darin, dass alle möglichen Organismusvariablen aufgelistet werden, sodass keine Präzisierung der relevanten Merkmale für die Reaktionsweisen in der spezifischen Situation stattfindet.

Im Anschluss an die Situations- und Symptombeschreibung und prägnante Skizzierung der relevanten Organismusbedingungen gehen wir über zur *Beschreibung der kurzfristigen Konsequenzen.* Auch hier ist darauf zu achten, dass wir lediglich die Konsequenzen und Verstärkungsbedingungen beschreiben, die der Situation und dem Verhalten auch tatsächlich regelhaft folgen. Ebenso müssen wir bei der Auflistung der Konsequenzen auch deutlich machen, durch welches Verhalten nun die Konsequenz erfolgt, da wir in der Mikroanalyse ja nicht nur eine einzige Verhaltensweise beschreiben. Es reicht nicht aus, einfach alle Konsequenzen aufzulisten, sondern wir beschreiben getrennt für die einzelnen Verhaltensweisen, welche Konsequenzen diesen folgen. So ist die Mikroanalyse insgesamt durch und durch spezifisch gestaltet.

Nach Darstellung der kurzfristigen Konsequenzen in dieser speziellen Situation gehen wir, wie bereits dargestellt, nun wieder zur Makroanalyse über, beschreiben zuerst die übrigen Symptome, die in der Mikroanalyse nicht zur Sprache kommen konnten (weil sie eben in dieser Situation nicht zutreffen) und dann auch weitere kurzfristige Konsequenzen anderer Symptome und Verhaltensweisen (außerhalb der Mikroanalyse) sowie die langfristigen Konsequenzen. Damit verzichten wir an der Stelle der Mikroanalyse auf die Beschreibung der langfristigen Konsequenzen und listen lieber alle langfristigen Konsequenzen im Makrobereich auf. So übersehen wir nichts und stellen gleichzeitig auch nicht unnötig redundant dar. Wir werden diese Vorgehensweise, die auf den ersten Blick etwas kompliziert aussehen mag, später anhand von konkreten Beispielen noch näher kennenlernen und die Arbeitserleichterung hierdurch feststellen können.

Geschafft!

Wir haben nun alle Schritte unseres Analyseprozesses vollzogen.
Der auf den ersten Blick aufwendig und zunächst mühsam erscheinende Analyseprozess kann, so zeigte mir meine eigene Erfahrung, mit ein wenig Übung mehr und mehr in Fleisch und Blut übergehen und zu einer befriedigenden, sinnvollen Tätigkeit werden.
Damit Sie den Leitfaden in der Praxis bei Ihren eigenen Patienten gut anwenden können, wurde ein Übungsblatt erstellt, auf dem alle Schritte der Analyse enthalten sind und entsprechender Leerraum für Ihre zugehörigen Gedanken bereitsteht (siehe Vorlage: »Erstellen der Verhaltensanalyse« in Anhang 1).
Bevor Sie mit der Anwendung des Leitfadens beginnen, beschäftigen wir uns nun aber zunächst noch mit weiteren, möglichen Inhalten für den Leitfaden sowie mit konkreten Beispielen, anhand derer wir die gelungene Erstellung der Verhaltensanalyse noch besser lernen können.

2 Ätiopathogenetische Tabelle

Wir haben uns nun intensiv mit einer Möglichkeit der Vorgehensweise bei der Erstellung der Verhaltensanalyse beschäftigt. An manchen Stellen sind wir bereits auf theoretische Inhalte zu sprechen gekommen.

Wie wir immer wieder gesehen haben, kommt es darauf an, nicht nur richtige, sondern auch spezifische, individuelle Inhalte darzustellen, und zwar mit einer gewissen Genauigkeit.

Um dies tun zu können, müssen wir bei der Erstellung der Verhaltensanalyse also auch auf unser theoretisches Wissen zurückgreifen. Dies setzt die Kenntnis der verhaltenstherapeutischen Krankheitslehre bzw. deren Annahmen zur *Ätiologie* (Ursache, Entstehung von Krankheiten) sowie Kenntnis diesbezüglicher störungsspezifischer Konzepte voraus.

Die Frage nach der Ätiologie psychischer Krankheit generell und spezifischer Krankheitsbilder ist ein wesentlicher Inhalt der klinischen Psychologie und stellt ein Forschungsgebiet dar, auf dem immer wieder neue Erkenntnisse dazu beitragen, die Entstehung psychischer Krankheit besser zu verstehen.

Bei den meisten psychischen Störungen kann man nicht von einer einzigen Ursache ausgehen, sondern man nimmt ein Ursachenbündel an und spricht von *Multikausalität* bzw. multifaktorieller Entstehung. Ein einfaches Ursache-Wirkungsprinzip, wie eine Gewalteinwirkung, die zum Knochenbruch führt, ist zur Erklärung der Entstehung psychischer Krankheit nicht denkbar. Erst das Zusammenwirken mehrerer Faktoren führt zur Ausformung einer psychischen Störung. Man spricht im Bereich psychischer Krankheit daher häufig nicht von der Ursache bzw. Ätiologie einer Störung, sondern von den *Bedingungen einer Störung*.

Dennoch existiert bis heute keine vollständige Erklärung der einzelnen psychischen Krankheiten bzw. psychischer Krankheit generell. Ob eine solche vollständige Erklärung überhaupt möglich ist, kann zudem infrage gestellt werden, so Pospeschill (o. J.): »Eine ätiologische Erklärung psychischer Störungen kann niemals vollständig sein, weil sich sowohl aus wissenschaftlichen als auch aus pragmatischen Gründen nie alle für eine Störung relevanten Faktoren anführen lassen.«

Dennoch muss das Ziel ätiologischer Forschung in der klinischen Psychologie natürlich in einer möglichst umfassenden Beantwortung der Frage nach den Ursachen bzw. Entstehungsbedingungen der Krankheit(en) bestehen.

Psychische Krankheiten lassen sich nicht nur anhand von Symptomen bzw. Symptomenkomplexen wie in der ICD, *International Statistical Classification of Diseases and Related Health Problems* (WHO 2015) und im DSM, *Diagnostic and Statistical Manual of Mental Disorders* (APA, American Psychiatric Association 2013), kategorisieren und systematisieren, sondern auch hinsichtlich ihrer Entstehungsgeschichte/Ätiologie. Kraepelin (1913) unterschied z. B. bereits im 19. Jahrhundert exogene Psychosen, endogene Psychosen und Neurosen bzw. später exogene und psychogene Störungen und legte seinem Klassifikationssystem empirische Daten über Ätiologie und *Pathogenese* (Entwicklung, Ausgestaltung einer Krankheit) zugrunde. Eine Klassifikation unter ätiologischen Gesichtspunkten würde beinhalten, dass einzelne Krankheiten sich zu relativ einheitlichen ätiologischen Konstellationen voneinander abgrenzen lassen. Der aktuelle wissenschaftliche Erkenntnisstand erlaubt dies jedoch nicht, wenngleich es wissenschaftliche Erkenntnisse zu ätiologischen Faktoren psychischer Krankheit und einzelner Störungen natürlich gibt.

Neben den wissenschaftlichen Erkenntnissen als Basis für Klassifikationen können auch theoretische Überlegungen herangezogen werden. Die psychoanalytische Theorie ist hier das klassische Beispiel für eine solche Krankheitslehre und *Nosologie* (Krankheitslehre, Lehre von der Erscheinungsform und Klassifikation einer Krankheit), wenngleich ihr aus verhaltenstherapeutischer Perspektive vor allem in der Vergangenheit eben der fehlende wissenschaftliche Bezug kritisch vorgehalten wurde. Hierbei wurde jedoch vernachlässigt, dass vor jeder empirischen Überprüfung eine gute Theorie bzw. theoretische Annahmen stehen müssen.

Ebenso eingewendet werden kann, dass eine empirische Überprüfung psychologischer Konstrukte und Annahmen, hier in Bezug auf die Ätiologie psychischer Krankheit, zwar anzustreben ist, gleichzeitig aber eine anspruchsvolle Aufgabe darstellt und mit vielfältigen Schwierigkeiten einhergeht. Eine rein *hermeneutische* (hermeneutisch: deutend, interpretierend) Betrachtung der Psychoanalyse wird ihr in der Tat nicht gerecht, denn sie macht als wissenschaftliche Theorie zahlreiche empirisch überprüfbare Aussagen. Methodische Mängel bzw. Limitationen einer Forschung, die ein solch komplexes »Geschehen« wie psychische Krankheit untersucht, relativieren den zwar verständlichen, aber z. T. unrealistischen und dogmatischen Anspruch der Wissenschaftlichkeit unter Vernachlässigung des Verstehens, Erklärens und Deutens (Hermeneutik), unter Vernachlässigung von Erfahrungswissen und *Induktion* (abstrahierender Schluss aus beobachteten Phänomenen auf eine allgemeinere Erkenntnis) als Informationsquellen und Methoden.

Eine detaillierte Kritik wissenschaftlicher Forschung in der klinischen Psychologie kann und soll an dieser Stelle nicht vorgenommen werden. Nicht fehlen soll jedoch der Hinweis auf eine auch kritische Betrachtung vermeintlich gesicherter empirischer Erkenntnisse mit Blick auf methodische Limitationen, wie vor allem die Übertragung von am Tier oder aber an gesunden Kontrollpersonen (meist Studenten) in experimentellen Designs gewonnenen Erkenntnissen auf den Menschen bzw. auf psychisch Kranke, also vor allem auf Limitationen im Hinblick auf die externe Validität empirischer Untersuchungen zu ätiologischen Faktoren psychischer Krankheit.

Einig hingegen dürfte sich die Mehrheit klinischer Psychologen hinsichtlich der Bilanzierung sein, dass empirisch gesichertes Wissen in Bezug auf die Ätiologie(n) psychischer Erkrankung(en) nach wie vor eher spärlich vorhanden ist. Angesichts des Fehlens eindeutig nachgewiesener kausaler ätiologischer und pathogenetischer Beziehungen spricht man daher im Bereich psychischer Beeinträchtigungen auch lieber von Störungen als von Krankheit in Abgrenzung zur traditionellen, kausal orientierten somatischen Krankheitskonzeption.

Theoretische Annahmen hingegen sind zahlreich vorhanden und weiterentwickelt worden, jedoch auch in der Verhaltenstherapie nicht vollumfänglich empirisch gesichert, weil dies naturgemäß allein in zeitlicher Hinsicht kaum realisierbar ist.

Eine umfassende ätiologische Kategorisierung von psychischen Krankheiten existiert daher bis dato nicht und stellt ein Ziel in weiter Ferne dar. Vorhanden sind die Klassifikationssysteme (ICD und DSM), die psychische Störungen beschreiben, um eine gemeinsame Sprache für die beschreibende Psychopathologie zur Verfügung zu stellen mit dem Anspruch, klinische Bilder als Phänomene, also unvoreingenommen in der Beschreibung, zu erfassen. Ein Kritikpunkt an diesen Systemen beinhaltet jedoch eine z. T. unverständliche Vermischung von Beschreibung und Ätiologie. So ist beispielsweise bei den Subtypen der Schizophrenie lange nach biologischen Markern gefahndet worden und nun zeigt sich, dass diese Suche erfolglos war und die Klassifikationsformen des DSM-5 (APA 2013) schaffen die Subtypen folgerichtig wieder ab. Ein anderes Beispiel: Eine Panikstörung soll nur dann diagnostiziert werden, wenn sich keine Ursache für das Auftreten der Angst finden lässt. Allein das Ansetzen dieses Kriteriums geht schon über eine rein deskriptive Beschreibung und Kategorisierung hinaus.

Die genannten Beispiele sollen nicht die Existenz klassifikatorischer deskriptiver Systeme kritisieren oder deren Nutzen infrage stellen, sondern die Schwierigkeit der Etablierung eines gelungenen nosologischen Systems aufzeigen. Eine *Nosologie* ist der Versuch der Etablierung einer eindeutigen, logischen Ordnung von Krankheiten nach einheitlichen Gesichtspunkten. Sie umfasst nicht nur eine Einheitlichkeit von Symptomen und Syndromen in der Deskription von Krankheiten, sondern auch eine Ordnung im Hinblick auf die Ätiologie, Pathogenese und Differenzialdiagnostik von psychischen Störungen.

Es besteht also weiter ein ausgeprägter Bedarf bzw. die Notwendigkeit, psychische Krankheit und deren Entstehung wie Entwicklung noch besser zu verstehen. Es bedarf nicht nur weiterer oder ggf. neuer ätiologischer Konzepte, sondern auch einer gewissen Ordnung und Systematisierung solcher Konzepte.

2.1 Einführung in die ätiopathogenetische Tabelle: Hintergrund, Merkmale, Nutzen und Grenzen

Die in diesem Buch vorgestellte ätiopathogenetische Tabelle ist ein Versuch, eine relative Ordnung zur Darstellung von unterschiedlichen, aber nicht disjunkten Entstehungspfaden psychischer Erkrankung herzustellen.

Diese Entstehungspfade setzen am ätiologisch-lebensgeschichtlichen Hintergrund von psychischer Krankheit an und beinhalten somit eine *genetische Rekonstruktion* (von Genese = Ursprung, Entstehung) psychischer Erkrankung, d. h. es handelt sich um eine entwicklungspsychologische Längsschnitt-Perspektive. Es werden inhaltlich verschiedene Entwicklungspfade dargestellt und in übergeordnete Kategorien gruppiert. Korrespondierend zur genetischen Rekonstruktion im Sinne unseres Leitfadens bei der Erstellung der Verhaltensanalyse werden der jeweiligen biografischen, kindlichen Situation der mögliche entsprechende innerpsychischer Niederschlag, kindliche Umgang sowie dann in der weiteren Entstehungsgeschichte korrespondierende Persönlichkeitseigenschaften inkl. Kompensationsmechanismen zugeordnet. Zuletzt werden dem entsprechenden Entwicklungspfad typische Auslösesituationen für die Erkrankung zur Seite gestellt.

Warum nun diese Tabelle? Wie jedes andere Kategorisierungssystem soll auch sie dazu beitragen, mehr Ordnung und Orientierung herzustellen, sowie im gewissen und hilfreichen Maße Komplexität reduzieren.

Darüber hinaus kann in der Praxis immer wieder beobachtet werden, dass bei praktizierenden Therapeuten und auch bei Ausbildungskandidaten der Verhaltenstherapie umfangreiches Wissen in Bezug auf typische Verhaltenskonsequenzen, Verstärker und aufrechterhaltende Bedingungen inkl. Teufelskreisen und Abwärtsspiralen als wichtige ätiopathogenetische Faktoren vorhanden ist, hingegen weniger umfangreiches Wissen in Bezug auf den entwicklungspsychologischen, genetischen Aspekt der Krankheitsentstehung. Dies liegt daran, dass dieser Bereich erst in jüngster Zeit mehr und mehr in den Fokus der Verhaltenstherapie gerät, zumindest in Bezug auf über die klassischen Lerntheorien hinausgehende Konzepte. Dennoch findet eine Darstellung der lebensgeschichtlich relevanten Faktoren im Antragsbericht in der Verhaltenstherapie regelmäßig statt und wird nicht, wie man annehmen könnte, vernachlässigt. Häufig aber scheint man hiermit überfordert. Die Überforderung betrifft dabei insbesondere die spezifische Verknüpfung von den lebensgeschichtlich relevanten Faktoren mit spezifischen Persönlichkeitsvariablen. Letztendlich aber ist die in der S-O-R-K-C-Gleichung relevante O-Variable nur auf Basis der lebensgeschichtlichen Entwicklung gut zu verstehen.

Neben einer deskriptiv angelegten Klassifikation (wie ICD und DSM) ist eine weitere Nosologie inkl. ätiologischer, pathogenetischer und differenzialdiagnostischer Gruppierungen erstrebenswert. Trotz des Nutzens deskriptiver Klassifikationssysteme und den ihnen zugrunde liegenden ursprünglich sinnvollen Intentionen – nicht nur in Bezug auf eine bessere Verständigungsfunktion zwischen Menschen, sondern auch im Hinblick auf die Infragestellung allzu rasch eingespielter Annahmen zwischen Symptom und Persönlichkeit oder zwischen Krankheitsverlauf und biologischem Prozess etc. –, ist eine derartige Klassifikation psychischer Krankheit nicht nur unvollständig, sondern in ihren beobachtbaren Konsequenzen inzwischen auch unangemessen, z. T. nahezu ad absurdum geführt: Zu beobachten sind Trends (nicht nur im psychiatrischen, sondern längst auch im psychotherapeutischen Kontext) hin zu einer »Verdinglichung« wie auch Biologisierung von psychischer Krankheit, die offenbar eng miteinander verknüpft zu sein scheinen. Obwohl es sich bei den Beschreibungen der Störungen in den Klassifikationssystemen um definitorische Konventionen handelt, sucht man nach biologischen Unterschieden dieser Konventionen, vermutlich vorrangig aus dem Bedürfnis heraus, die Komplexität psychischer Erkrankung zu reduzieren und korrespondierende einfachere, kostengünstigere Behandlungsmethoden zu finden, als ob sich die Konvention in der biologischen Grundlage widerspiegelt, was das ursprüngliche Konzept der neutralen Deskription zudem ad absurdum führt. Suggeriert wird mehr und mehr ein scheinbar medizinisch-objektiver Zugang zu psychischer Krankheit, bei dem der Verstehensprozess ausgeklammert wird. Mehr und mehr vernachlässigt scheint in einer solchen Konzeption die O-Variable, also die Person zu sein; sie erscheint hier nur noch als biologisch-genetische Variable. Bezeichnenderweise spricht man beispielsweise von einer »narzisstischen Persönlichkeitsstörung«, wenngleich es nicht die Störung, sondern die Person ist, die narzisstisch »ist« bzw. narzisstische Eigenschaften aufweist.

Eine psychische Erkrankung hat ebenso wie eine eher somatisch geprägte Erkrankung – oder vielleicht sogar noch mehr als diese – immer etwas mit der Person zu tun, sie ist mit ihr unzertrennlich verwoben. Eine psychische Erkrankung ist keine Entität, kein Ding, das sozusagen »vom Himmel fällt«. In psychiatrischer und psychotherapeutischer Praxis ist zunehmend ein Trend zur Entpersonifizierung von Krankheit zu beobachten. Dies drückt sich in der entsprechenden Psychoedukation beispielsweise in vorherrschenden dogmatischen Schemata und Glaubenssätzen wie »eine Depression kann jeder bekommen«, »eine Depression ist eine Krankheit wie jede andere auch« aus, die dazu dienen sollen, dem Patienten Schuld- und Minderwertigkeitsgefühle allein aufgrund des Vorhandenseins der eigenen Erkrankung zu nehmen. Sie finden ihren Niederschlag auch in hiermit häufig eng verbundenen Behandlungskonzepten, die z. B. mantramäßig immer wieder einseitig an der Reduktion von »Stress« im Alltag ansetzen oder stark störungsbezogen ausgerichtet sind. Dieses Konzept beinhaltet zwar durchaus einen wahren Kern, eine sinnvolle Absicht und häufig auch die Notwendigkeit, schwer belastete Patienten erst einmal zu entlasten, führt jedoch mehr und mehr zur Vernachlässigung der Person-Variable, und zwar im Sinne von Persönlichkeit und nicht biologisch-genetischer Personenvulnerabilität. Außerdem ist eine solche Verdinglichung nicht nur unzutreffend, ja schlichtweg falsch, sie kann mit Blick auf die Therapie auch mehr und mehr zu einer Art »Schicksalsüberzeugung« heranreifen und das Kontrollerleben des Patienten weiter reduzieren, wenn die Krankheit eben in erster Linie als externes, kaum (bestenfalls durch »Stressreduktion«) beeinflussbares Schicksal verstanden wird und ein beachtlicher Teil der »wahren« Ursachen/Bedingungen, die auch in der Persönlichkeit liegen, zu wenig berücksichtigt wird. Dieses Verständnis kann dazu führen, dass eigene Verantwortung (die auch mit einem Gefühl von Kontrolle einhergeht) zu wenig oder »falsch« gefühlt, verstanden und berücksichtigt wird und der betroffene Mensch in erster Linie nur noch Opfer ist.

So schädlich, unangemessen und unzutreffend eine einseitige Personifizierung (im Sinne von: »Es liegt nur an mir als Person, dass ich krank bin. Mit mir als Person stimmt etwas nicht.«) im Rahmen der Theorie wie auch Therapie ist, so absurd ist das Gegenteil, die Entpersonifizierung und zunehmende Verdinglichung psychischer Krankheit. Am deutlichsten mag diese unangemessene Verdinglichung wohl im Bereich der Persönlichkeitsstörungen hervortreten. In der

Praxis wird mittlerweile selbstverständlich davon gesprochen, dass der Patient eine Persönlichkeitsstörung »hat« bzw. an einer Persönlichkeitsstörung erkrankt sei. Die Problematik der Kategorisierung einzelner Persönlichkeitsstörungen ist hinreichend bekannt. Oder aber es wird fieberhaft überlegt, welche der verschiedenen Angststörungen der Patient denn nun »hat«, eine Überlegung, die den sinnvollen Kern enthält, Besonderheiten einzelner (Angst-)Symptome bei der Behandlung angemessen zu berücksichtigen, die aber zu sehr danach strebt, ein Etikett, ein Ding, eine Krankheit zu »finden«, die dann störungsspezifisch behandelt werden kann bei z.T. weitgehender Ausklammerung individueller Besonderheiten. Eine alternative, sich von einer solchen unterscheidende Betrachtungsweise kann auch (nicht ausschließlich) das Vorhandensein von Angst als Emotion generell betrachten und dessen Bedeutung zu verstehen versuchen, ohne hastig eine spezifische Gruppierung im Sinne der deskriptiven Systeme vornehmen zu müssen.

Diese aufgezeigten Trends (nicht grundsätzliche Gegebenheiten) im psychiatrischen und psychotherapeutischen Setting sollen auf die Gefahr hinweisen, dass in der vor allem und einseitig deskriptiv ausgerichteten Diagnostik psychischer Krankheit entscheidende strukturelle Merkmale vernachlässigt werden und man sich einseitig auf die symptomatologische Oberfläche der Krankheit konzentriert.

Der hier vorgenommene Versuch einer gewissen ätiologischen Gruppierung psychischer Krankheit ist also begründet in dem Versuch, eine ergänzende Betrachtungsweise zu unterstützen. Er scheint außerdem vonnöten angesichts der hier beschriebenen, auch in der Praxis bemerkbaren »Wissenslücke« innerhalb der Verhaltenstherapie in Bezug auf die entwicklungspsychologische Perspektive, wenngleich neuere Entwicklungen, wie z.B. der schematherapeutische Ansatz (Kap. 1.1.2) hier durchaus einiges zu »bieten« haben, scheinbar aber insgesamt in der Verhaltenstherapie noch wenig Gewicht erhalten.

Bei der hier vorgestellten Gruppierung handelt es sich streng genommen nicht um eine ätiopathogenetische Betrachtung. Die Tabelle bzw. die einzelnen Entstehungspfade beginnen bei der kindlichen Situation und enden bei den Auslösebedingungen (Ätiologie); der weitere mögliche Krankheitsverlauf bzw. die Krankheitsentwicklung (Pathogenese) sind nicht bzw. lediglich insofern inkludiert, als dass eine gewisse Krankheitsentwicklung ja bereits vor dem Auftreten von Auslösebedingungen (falls vorhanden) im Gange ist. Der Schwerpunkt liegt hier jedoch auf der Entstehung von Krankheit. Was nicht vorgenommen wird, ist eine Zuordnung einzelner ätiologischer Konstellationen zu spezifischen Krankheitsbildern. Insofern ist die Pathogenese der Erkrankung hier zurückgestellt und die Darstellung konzentriert sich auf die Ätiologie. Man könnte daher auch von einer *ätiologischen* Tabelle sprechen.

Die Konzentration auf die Ätiologie geschah aus folgenden Gründen: Die Krankheitsentwicklung und -aufrechterhaltung ist innerhalb der Verhaltenstherapie bereits gut ergründet und beschrieben. Zum anderen steht eine Vielzahl von möglichen ätiologischen Konstellationen, die zudem nicht disjunkt sind, sondern überschneidende Bereiche aufweisen und sich ergänzen können, einer geringeren Vielfalt psychischer Erkrankungen gegenüber. Es wird hier nicht angenommen, dass bestimmte ätiologische Konstellationen die unterschiedlichen psychischen Erkrankungen voneinander abgrenzen können. Vielmehr können für ein und dieselbe Krankheit (z. B. Depression), wenngleich sich deren Erscheinungsbild auch zwischen den Personen unterscheiden mag, unterschiedliche ätiologische Konstellationen relevant sein. Ebenso können sich bei einer bestimmten ätiologischen Konstellation unterschiedliche oder mehrere psychische Erkrankungen entwickeln.

Die Vernachlässigung von Teilen der Pathogenese bei der in diesem Buch vorgestellten Gruppierung ist nicht Ausdruck einer Gewichtung der Bedeutsamkeit lebensgeschichtlicher Faktoren einerseits und aufrechterhaltender Faktoren andererseits, da beide für das Verständnis psychischer Krankheit bedeutsam und notwendig sind.

Nichtsdestotrotz wäre es natürlich auch über diese hier vorgenommene Gruppierung hinaus denkbar, künftig den einzelnen ätiologischen Konstellationen typische Krankheitsbilder zuzuordnen, sodass auch die Bedeutung des spezifischen Symptomenkomplexes oder aber einzelner Symptome vor dem Hintergrund der Ätiologie deutlicher herausgearbeitet werden.

In einem ersten Schritt aber ist die Tabelle erstellt worden, um zu versuchen, eine gewisse Ordnung und Übersichtlichkeit zu generieren. Die Tabelle ist als Heuristik[2] zu verstehen. Sie kann als Mindmap genutzt werden und soll der Arbeitserleichterung dienen. Sie stellt kein theoretisches Modell dar, sie erhebt auch keinen Anspruch auf Vollständigkeit oder unverrückbare Wahrheit. Die theoretischen Inhalte sind weitgehend auch nicht neu, sondern abgeleitet aus entwicklungspsychologischem Wissen, Inhalten der psychoanalytischen Krankheitslehre und aus eigenem Erfahrungswissen und eigenen Verstehensprozessen; somit ist der Inhalt auch subjektiv gefärbt. Lediglich die hier vorgenommene Gruppierung der Inhalte scheint in dieser Form noch nicht zu existieren.

Es wurden vier übergeordnete Themenkomplexe der Ätiologie mit der kindlichen Situation als Ausgangspunkt aufgestellt, denen dann weitere ätiologische Konstellationen untergeordnet wurden. Diese ähneln sich innerhalb eines Themenkomplexes inhaltlich in Bezug auf die kindliche Situation, deren innerpsychische Auswirkungen und die weitere Persönlichkeitsentwicklung. Die vier übergeordneten Themenkomplexe sind:

- *A Vernachlässigung, (emotionale) Entbehrung, Instabilität, Gewalt, körperlicher und sexueller Missbrauch*
- *B Zwang, Strenge, Autonomiebehinderung (noch einmal unterteilbar in B 1: Zwang, Strenge und B 2: Autonomiebehinderung)*

---

2 Heuristik bezeichnet die Kunst, mit begrenztem Wissen/unvollständigen Informationen und wenig Zeit dennoch zu wahrscheinlichen Aussagen oder praktikablen Lösungen zu kommen. Es bezeichnet ein analytisches Vorgehen, bei dem mit begrenztem Wissen über ein System mithilfe von mutmaßenden Schlussfolgerungen Aussagen über das System getroffen werden. Die damit gefolgerten Aussagen können von der optimalen Lösung abweichen (nach Wikipedia).

- *C Leistungs-, Selbstwert- und Identitätsproblematiken*
- *D Schwierigkeiten in Dreier-Beziehungskonstellationen (Mutter, Vater, Kind)*

Wie schon beschrieben, handelt es sich nicht um disjunkte Kategorien. Dass es sich in der Lebensrealität der meisten Patienten um Kombinationen einzelner ätiologischer Konstellationen handelt, ist dabei nicht die Ausnahme, sondern eher die Regel. Dennoch macht es Sinn, bei jedem Patienten nach den zentralen und wichtigsten Thematiken zu suchen.

Manche Zeilen enthalten zudem weniger komplexe ätiologische Situationen, sondern lediglich einzelne Merkmale, die als bedeutsam erachtet und daher noch einmal explizit und gesondert aufgelistet wurden und die in Kombination mit anderen ätiologischen Situationen auftreten. Ein solches Beispiel ist die Zeile »Männer-sind-schlecht-Haltung der Mutter«. Es handelt sich hierbei nicht um eine komplexe ätiologische Konstellation, sondern um ein Einzelmerkmal, welches sich aber inhaltlich nicht spezifisch in eine komplexere Situation einordnen ließ. Der heuristische Charakter der Tabelle wird hier noch einmal deutlich.

Wenngleich einzelne Inhalte aus der psychoanalytischen und tiefenpsychologischen Krankheitslehre abgeleitet sind, handelt es sich bei den dargestellten ätiologischen Konstellationen nicht um eine psychoanalytische oder tiefenpsychologische Theorie. Im Unterschied zu diesen nämlich findet sich bei dem hier aufgezeigten ätiologischen Verständnis kein Phasenmodell (Zuordnung von Störungsbildern, Neurosenstrukturen, Konflikten etc. zu psychosexuellen Phasen in der kindlichen Entwicklung), sondern es wird angenommen, dass die einzelnen ätiologischen Faktoren oder Konstellationen bei den meisten Patienten während der gesamten Kindheit ein zentrales Thema darstellen bzw. immer wieder zum Thema werden und dass gerade die andauernde Situation dieses Themas die dauerhaften innerpsychischen Niederschläge und die Persönlichkeitsbeschaffenheit bewirkt. Ebenso findet sich anders als bei den psychodynamischen Konzepten hier nicht die Beschreibung und Kategorisierung von nicht gelösten unbewussten (Grund-)Konflikten.

Gemeinsamkeiten mit den psychodynamischen Theorien bestehen in der Annahme der Bedeutung der kindlichen Erfahrung für die weitere Persönlichkeits- und Krankheitsentwicklung, der Existenz eines innerpsychischen Niederschlags dieser Erfahrungen und somit auch die Betrachtung von nicht beobachtbaren Phänomenen (im Unterschied zur Black-Box-Tradition) sowie in einzelnen korrespondierenden Inhalten. Die Beachtung psychodynamischer Annahmen und Theorien in der Verhaltenstherapie ist indes, wie wir bereits gesehen haben, nicht neu (z. B. schematherapeutischer Ansatz, (Kap. 1.1.2); Young et al. 2008). Auch wenn möglicherweise die Verhaltenstherapie der psychodynamischen Theorie in der Betrachtung und intensiven Erkundung aufrechterhaltender Krankheitsfaktoren und Verstärkungsprozesse weit voraus ist, so kann die Verhaltenstherapie doch noch manches in Bezug auf die genetische Rekonstruktion und die lebensgeschichtliche Ätiologie psychischer Krankheit von den psychodynamischen Verfahren lernen.

In der Tabelle wurde auch eine Spalte am Ende eines ätiologischen Pfads aufgenommen, die stichwortartig verwandte inhaltliche psychodynamische Konzepte nennt. Eine ausführlichere Darstellung und Erklärung der umfangreichen psychodynamischen Theorien und Konzepte kann selbstverständlich nicht erfolgen und ist auch nicht Ziel dieses Buches. An manchen Ausbildungsinstituten für Verhaltenstherapie wird inzwischen integrativ ausgebildet und an allen Instituten zumindest ein gewisser, wenn auch kleiner Anteil der Theorieseminare den psychodynamischen Verfahren gewidmet. Für die meisten Leser dürften daher die Stichworte in der entsprechenden Tabellenspalte »psychodynamische Konzepte« zumindest keine Fremdworte sein. Die Tabelle kann sodann dazu verhelfen einen gewissen Verständnisbezug zu schaffen.

Auch die Schematherapie (Young et al. 2008; Kap. 1.1.2) bzw. die zugrunde liegende Theorie macht Annahmen über Zusammenhänge zwischen lebensgeschichtlichen Erfahrungen und der Entwicklung von spezifischen Schemata, die auch als »Lebensfallen« verstanden werden. Der Unterschied zu der hier vorgestellten ätiopathogenetischen Tabelle besteht vor allem darin, dass Young et al. (2008) bei der Entwicklung der Theorie eher von hinten nach vorne als von vorne nach hinten geschaut haben. Es handelt sich um eine Rückschau, ausgehend von dem, was beim Patienten aktuell zu finden ist im Sinne eines Schemas oder einer Lebensfalle, welchen dann verschiedene mögliche Ätiologien zugeordnet werden (eher retrospektives Vorgehen). In der ätiopathogenetischen Tabelle ist der Weg genau andersherum. Begonnen wird mit der Deskription von kindlichen Situationen hin zur Entwicklung von Persönlichkeit (eher prospektives Vorgehen). Diese Vorgehensweise wurde gewählt, da angenommen wird, dass sie mit einer höheren Spezifität, Gültigkeit und Genauigkeit, aber schlichtweg auch mit einer besseren Übersichtlichkeit einhergeht.

Im schematherapeutischen Ansatz finden wir bei den einzelnen Schemata z. T. multiple mögliche zugehörige Ätiologien. So wird z. B. das Schema »Unzulänglichkeit« zurückgeführt auf mehrere mögliche Ätiologien: Erfahrungen von Kritik und Ablehnung, Missbrauch, emotionale Entbehrung, Verlust, Geschwisterungleichbehandlung, wobei Missbrauch und emotionale Entbehrung wiederum bereits eigene Schemathematiken abbilden. Die Erklärung des Schemas »Unzulänglichkeit« ist somit nicht sonderlich spezifisch. Das Schema »Anspruchshaltung« wiederum wird auch auf mögliche emotionale Entbehrung in der Kindheit zurückgeführt, wobei Letztere, wie beschrieben, bereits ein eigenes Schema darstellt. Das Spezifische am Schema »Verlassenheit« wird definiert als das verinnerlichte Gefühl des Verlustes einer emotionalen Verbindung, gleichzeitig wird dafür aber auch eine mögliche Überbehütung verbunden mit engen Beziehungen als mögliche Ätiologie beschrieben, wenngleich hier kein Verlust stattgefunden hat und diese Ätiologie erneut gleichzeitig auch den Schemata »Abhängigkeit« und »Verletzbarkeit« und »Anspruchshaltung« zugeordnet wird. Auch könnte man unterschiedlicher Auffassung über die Anzahl der einzelnen Schemata sein und z. B. Schemata wie »soziale Isolation«, »Unzulänglichkeit« und »Versagen« zusammenfassen zu einem Thema, das mit dem Selbstwert zu tun hat. Auch einzelne Untergruppierungen innerhalb eines Schemas, wie z. B. beim Schema »emotionale Entbehrung« die Zerlegung in Entbehrung von a) nährender Zuwendung, b) Empathie und c) Schutz/Sicherheit in nicht eng miteinander verbundene Thematiken (nährende Zuwendung und Sicherheit eher als Thematiken, die zwar miteinander verbunden sein können, aber nicht in spezifischer Weise müssen) beinhaltet z. T. einen Mangel an Spezifität und damit auch Einbußen im Hinblick auf die Aussagekraft eines ätiopathogenetischen Systems.

Die Festlegung einer bestimmten Anzahl an Kategorien von »Themen«, »Schemata«, »Lebensfallen« wie auch »Persönlichkeitsstilen oder -störungen«, »Neurosenstrukturen« (wie auch immer man solche Gruppierungen bezeichnet) mit Ausgangspunkt im Hier und Jetzt und deren Verknüpfung mit Ätiologien beinhaltet daher auch immer die Gefahr einer gewissen Willkür und von Abstrichen in der Spezifität. Wenn wir hingegen von vorne nach hinten vorgehen und bei der kindlichen Situation beginnen, starten wir mit der Deskription, während bei den genannten Konzepten von Schemata etc. über die Deskription hinausgehende Interpretationen und Zusammenfassungen am Anfang des Verstehensprozesses stehen. Mit der Deskription zu beginnen, scheint demnach Vorteile im Hinblick auf die Objektivität zu bieten. Spielt der Verstehensprozess hingegen eine geringere Rolle und möchte man vor allem Unterschiedlichkeiten der einzelnen Gruppierungen im Hier und Jetzt herausarbeiten, anstatt vorrangig die Ätiologie zu verstehen, setzt man an diesen und nicht an der Ätiologie an, was jedoch wiederum der schon thematisierten Verdinglichung und zu einseitigen kategorialen Betrachtungsweise Tür und Tor öffnet.

Bei jeder Form der kategorialen Darstellung kommt es zu Vereinfachungen. Kategorien sind zudem von einer rein individuellen Betrachtungsweise der Person zu unterscheiden. Kategorien beinhalten zwangsläufig einen Individualitätsverlust, gleichzeitig dienen sie auf der anderen Seite der Komplexitätsreduktion. Kategorisierungen sind allein deshalb legitim und sinnvoll, weil Menschen gemeinsame allgemeine Merkmale aufweisen, grundsätzlich nach demselben »Prinzip funktionieren« und in ihrer Verschiedenheit dennoch vergleichbar sind, gleichzeitig aber individuelle Merkmale und Besonderheiten aufweisen. Bei jeder Kategorisierung ist es daher wichtig, dass wir diese nicht einseitig und starr als Etiketten verstehen, in die jeder Patient einzuordnen ist, und hierbei die individuellen Besonderheiten vernachlässigen. Dies wäre dann nichts anderes als die Verdinglichung psychischer Krankheit, von der weiter oben gesprochen wurde. Kategorisierungen bergen ebenso die Gefahr einer zu intellektuellen, verkopften Anwendung, bei der das Einfühlen in das Individuum zu kurz kommen kann. In diesem Sinne ist die Tabelle ausdrücklich nicht konzipiert worden und soll auf diese Art auch nicht angewendet werden.

Sie soll ein Hilfsmittel und eine Ergänzung sein, die für den Bericht an den Gutachter, aber auch generell in der psychotherapeutischen Arbeit Nutzen bringen kann. Sie soll zusätzlich zu eigenen Überlegungen weitere Anregungen geben und beitragen zu einem besseren, tieferen Verständnis psychischer Erkrankungen. Sie soll, wie schon dargestellt, die entwicklungspsychologische Perspektive mehr ins Bewusstsein rücken. Ein Verständnis der individuellen Ätiologie bleibt trotz Hinzuziehung von einem Hilfsmittel wie einer komplexitätsreduzierenden Kategorisierung unerlässlich.

Um kategorisierendes Denken unter Vernachlässigung von Individualität zu vermeiden, muss beachtet werden, dass zwischen den einzelnen Kategorien fließende Übergänge, Mischungen, Kombinationen und wechselseitige Beeinflussungen bestehen können. Außerdem kann es Patienten geben, die sich nicht gut in eine oder mehrere Kategorien einordnen lassen.

Die in dieser ersten Form von mir erstellte und publizierte Tabelle ist offen für Weiterentwicklungen und/oder Veränderungen. Auch das hier vorgestellte Ordnungssystem ist nichts anderes als ein Versuch, mehr Ordnung und Übersichtlichkeit und letztendlich hierdurch ein besseres Verständnis des hochkomplexen Geschehens bei psychischer Krankheit herzustellen. Bei einem jeden solchem Versuch sollte man sich aber immer im Klaren darüber sein, dass die Erschaffung eines »perfekten« Ordnungssystems für eine komplexe Thematik erstens ein unrealistisches Vorhaben und zweitens eine »Vergewaltigung des Natürlichen« (Riemann 2009, bezugnehmend auf Nietzsche) darstellt.

Wir sollten daher all unsere erschaffenden Ordnungssysteme nicht zu ernst nehmen und in gewissem Maße auch die »Unordnung« des Natürlichen akzeptieren. Aus unterschiedlichen Kategorisierungssystemen können wir Anregungen erhalten. In diesem Sinne versteht sich auch die **ätiopathogenetische Tabelle** (Tab. 2-1) als ergänzende Betrachtung, ohne sich im Hinblick auf ihre Wertigkeit von anderen Ordnungssystemen abgrenzen zu wollen.

Tab. 2-1 Ätiopathogenetische Tabelle

Themenbereich A: Vernachlässigung, (emotionale) Entbehrung, Instabilität, Gewalt, Missbrauch
A-1
Eigenschaften und Verhalten der Bezugspersonen, Familienatmosphäre
Bezugspersonen desinteressiert, vernachlässigend, auf sich selbst bezogen, keine aufgehobene schützende Nähe bis hin zu Verwahrlosung, ggf. bei Aufwachsen im Heim keine engen Bezugspersonen
Möglicher innerpsychischer Niederschlag
Verbunden mit emotionalen Gefühlszuständen: • sich haltlos, • verlassen und einsam, • unwichtig und unzulänglich, • zu kurz gekommen, • traurig und apathisch, • ohnmächtig fühlen, • Bindungen nicht als sicher internalisiert

Möglicher kindlicher Umgang

a) Angestrengte Versuche, Aufmerksamkeit doch noch zu erhalten (durch »lautes« oder oppositionelles Verhalten oder durch Lieb-und-brav-Sein etc.)
b) Jegliche kindlichen Bedürfnisse werden unterdrückt, Rückzug nach innen und in Ersatz-Fantasiewelt (schizoide Bewältigung)
c) Falls Vernachlässigung nur durch eine Bezugsperson (selten): ggf. kompensatorische Bindung an anderen Elternteil bei dessen Idealisierung oder an andere Ersatzpersonen (oder Tiere)

Typische Persönlichkeit und Kompensation

Viele Persönlichkeitsauffälligkeiten möglich, in erster Linie:

- Schizoide Entwicklung:
  - introvertiert, Bindung vermeiden, Misstrauen
  - Zuwendung zu Technik statt Menschen, Intellektualisierung wirkt haltgebend und selbstwertstabilisierend
- Emotionale Instabilität:
  - Überforderung mit intensiven Gefühlszuständen (sich nach wie vor haltlos, überfordert und verlassen fühlen, innerseelisches Chaos)
  - Schwanken zwischen intensiven Nähewünschen und Beziehungsabbrüchen oder aggressiv-gereizter Beziehungsgestaltung zur Abwehr von Nähe
  - kurzfristige Kompensation durch Eingehen von Bindung möglich, aber insg. Kompensation wenig gelungen
  - verzweifelt Zuwendung durch Selbstverletzung und andere Inszenierungen zu sichern versuchen
  - v. a. bei Vernachlässigung oder emotionaler Überforderung der Bezugspersonen in der kindlichen Situation: unterstimuliertes Ich/innere Leere durch Ersatzhandlungen (Essen, Substanzkonsum, Sexualität, Selbstverletzungen) zu stimulieren versuchen
  - v. a. bei Instabilität, Ablehnung oder emotionaler Überforderung der Bezugspersonen in der kindlichen Situation: Affektregulierung durch Selbstverletzung, Substanzkonsum, Essen, Sexualität
  - bei Ablehnung und Feindseligkeit in der kindlichen Situation, bis hin zu Opferpersönlichkeit: masochistisch, sich demütigen lassen
  - v. a. bei Instabilität, Ablehnung oder emotionaler Überforderung der Bezugspersonen in der kindlichen Situation: auch Mischung aus schizoiden (s. o.) und zwanghaften Persönlichkeitseigenschaften, z. B. Kontrolle herstellen und Ohnmacht reduzieren durch Gefühlsabwehr, Aggressionshemmung, Leisten, Funktionieren etc.

Typische Auslösesituationen und Aktualgenese

- Bei emotionaler Instabilität: multiple Auslösesituationen denkbar bei niedriger Schwelle und eher chronifizierter, multipler Symptomatik:
  - Verlustsituationen, Zurückweisungen, haltgebender Lebensbereich gerät ins Wanken
  - → intensive, multiple Emotionalität: Angst, Wut, Traurigkeit, Minderwertigkeit, Haltlosigkeit, Verlassenheit (emotionale Überflutung führt zu multipler Symptomatik)
- Bei schizoid-zwanghafter Persönlichkeit:
  - Situationen, in denen es zu Nähe kommt → Überforderung und Angst, oder abgewehrte Nähebedürfnisse
  - in Versuchung geraten (z. B. Menschen kennenlernen, sich verlieben, Schwanger- oder Elternschaft, Fürsorge durch andere etc.)

  - die Kontrolle droht zu entgleisen (Nachlassen eigener Kräfte, Misserfolg etc.)
  - bei feindseligen Kindheitserfahrungen im Zusammenhang mit Autoritätspersonen (z. B. cholerischer Chef), denen gegenüber sich ohnmächtig gefühlt wird

Psychodynamische Konzepte

- Frühe Störung, strukturelle Störung,
- psychotische oder präpsychotische, schizoide Organisation,
- Ich-Schwäche, mangelnde Selbst-Kohäsion,
- Individuations-Abhängigkeitskonflikt

Schematherapeutisch: Schema, »Lebensfalle«

- Am ehesten korrespondierend: emotionale Entbehrung

A-2

Eigenschaften und Verhalten der Bezugspersonen, Familienatmosphäre

Instabile Familienverhältnisse: Wechsel der Bezugspersonen, Wohnorte, erhöhter psychosozialer Stress (z. B. Armut, Arbeitslosigkeit, Krieg), ggf. Suchtthematik oder andere psychische Erkrankung der Bezugspersonen (hierdurch ebenfalls Vernachlässigung denkbar; s. o.), aber nicht durchgehendes Desinteresse, sondern eher im Sinne von Überforderung seitens der Eltern

Möglicher innerpsychischer Niederschlag

- Sich haltlos, unsicher fühlen,
- Bindungen nicht als sicher internalisiert,
- Überforderung mit Gefühlszuständen,
- sich nicht wichtig genug erleben, um stabile, verlässliche Zuwendung zu erfahren

Möglicher kindlicher Umgang

a) Angestrengte Versuche, Aufmerksamkeit zu erhalten (durch »lautes« oder oppositionelles Verhalten),
b) kindliche Bedürfnisse werden unterdrückt, Rückzug nach innen und in Ersatz-Fantasie (schizoide Bewältigung),
c) ggf. kompensatorische Bindung an anderen Elternteil bei dessen Idealisierung oder an andere Ersatzpersonen (oder Tiere)

Typische Persönlichkeit und Kompensation

wie A-1

Typische Auslösesituationen und Aktualgenese

wie A-1

Psychodynamische Konzepte

- Frühe Störung, strukturelle Störung,
- Borderline-Struktur/Borderline-Organisation,
- Spaltung als typischer Abwehrmechanismus,
- fragmentiertes Selbst,
- mangelnde Selbst-Objekt-Differenzierung

Schematherapeutisch: Schema, »Lebensfalle«

Verlassenheit durch instabile Umgebung

A-3

Eigenschaften und Verhalten der Bezugspersonen, Familienatmosphäre

Ablehnende bis feindselige Haltung (aber nicht Desinteresse oder Überforderung), ggf. verbunden mit körperlicher impulsiver oder sadistischer Gewalt, ggf. auch im unvorhersehbaren Wechsel mit liebevoller Haltung (z. B. bei Sucht oder persönlichkeitsgestörten Eltern), ggf. auch in Kombination mit Merkmalen des Kindes, z. B. bei Schreikindern, schwieriger Geburt, ungewollten Kindern etc.

Möglicher innerpsychischer Niederschlag

- Feindseligkeit und Gewalt führt zu Gefühlen von
  - Angst,
  - Demütigung und wütender Ohnmacht
- Bei unvorhersehbaren Wechseln ebenso
  - Gefühl von Ohnmacht, Hilflosigkeit,
  - sich einsam,
  - traurig,
  - unzulänglich fühlen

Möglicher kindlicher Umgang

a) Unterordnung, Anpassung, jegliche laute Regungen/aggressive Impulse werden unterdrückt,
b) zwanghafte Verhaltensweisen zum Binden der Angst und Haltlosigkeit,
c) sich auflehnen, ggf. gegen andere (Gleichaltrige oder Lehrer): sog. »oppositionelle« oder Störung des Sozialverhaltens

Typische Persönlichkeit und Kompensation

wie A-1

Typische Auslösesituationen und Aktualgenese

wie A-1

Psychodynamische Konzepte

- Strukturelle Störung,
- Borderline-Struktur/Borderline-Organisation,
- Spaltung als typischer Abwehrmechanismus,
- fragmentiertes Selbst,
- mangelnde Selbst-Objekt-Differenzierung,
- ohnmächtiges Introjekt,
- strafendes Täter-Introjekt

Schematherapeutisch: Schema, »Lebensfalle«

- Missbrauch,
- Unterwerfung

A-4

Eigenschaften und Verhalten der Bezugspersonen, Familienatmosphäre

Emotionale Überforderung durch eigene Schwäche/Hilfsbedürftigkeit/Krankheit (wie z. B. (postpartale) Depression), ggf. in Kombination mit Merkmalen des Kinds (z. B. Schreibaby): kindliche Affekte und Bedürfnisse lösen Angst und Überforderung aus, werden nur schwer ausgehalten, beantwortet, gespiegelt (aber keine komplette Vernachlässigung oder Desinteresse)

Möglicher innerpsychischer Niederschlag

- Schuldgefühle, die Eltern zu sehr zu belasten,
- Überforderung mit Gefühlszuständen,
- sich haltlos fühlen,
- Bindungen nicht als sicher internalisiert,
- sich nicht wichtig genug erfahren, um stabile, verlässliche Zuwendung zu erfahren

Möglicher kindlicher Umgang

a) kindliche Bedürfnisse und Affekte werden unterdrückt, Rückzug nach innen und in Ersatz-Fantasie (schizoide Bewältigung),
b) ggf. kompensatorische Bindung an anderen Elternteil bei dessen Idealisierung oder an andere Ersatzpersonen (oder Tiere)

Typische Persönlichkeit und Kompensation

wie A-1

Typische Auslösesituationen und Aktualgenese

wie A-1

Psychodynamische Konzepte

- Thema Verlassenheit, »zu kurz kommen«,
- unzureichendes Affektcontainment und Alpha-Funktion der Mutter

Schematherapeutisch: Schema, »Lebensfalle«
• Emotionale Entbehrung (Entbehrung von nährender Zuwendung und Empathie), • Verletzbarkeit
A-5
Eigenschaften und Verhalten der Bezugspersonen, Familienatmosphäre
Eigene Schwäche/Hilfsbedürftigkeit/Krankheit verbunden mit eigener (emotionaler) Bedürftigkeit, die versucht wird, am Kind zu stillen (Zuwendung des Kinds wird benötigt)
Möglicher innerpsychischer Niederschlag
• Schuldgefühle, die Eltern zu sehr zu belasten durch eigene Bedürfnisse und Affekte, zu anstrengend zu sein, • Gefühl, unentbehrlich für das Gegenüber zu sein, sich verantwortlich fühlen, gleichzeitig Gefühl von Wichtigkeit, eigener Bedeutung (narzisstische Zufuhr), • Schuldgefühle in Bezug auf autonome Wünsche (sich von Bezugsperson zu entfernen)
Möglicher kindlicher Umgang
• Übernahme von Verantwortung (Parentifizierung, vernünftig und erwachsen handeln), • Zurückstellen eigener Bedürftigkeit/kindlicher Bedürfnisse und autonomer Wünsche, Klaglosigkeit
Typische Persönlichkeit und Kompensation
• Hohes Verantwortungs- und Pflichtgefühl, • Kompensation durch Helfen, unentbehrlich sein für Schwächere, Aufopferung (z. B. in Helferberufen, Kümmern um eigene Kinder), sekundärer Krankheitsgewinn ggf. durch Aufmerksamkeit von Ärzten und durch Krankheit, • Zurücknehmen eigener Bedürfnisse, autarker Lebensstil, pseudoautarkes Selbstbild (»Ich brauche niemanden« etc.)
Typische Auslösesituationen und Aktualgenese
• Wegfall von Möglichkeiten des Helfens (Jobverlust, Auszug der Kinder etc.), • durch Krankheit eigene Bedürftigkeit (aber hier möglich: sekundärer Krankheitsgewinn, Bedürftigkeit bleibt an Kranksein gebunden), • Geburt von Kindern, neue Partnerschaft, Schwangerschaft bringt in Kontakt mit eigener Bedürftigkeit, • Überforderung durch Leisten und Selbstaufopferung
Psychodynamische Konzepte
• Kind als Selbstobjekt, • depressiv-altruistischer Modus der Konfliktverarbeitung eines Versorgungs-Autarkie-Konflikts, • altruistische Abtretung, • Leitaffekte: Schuld, Trauer

Schematherapeutisch: Schema, »Lebensfalle«

- Missbrauch,
- Abhängigkeit

A-6

Eigenschaften und Verhalten der Bezugspersonen, Familienatmosphäre

Häufige eigene Krankenhausaufenthalte bei Krankheit/Versehrtheit des Körpers

Möglicher innerpsychischer Niederschlag

- Angst, Welt und eigenen Körper als bedrohlich wahrnehmen,
- Haltlosigkeit,
- Gefühl der Belastung und Schwere,
- durch Trennungen von Bezugspersonen ggf. Internalisierung einer sicheren Bindung gefährdet

Möglicher kindlicher Umgang

- Ggf. zwanghafte Verhaltensweisen zum Binden der Angst,
- ggf. ausgeprägtes Bindungsverhalten mit Trennungsängsten

Typische Persönlichkeit und Kompensation

- Kompensation z. B. durch übermäßiges Gesundheitsverhalten (Ernährung, Sport etc.), um Kontrolle über Körper zu behalten sowie auch unabhängig vom Körper übermäßiges Kontroll- und Sicherheitsverhalten,
- kompensatorisches Selbstbild von Stärke und Autonomie oder Selbstbild von Insuffizienz, Schwäche, Verletzbarkeit verbunden mit ängstlicher Beobachtung des Körpers und ggf. Somatisierung und Hypochondrie

Typische Auslösesituationen und Aktualgenese

Situationen der eigenen (körperlichen) Schwäche/Versehrtheit (Krankheit, Nachlassen von Kräften)

Psychodynamische Konzepte

- Hilfloses Introjekt,
- ggf. Thema Verlassenheit, »zu kurz kommen«

Schematherapeutisch: Schema, »Lebensfalle«

- Verletzbarkeit

A-7

Eigenschaften und Verhalten der Bezugspersonen, Familienatmosphäre

Misstrauische bis paranoide Bezugspersonen, Welt wird als bedrohlich wahrgenommen und vermittelt

Möglicher innerpsychischer Niederschlag

- Angst, Haltlosigkeit

Möglicher kindlicher Umgang

- Rückzug auf sich selbst und weg von anderen Menschen (schizoider Rückzug),
- ggf. zwanghafte Verhaltensweisen, um Angst zu binden

Typische Persönlichkeit und Kompensation

- Schizoider Rückzug, niemandem vertrauen, Pseudoautarkie (»brauche niemanden« etc.),
- ggf. zwanghafte Verhaltensweisen zum Binden der Angst

Typische Auslösesituationen und Aktualgenese

- Nachlassen oder Wegfall von Kontrolle

Psychodynamische Konzepte

- Paranoide Projektion

Schematherapeutisch: Schema, »Lebensfalle«

- Misstrauen

A-8

Eigenschaften und Verhalten der Bezugspersonen, Familienatmosphäre

Mutter »kümmert« sich zwar zuverlässig, aber deren Persönlichkeit ruhig, still, introvertiert, wenig spürbar bis emotional kontrolliert, wenig empathisch-warmherzig, wenig körperliche Nähe, ggf. Ignorieren von klagender Bedürftigkeit; Mutter interpretiert Schreien und Weinen als körperlich

Möglicher innerpsychischer Niederschlag

- Sehnsucht nach warmherziger Zuwendung,
- sich in den eigenen Gefühlen nicht gehalten fühlen können, Gefühle werden schlecht »verdaut«, mit eigener Gefühlswelt überfordert sein,
- sich als unzulänglich erleben

Möglicher kindlicher Umgang

- Zurücknahme von emotionaler Bedürftigkeit und Emotionalem,
- ggf. kompensatorische Suche nach Nähe beim anderen Elternteil oder anderen Ersatzpersonen (oder Tieren)

Typische Persönlichkeit und Kompensation

- Persönlichkeit mit schizoid-zwanghaften Anteilen: vernünftig, sachlich, Emotionales wird belächelt,
- Abwehr von Emotionen z. T. durch Somatisierung und materiellen Ersatz,

- Kompensation durch Kontrolle, Funktionieren, Leisten,
- oder: übermäßige Emotionalisierung, Suche nach emotionaler Stimulation bis hin zu hysterischen Verhaltensweisen (um sich selbst besser zu spüren und Zuwendung von anderen zu »erzwingen«), intensive Suche nach Bindung und Bemutterung (auch kompensatorisch beim anderen Geschlecht) verbunden mit emotionaler Abhängigkeit, Kompensation der emotionalen Bedürfnisse durch Ersatz (Essen, Trinken, Rauchen, Tiere versorgen)

Typische Auslösesituationen und Aktualgenese

- Nachlassen oder Wegfall von Kontrolle,
- Situationen, die mit Gefühlswelt in Kontakt bringen (Trennung, Verlieben, Geburt eines Kindes etc.),
- Jede empfundene Zurückweisung durch andere, Verlusterlebnisse

Psychodynamische Konzepte

- Unzureichendes Affektcontainment und Alpha-Funktion der Mutter,
- Glanz im Auge der Mutter fehlt,
- Thema »zu kurz kommen«

Schematherapeutisch: Schema, »Lebensfalle«

- Emotionale Entbehrung (Entbehrung von nährender Zuwendung und Empathie)

A-9

Eigenschaften und Verhalten der Bezugspersonen, Familienatmosphäre

- Verlustsituationen: Verlust eines Elternteils (Tod, Trennung etc.) oder anderen nahen Angehörigen,
- frühe Trennungen von der Mutter, z. B. aufgrund von Krankheit

Möglicher innerpsychischer Niederschlag

- Gefühl, schutzlos ausgeliefert zu sein,
- Gefühl, allein gelassen zu werden, Verlassenheit,
- tiefe Traurigkeit,
- ggf. auch Wut auf Verstorbenen (»Warum hast du mich allein gelassen?«),
- ggf. zusätzlich Schuldgefühle

Möglicher kindlicher Umgang

- Zwanghafte Verhaltensweisen zum Binden der Angst,
- ausgeprägtes Bindungsverhalten mit Trennungsängsten,
- Rückzug in sich selbst und weg von anderen Menschen (schizoider Rückzug)

Typische Persönlichkeit und Kompensation

- Zwanghafte Verhaltensweisen zum Binden der Angst,
- ausgeprägtes Bindungsverhalten mit Trennungsängsten,
- Rückzug in sich selbst und weg von anderen Menschen (schizoider Rückzug)

Typische Auslösesituationen und Aktualgenese

- Jegliche Verlusterlebnisse

Psychodynamische Konzepte

- Thema Verlassenheit, »zu kurz kommen«,
- Thema Ohnmacht

Schematherapeutisch: Schema, »Lebensfalle«

- Verlassenheit,
- Verletzbarkeit

A-10

Eigenschaften und Verhalten der Bezugspersonen, Familienatmosphäre

Sexueller Missbrauch durch Elternteil, primäre Bezugsperson, durch Angehörigen oder Fremden, getarnt als »umfassende Liebe«, nicht gewalttätig (und ggf. bei Missbrauch durch Fremden kein Verständnis und keine Unterstützung, kein Schutz durch die Eltern)

Möglicher innerpsychischer Niederschlag

- Massive emotionale Überforderung,
- ausgeprägte Scham- und Schuldgefühle,
- Ekel,
- Ohnmacht,
- Demütigung,
- Wut

Möglicher kindlicher Umgang

- Innerlich »abschalten« (Dissoziation),
- Gewaltfantasien,
- Rückzug in angenehme Fantasiewelt, Rückzug von anderen,
- auch möglich: sich die sexuellen Handlungen »schönreden«: »Ich will es ja eigentlich auch« (vgl. auch Konzept der erlernten Hilflosigkeit)

Typische Persönlichkeit und Kompensation

- Emotionale Instabilität:
  - Überforderung mit intensiven Gefühlszuständen (sich nach wie vor haltlos, überfordert und verlassen fühlen, innerseelisches Chaos), hieraus resultierend entsprechende Verhaltensweisen (Selbstverletzung, Substanzkonsum etc. zur Emotionsregulierung und zum Spannungsabbau),
  - Schwanken zwischen intensiven Nähewünschen und Beziehungsabbrüchen, Angst vor Bindung, Misstrauen,
  - missbräuchliche Beziehungskonstellationen immer wiederholen als Art Selbstbestrafung und Umgang mit der ohnmächtigen Wut (sich selber »wegwerfen« und für minderwertig halten), Sexualisierung
- Zwänge zum Binden der Angst und ohnmächtigen Wut

Typische Auslösesituationen und Aktualgenese

- Leben von Sexualität,
- Trennungen, Eingehen von Bindung,
- Weitere multiple Auslöser denkbar, ggf. eher chronifizierte Symptomatik (ggf. Persönlichkeitsstörung)

Psychodynamische Konzepte

- Borderline-Struktur/Organisation,
- missbrauchendes Täter-Introjekt,
- Wendung der Aggression gegen das Selbst und das Täter-Introjekt

Schematherapeutisch: Schema, »Lebensfalle«

- Missbrauch,
- Abhängigkeit

Themenbereich B1: Zwang, Strenge

B1-1

Eigenschaften und Verhalten der Bezugspersonen, Familienatmosphäre

- Dominant-autoritär, Machtthematik: Verbot von Trotz, von Neinsagen, Widersprechen und Aggression, ggf. auch instrumentelle körperliche Gewalt (Bestrafungen), rigide, strenge, anti-hedonistische Haltungen mit Betonung von Pflichtbewusstsein, Anpassung, Funktionieren, häufig zusätzlich verbunden mit Kontrolle, ggf. auch: überbordende Bezugspersonen, die glauben, besser Bescheid zu wissen, was Kind braucht und möchte (den eigenen Willen des Kindes nicht sehen und respektieren)

Möglicher innerpsychischer Niederschlag

- Angst vor Bestrafung,
- sich ohnmächtig erleben,
- Wut,
- sich schuldig und unartig erleben, wenn lebendige, »lautere« oder aggressive Impulse spürbar werden,
- sich eingeengt und beschnitten fühlen,
- sich auch angesichts der hohen Standards der Eltern als unzulänglich und diesen nicht genügend wahrnehmen

Möglicher kindlicher Umgang

- Zurücknahme von lauten, sich selbst behauptenden, motorisch-aggressiven (und sexuellen) Impulsen,
- sich unterordnen und angepasst zeigen,
- Versuch, die Standards zu erfüllen,
- oder: Trotz, Rebellion in Form von oppositionellem oder aggressiven Verhalten gegen andere (Gleichaltrige oder Lehrer), Leistungsverweigerung

Typische Persönlichkeit und Kompensation

- »Brave« Persönlichkeit, passt sich an und ordnet sich unter, vermeidet Konflikte, Aggressionshemmung, bis hin zu Opferpersönlichkeit (masochistisch),
- »streitlustige« Persönlichkeit: sich ständig gegenüber Autoritäten auflehnen und streiten (auch: mehr oder weniger subtile Arbeitsverweigerung), Vermeidung von Unterordnung, Macht ausüben (z. B. in Leitungspositionen) bis hin zu Sadismus: »Es muss immer alles nach meinem Willen gehen. Mein Wille geschehe.«

Typische Auslösesituationen und Aktualgenese

- Jegliche drohende Konflikt- oder Selbstbehauptungssituationen mit anderen Menschen, insbesondere mit Autoritäten,
- Situationen, in denen die eigenen verinnerlichten Standards nicht erfüllt werden können, z. B. bei Krankheit,
- Situationen, in denen von anderen Grenzen gesetzt werden oder diese dominant-autoritär agieren (z. B. dominanter Chef, fordernde Ehefrau etc.)

Psychodynamische Konzepte

- Anale Phase/Thematik,
- Unterwerfungs-Kontroll-Konflikt passiver oder aktiver Modus,
- zwanghafte Neurosenstruktur,
- Entwicklung des Über-Ich ist auf einer archaischen, strafenden Stufe stehen geblieben,
- Leitaffekt: Wut, Schuld

Schematherapeutisch: Schema, »Lebensfalle«

- Unterwerfung,
- Misstrauen und Missbrauch,
- überhöhte Standards

B1-2

Eigenschaften und Verhalten der Bezugspersonen, Familienatmosphäre

»Liberale« Atmosphäre: Kind erhält sehr viel Freiraum, wenig Grenzen und bekommt Willen immer erfüllt (aber ungleich Vernachlässigung) oder Wechsel zwischen Strenge und Nachgiebigkeit

Möglicher innerpsychischer Niederschlag

- Narzisstische Überhöhung, Allmachtsfantasien: »Egal was ich will, ich krieg es. Ich bin mit Macht ausgestattet«,
- aber auch Gefühl von Haltlosigkeit,
- Wut (Schrei nach Grenzen und Wunsch, Eltern als Respektpersonen sehen zu können, Halt zu erfahren)

Möglicher kindlicher Umgang

- Oppositionelles, trotziges Verhalten, Austesten von Grenzen, Überschreiten von Grenzen

Typische Persönlichkeit und Kompensation

- »Streitlustige« Persönlichkeit:
  - sich ständig gegenüber Autoritäten auflehnen und streiten (auch: mehr oder weniger subtile Arbeitsverweigerung),
  - Vermeidung von Unterordnung, Macht ausüben (z. B. in Leitungspositionen) bis hin zu Sadismus: »Es muss immer alles nach meinem Willen gehen.«, »Mein Wille geschehe.«

Typische Auslösesituationen und Aktualgenese

- Situationen, in denen von anderen Grenzen gesetzt werden oder diese dominant-autoritär agieren (z. B. dominanter Chef, fordernde Ehefrau)

Psychodynamische Konzepte

- Anale Phase/Thematik,
- Unterwerfungs-Kontroll-Konflikt aktiver Modus,
- Leitaffekt: Wut

Schematherapeutisch: Schema, »Lebensfalle«

- Anspruchshaltung

Themenbereich B2: Autonomiebehinderung

B2-1

Eigenschaften und Verhalten der Bezugspersonen, Familienatmosphäre

Ängstlichkeit, Besorgtheit, daher wird wenig Autonomie/Freiraum zugelassen, Kind wird in expansiven Impulsen gebremst, Abnehmen von kindlichen Entscheidungen und Handlungen

Möglicher innerpsychischer Niederschlag

- Angst, dass etwas »passiert«,
- sich selber nicht viel zutrauen, kein Selbstwirksamkeitserleben, Scham über Abhängigkeit,
- ggf. auch Wut über die »Beschneidung«

Möglicher kindlicher Umgang

- In der Nähe der Bezugsperson bleiben (da ist es nicht so gefährlich), ausgeprägtes Bindungsverhalten mit Trennungsängsten

Typische Persönlichkeit und Kompensation

- Persönlichkeit mit ängstlichen, dependenten, selbstunsicheren Anteilen: schwaches Selbstwertgefühl, benötigt »wegweisenden« Bindungspartner, Vermeidung von Selbstständigkeit

Typische Auslösesituationen und Aktualgenese

- Situationen, in denen Eigenständigkeit gefordert ist (z. B. im Beruf),
- bei Verlust einer nahestehenden Person,
- Anforderungssituationen

Psychodynamische Konzepte

- Konzept vom steuernden Objekt,
- Leitaffekt: Angst,
- Autonomie-Abhängigkeitskonflikt (passiv: abhängig bleiben oder aktiv: Pseudoautonomie)

Schematherapeutisch: Schema, »Lebensfalle«

- Verletzbarkeit,
- Abhängigkeit,
- Versagen,
- Unterwerfung

B2-2

Eigenschaften und Verhalten der Bezugspersonen, Familienatmosphäre

»Übermutter«, »Glucken-Mutter«: verwöhnend-einengende Erziehung, goldener Käfig: Mutter definiert sich übermäßig über mütterliche Rolle, bindet Kind eng an sich, kann wenig Autonomie/Freiraum zulassen, bremst Kind in expansiven Impulsen, Abnehmen von kindlichen Entscheidungen und Handlungen, Credo: »So gut wie bei mir wirst du es nie wieder draußen haben«, oder generell besondere familiäre Gebundenheit als Gegengewicht zur Einzelautonomie: enge, i. d. R. konfliktfrei gestaltete innerfamiliäre Bindungen, Harmonieorientierung, Konflikte müssen vermieden werden, Credo: »Wir haben uns alle immer nur lieb, dürfen nicht böse aufeinander sein«, ggf. verstärkt in Einzelkindsituation, hier auch keine Bündnisse mit Geschwistern möglich

Möglicher innerpsychischer Niederschlag

- »Paradiesischer« Zustand (»Wonne«) von umfassender Zuwendung, Versorgung, Gefühl eigener Bedeutsamkeit: narzisstische Aufwertung,
- Schuldgefühle, sich von Mutter/Bezugspersonen zu entfernen und autonome Impulse zuzulassen,
- sich selber nicht viel zutrauen, sich klein fühlen, kein Selbstwirksamkeitserleben (Insuffizienz), Scham über Abhängigkeit,
- aggressive, laute Impulse werden als böse erlebt,
- sich eingeengt, kontrolliert und beschnitten fühlen,
- ggf. auch Wut über die »Beschneidung«

Möglicher kindlicher Umgang

- Sich verwöhnen lassen, in der Nähe der Mutter bleiben, um den paradiesischen Zustand und die narzisstische Zufuhr aufrechtzuerhalten, hierdurch wird Wut und Insuffizienz weniger spürbar,
- Zurücknahme von autonomen und aggressiven Anteilen, Idealisieren der Mutter/Eltern

Typische Persönlichkeit und Kompensation

- Dependente Persönlichkeitsanteile: keine innere und äußere Ablösung von Mutter/Eltern, unbewusst weiterhin den gewohnten paradiesischen Zustand aufrechterhalten wollen (z. B. durch Essen), nicht »satt« und zufrieden sein können, nicht erwachsen werden,
- »brave« Persönlichkeit: passt sich an, vermeidet Konflikte,
- Selbstunsicherheit

Typische Auslösesituationen und Aktualgenese

- Verzichts- und Versagenssituationen (z. B. Trennung, narzisstische Kränkungen),
- Anforderungssituationen,
- Verlustsituationen, Situationen, in denen Eigenständigkeit gefordert ist (z. B. im Beruf, »heimelige« Position fällt weg, z. B. durch Ausbildungsabschluss),
- Situationen, in denen es nicht »glatt« läuft, Konflikte drohen, in denen man sich ggf. behaupten müsste

Psychodynamische Konzepte

- Kind als Selbstobjekt für Mutter,
- Autonomie-Abhängigkeitskonflikt (passiv: abhängig bleiben oder aktiv: Pseudoautonomie),
- depressive und abhängige Neurosenstruktur,
- Regression,
- Leitaffekte: Angst, Schuld

Schematherapeutisch: Schema, »Lebensfalle«

- Abhängigkeit,
- Missbrauch,
- Versagen,
- Unterwerfung,
- Anspruchshaltung

B2-3

Eigenschaften und Verhalten der Bezugspersonen, Familienatmosphäre

Kindliche Handicaps und Behinderungen

Möglicher innerpsychischer Niederschlag

- Sich weniger zutrauen, weniger auf die Welt zugehen, kein Selbstwirksamkeitserleben (Insuffizienz), Scham über Abhängigkeit,
- sich beschnitten fühlen,
- sich andersartig und unzulänglich fühlen,
- sich hilflos und ohnmächtig fühlen,
- Wut

Möglicher kindlicher Umgang

- In der Bindung an die Eltern verharren (da hier Sicherheit), ausgeprägtes Bindungsverhalten mit Trennungsängsten,
- kompensatorisches Leistungsverhalten in spezifischen Bereichen (»es allen beweisen«)

Typische Persönlichkeit und Kompensation

- Persönlichkeit mit ängstlichen, dependenten, selbstunsicheren Anteilen: schwaches Selbstwertgefühl, keine innere und äußere Lösung von den Eltern, benötigt »wegweisenden« Bindungspartner, Vermeidung von Selbstständigkeit,
- kompensatorisches Leistungsverhalten in spezifischen Bereichen (»es allen beweisen«)

Typische Auslösesituationen und Aktualgenese

- Trennungen, Tod der Eltern,
- Situationen, die Eigenständigkeit erfordern,
- Anforderungssituationen,
- Kränkungssituationen

Psychodynamische Konzepte

- Autonomie-Abhängigkeits-Konflikt (passiv: abhängig bleiben oder aktiv: Pseudoautonomie),
- Selbstwertkonflikt,
- Identitätskonflikt,
- Leitaffekte: Angst, Scham

Schematherapeutisch: Schema, »Lebensfalle«

- Abhängigkeit,
- soziale Isolation,
- Versagen,
- Unterwerfung,
- Anspruchshaltung,
- überhöhte Standards

Themenbereich C: Leistungs-, Selbstwert- und Identitätsproblematiken

C-1

Eigenschaften und Verhalten der Bezugspersonen, Familienatmosphäre

Ständige Kritik und/oder Verlangen von Höchstleistungen, ggf. verbunden mit Bevorzugung von Geschwistern, narzisstische Eigenschaften verbunden mit Betonung der Außenwirkung, Streben nach Anerkennung und Aufmerksamkeit, Leistungsbewusstsein, Perfektionismus (auch wenn dies nicht explizit am Kind ausgelebt wird), ggf. sehr erfolgreiche Eltern

Möglicher innerpsychischer Niederschlag

- Sich klein und ggü. strahlenden Eltern und deren Ansprüchen unzulänglich fühlen,
- traurig,
- unter Druck stehend,
- ohnmächtige Wut, Hilflosigkeit, es nie recht machen zu können und keine Anerkennung zu erhalten,
- Neid,
- Gefühl, die Eltern nicht übertrumpfen zu dürfen, Schuldgefühle bei Erfolg

Möglicher kindlicher Umgang

- Aufgeben (Verinnerlichung eines Versager-Selbstbilds),
- eigene Misserfolge herbeiführen (passive Rebellion),
- sich immer wieder anstrengen, die Ansprüche verinnerlichen, um nicht wütend sein zu müssen (Identifikation, Lernen am Modell),
- Rivalitätskämpfe mit Geschwistern,
- ggf. Binden an anderen Elternteil

Typische Persönlichkeit und Kompensation

- Selbstwertgefühl abhängig von Erfolg und Leistung,
- hohes Leistungsbewusstsein, perfektionistische Ansprüche und Schemata,
- Arbeiten, Leisten, Funktionieren wirkt kompensatorisch,
- wenig Kontakt zu eigenen Wünschen

Typische Auslösesituationen und Aktualgenese

- Sämtliche Situationen von Misserfolg, Kränkungen

Psychodynamische Konzepte

- Leitaffekt: Scham,
- überhöhtes Ich-Ideal,
- Selbstwertkonflikt,
- Entwicklung eines Größen- oder Kleinheitsselbst

Schematherapeutisch: Schema, »Lebensfalle«

- Unzulänglichkeit,
- Versagen,
- überhöhte Standards

C-2

Eigenschaften und Verhalten der Bezugspersonen, Familienatmosphäre

Idealisierung des Kinds, Eltern definieren sich über Kind und dessen »Besonderheit«, »wahres« Ich des Kindes wird nicht gesehen

Möglicher innerpsychischer Niederschlag

- Narzisstische Aufwertung und Größenfantasien,
- gleichzeitiger Druck, die Eltern nicht zu enttäuschen oder aber Gefühl, ohne jegliche Leistung besonders zu sein

Möglicher kindlicher Umgang

- Die projizierte Besonderheit durch die Eltern ins Selbstbild übernehmen,
- Idealisierung der Eltern

Typische Persönlichkeit und Kompensation

- Wenig Kontakt zu eigenen Wünschen,
- instabiles Selbstwertgefühl abhängig von Aufmerksamkeit/Anerkennung durch andere/ eigener Besonderheit bei vordergründig grandiosem Selbstbild,
- ständige Erwartung von anderen als besonders anerkannt zu werden, ohne dafür etwas tun zu müssen

Typische Auslösesituationen und Aktualgenese

- Sämtliche Kränkungssituationen, Situationen des Misserfolgs, v. a. wenn Applaus nachlässt

Psychodynamische Konzepte

- Kind als narzisstisches Selbstobjekt,
- Entwicklung eines falschen Selbst, Größenselbst,
- Selbstwertkonflikt,
- Identitätskonflikt

Schematherapeutisch: Schema, »Lebensfalle«

- Missbrauch,
- Anspruchshaltung,
- überhöhte Standards

C-3

Eigenschaften und Verhalten der Bezugspersonen, Familienatmosphäre

Extraversion, »schillernde« Persönlichkeiten, Betonung von Außenwirkung, Oberflächlichkeit, Übersehen von kindlichen Bedürfnissen und Gefühlen wie Traurigkeit, da alles immer »schön« sein muss

Möglicher innerpsychischer Niederschlag

- Sich von Eltern nicht gesehen fühlen, hierdurch auch Gefühle von Einsamkeit,
- eigene negative Gefühle als falsch, nicht berechtigt wahrnehmen,
- innerer Druck, nicht kompliziert sein zu dürfen

Möglicher kindlicher Umgang
• Sich anpassen und pflegeleicht, »nett« präsentieren, • Lernen am Modell und Übernahme der elterlichen Werte und Vorstellungen
Typische Persönlichkeit und Kompensation
• Persönlichkeit ähnlich der Bezugspersonen (fassadenhaft etc.): immer gefallen wollen, Selbstwert abhängig von Aufmerksamkeit/Anerkennung durch andere, • Überforderung mit negativen Gefühlszuständen
Typische Auslösesituationen und Aktualgenese
• Sämtliche Kränkungssituationen, • bei Aufkommen von Traurigkeit oder Wut (konträr zum Selbstkonzept)
Psychodynamische Konzepte
• Entwicklung eines falschen Selbst, • Identitätskonflikt
Schematherapeutisch: Schema, »Lebensfalle«
• Emotionale Entbehrung von Empathie
C-4
Eigenschaften und Verhalten der Bezugspersonen, Familienatmosphäre
• Eltern oder Elternteil selber schwaches Selbstwertgefühl, Selbstunsicherheit
Möglicher innerpsychischer Niederschlag
• Selbstzweifel, sich wenig zutrauen, hierüber auch Wut, • Wunsch, zu Eltern hinaufsehen zu können/nach Vorbild, starker Persönlichkeit
Möglicher kindlicher Umgang
• Kompensatorische Haltung (»Ich bin anders. Ich kann es und zeig es ihnen.«), ggf. verbunden mit Wunsch, Selbstwert der Eltern aufzubessern durch eigenen Erfolg, • Lernen am Modell und Identifikation, Verinnerlichung von Selbstzweifeln
Typische Persönlichkeit und Kompensation
• Schwacher Selbstwert, • ggf. instabiler Selbstwert abhängig von Erfolg und Leistung, hohes Leistungsbewusstsein, perfektionistische Ansprüche und Schemata, Arbeiten, Leisten, Funktionieren wirkt kompensatorisch
Typische Auslösesituationen und Aktualgenese
• Anforderungssituationen, • sämtliche Kränkungssituationen und Situationen des Misserfolgs

Psychodynamische Konzepte

- Leitaffekt: Scham,
- Selbstwertkonflikt,
- überhöhtes Ich-Ideal

Schematherapeutisch: Schema, »Lebensfalle«

- Verletzbarkeit,
- Unzulänglichkeit,
- Versagen,
- überhöhte Standards

C-5

Eigenschaften und Verhalten der Bezugspersonen, Familienatmosphäre

Anderes Geschlecht gewünscht als Kind, typisch männlich/weibliches Verhalten (entgegen des eigenen Geschlechts) wird erwartet und bestärkt

Möglicher innerpsychischer Niederschlag

- Sich für eigenes Geschlecht und geschlechtstypische Verhaltensweisen schämen, sich unzulänglich fühlen

Möglicher kindlicher Umgang

- Versuch, sich wie anderes Geschlecht zu verhalten, um Eltern zu gefallen

Typische Persönlichkeit und Kompensation

- Typisch männliche/weibliche Rolle wird abgelehnt,
- Selbstunsicherheit,
- wenig Kontakt zu sich selbst

Typische Auslösesituationen und Aktualgenese

- Sämtliche Kränkungssituationen,
- in Pubertät: typische Geschlechtsmerkmale entwickeln sich

Psychodynamische Konzepte

- Kindliches Bedürfnis nach »phallischer Größe« frustriert,
- Leitaffekt: Scham,
- Identitätskonflikt,
- Entwicklung eines falschen Selbst

Schematherapeutisch: Schema, »Lebensfalle«

- Soziale Isolation,
- Unzulänglichkeit,
- Unterwerfung,
- überhöhte Standards

C-6

Eigenschaften und Verhalten der Bezugspersonen, Familienatmosphäre

»Männer sind schlecht«-Haltung der Mutter

Möglicher innerpsychischer Niederschlag

- Mädchen: Misstrauen bis hin zu Angst vor Jungen/Männern,
- Jungen: sich selbst abgelehnt und falsch, böse fühlen, Scham

Möglicher kindlicher Umgang

- Mädchen: Vermeiden von Kontakt zum anderen Geschlecht oder zumindest große Vorsicht,
- Jungen: Versuch, zu gefallen, ggf. Zurückstellen männlicher Verhaltensweisen, sich lieb und angepasst zeigen

Typische Persönlichkeit und Kompensation

- Frauen: Pseudoautonomie (»Ich brauche keinen Mann« etc.),
- Männer: Selbstwertproblematik, Schwierigkeiten beim »Werbeverhalten« bei Frauen

Typische Auslösesituationen und Aktualgenese

- Partnerschaft eingehen

Psychodynamische Konzepte

- Jungen: kindliches Bedürfnis nach »phallischer Größe« frustriert,
- Leitaffekt: Scham,
- Selbstwertkonflikt,
- Autonomie-Abhängigkeitskonflikt

Schematherapeutisch: Schema, »Lebensfalle«

- Mädchen/Frauen
  - Misstrauen,
  - Unterwerfung
- Jungen/Männer:
  - soziale Isolation,
  - Unzulänglichkeit,
  - Unterwerfung

C-7

Eigenschaften und Verhalten der Bezugspersonen, Familienatmosphäre

»Frauen sind schlecht«-Haltung des Vaters

Möglicher innerpsychischer Niederschlag

- Jungen: Misstrauen bis hin zu Angst vor Mädchen/Frauen,
- Mädchen: sich selbst abgelehnt und falsch, böse fühlen, Scham

Möglicher kindlicher Umgang

- Jungen: Vermeiden von Kontakt zum anderen Geschlecht oder zumindest große Vorsicht,
- Mädchen: Versuch, zu gefallen, ggf. Zurückstellen weiblicher Verhaltensweisen, sich stark und männlich zeigen

Typische Persönlichkeit und Kompensation

- Männer: Dominanz ggü. Frauen, Misstrauen,
- Frauen: Selbstwertproblematik, Pseudoautonomie, Pseudostärke

Typische Auslösesituationen und Aktualgenese

- Partnerschaft eingehen

Psychodynamische Konzepte

- Mädchen: kindliches Bedürfnis nach »phallischer Größe« frustriert,
- Leitaffekt: Scham,
- Selbstwertkonflikt,
- Autonomie-Abhängigkeitskonflikt

Schematherapeutisch: Schema, »Lebensfalle«

- Jungen/Männer:
  - Misstrauen,
  - Unterwerfung
- Mädchen/Frauen:
  - soziale Isolation,
  - Unzulänglichkeit
  - Unterwerfung

Themenbereich D: Schwierigkeiten in Dreier-Beziehungskonstellationen (Mutter, Vater, Kind)

D-1

Eigenschaften und Verhalten der Bezugspersonen, Familienatmosphäre

Mädchen wird zur »Ersatzfrau« für Vater, Mutter nicht die eigentliche Partnerin, zu enge Bindung unter Ausschluss der Mutter (aus verschiedenen Gründen: enttäuschte Abwendung von Mutter, Vater hat mehr zu »bieten« – sucht beim Vater das Mütterliche, Vater »zieht« Tochter aus eigener Bedürftigkeit an sich heran, Ehe der Eltern abgekühlt etc.)

Möglicher innerpsychischer Niederschlag

- Narzisstische Aufwertung,
- ggf. auch Schuldgefühle der Mutter gegenüber,
- Verantwortungsgefühle in Bezug auf Wohlbefinden des Vaters

Möglicher kindlicher Umgang

- Dem Vater gefallen,
- übernimmt ggf. männliche Rollenaspekte oder aber typisch weibliche Aspekte (»Papas Prinzessin«) oder Partnerrolle ins Selbstbild

Typische Persönlichkeit und Kompensation

- Keine innere (und äußere) Ablösung vom Vater, Selbstwert abhängig von männlicher Bestätigung, weiterhin Aufmerksamkeit von Männern (ggf. höheren Alters) suchen durch Flirten, äußere Erscheinung etc., auch spannungsreiche kurze Beziehungen, die immer wieder neu inszeniert werden verbunden mit Emotionalisierung, »Dramen«

Typische Auslösesituationen und Aktualgenese

- Kränkungssituationen, v. a. durch nachlassende Aufmerksamkeit von Männern,
- Tod des Vaters (Rolle als Partner oder Prinzessin kann nicht mehr aufrechterhalten werden)

Psychodynamische Konzepte

- Nicht gelungene Triangulierung,
- ödipale Thematik,
- Identitätskonflikt,
- hysterische Neurosenstruktur

Schematherapeutisch: Schema, »Lebensfalle«

- Anspruchshaltung,
- Abhängigkeit

D-2

Eigenschaften und Verhalten der Bezugspersonen, Familienatmosphäre

Fehlender, desinteressierter oder zurückweisender Vater bei verfügbarer Mutter (ggf. auch Gluckenmutter, die auf Zuwendung zum Vater eifersüchtig reagiert oder Vater abwertet) → fehlende oder wenig enge Bindung an Vater

Möglicher innerpsychischer Niederschlag

- Siehe ätiologischer Pfad »Gluckenmutter« und »Autonomieproblematik«,
- zusätzlich:
  - sich im Vergleich mit Gleichaltrigen andersartig und unzulänglich fühlen,
  - ggf. Verantwortungsgefühl für Mutter (die ohne Mann ist)

Möglicher kindlicher Umgang

- Siehe »Autonomieproblematik«: Bindung an Mutter eng halten, Zurücknahme von autonomen und aggressiven Anteilen, Idealisieren der Mutter,
- Rückzug vom Vater,
- ggf. Bindung an Ersatzväter (z. B. Lehrer)

Typische Persönlichkeit und Kompensation

- Siehe Autonomieproblematik,
- zusätzlich:
  - Bei Jungen: Identitätsproblematik, Größenphantasien (Vater »besiegt«, da Partnerersatz für Mutter) im Wechsel mit Selbstzweifeln wegen fehlender väterlicher Bestätigung,
  - Bei Mädchen: Selbstwertproblematik, da keine oder wenig männliche Anerkennung und Bestärkung erfahren

Typische Auslösesituationen und Aktualgenese

- Autonomieproblematik: Verlustsituationen,
- Kränkungssituationen,
- Gestaltung von zwischenmenschlichen Situationen, die über den Zweier-Kontakt hinausgehen

Psychodynamische Konzepte

- Autonomie-Abhängigkeitskonflikt (passiv: abhängig bleiben oder aktiv: Pseudoautonomie),
- nicht geglückte Triangulierung,
- bei Jungen: Identitätsproblematik, ödipaler Sieger, Selbstwertkonflikt,
- bei Mädchen: Selbstwertkonflikt,
- Leitaffekte: Angst, Schuld, Scham

Schematherapeutisch: Schema, »Lebensfalle«

- Abhängigkeit,
- soziale Isolation,
- Unzulänglichkeit,
- überhöhte Standards,
- Anspruchshaltung

D-3

Eigenschaften und Verhalten der Bezugspersonen, Familienatmosphäre

Trennung der Eltern und Instrumentalisierung des Kindes für eigene Interessen (z. B. Kind gegen anderen Elternteil aufbringen, über Kind an Informationen gelangen etc.) oder streitende Eltern und Kind als Vermittler

Möglicher innerpsychischer Niederschlag

- Sich schuldig und verantwortlich fühlen,
- Traurigkeit,
- Angst, Gefühl von Sicherheitsverlust,
- Kränkung,
- Wut

Möglicher kindlicher Umgang

- Wut muss unterdrückt werden, da die Situation der Trennung ohnehin schon bedrohlich genug erlebt wird,
- Versuch zu vermitteln oder sich einseitig auf eine Seite schlagen,
- eigene kindliche Bedürfnisse zurücknehmen, um Eltern nicht noch mehr zu belasten (Parentifizierung),
- bei Solidarisierung mit gegengeschlechtlichem Elternteil: möchte anders sein als gleichgeschl. Elternteil (Gegenidentifikation)

Typische Persönlichkeit und Kompensation

- Angepasste, vernünftige Persönlichkeit,
- hohes Verantwortungs- und Pflichtgefühl,
- Kompensation durch Helfen, unentbehrlich sein für Schwächere, Aufopferung (z. B. in Helferberufen, Kümmern um eigene Kinder),
- weiterhin: Zurücknehmen eigener Bedürfnisse, autarker Lebensstil, pseudoautarkes Selbstbild (»Ich brauche niemanden« etc.)

Typische Auslösesituationen und Aktualgenese

- Wegfall von Möglichkeiten des Helfens (Jobverlust, Auszug der Kinder etc.),
- durch Krankheit eigene Bedürftigkeit,
- Geburt von Kindern, neue Partnerschaft, Schwangerschaft bringt in Kontakt zu eigener Bedürftigkeit,
- Überforderung durch Leisten und Selbstaufopferung

Psychodynamische Konzepte

- Nicht gelungene Triangulierung,
- Schuldkonflikt,
- überhöhtes Ich-Ideal,
- forderndes Über-Ich,
- depressive Anteile in der Neurosenstruktur,
- altruistische Abtretung

Schematherapeutisch: Schema, »Lebensfalle«

- Verlassenheit,
- Misstrauen und Missbrauch,
- emotionale Entbehrung,

2.2 Der Analyseprozess anhand von Fallbeispielen

Nachdem wir uns nun schon umfangreich auf der theoretischen Ebene mit einer möglichen Vorgehensweise für die Erstellung der Verhaltensanalyse beschäftigt haben und uns auch mögliche Inhalte von Entstehungsverläufen psychischer Erkrankungen angesehen haben, können wir nun diese Vorgehensweise Schritt für Schritt praktisch einüben. Auf der Basis von komprimierten Informationen, die uns über den jeweiligen Patienten zur Verfügung stehen, wenden wir nun die einzelnen Schritte der Analyse der Reihe nach an.

In den folgenden Beispielen werden zuerst komprimierte Informationen zur Symptomatik, lebensgeschichtlichen Entwicklung, Krankheitsanamnese und zum psychischen Befund eines Patienten dargestellt, sodass auf dieser Basis die einzelnen Schritte der Analyse durchlaufen werden können und im Anschluss dann die Verhaltensanalyse erstellt wird.

2.2.1 Fallbeispiel 1: »Wenn ich die Zeit hätte, würde ich lieber mehr schlafen, etwas Sinnvolles tun oder eine Frau verführen.«

Komprimierte Informationen zum Patienten

Der 40-jährige Patient berichtet im Erstgespräch, »schon immer« mit Ängsten zu tun zu haben. So leide er unter Anspannungszuständen und der permanenten Sorge, es könne »etwas Schlimmes passieren«, ihm oder seiner Familie könne etwas zustoßen. Er betreibe daher viel Aufwand, um für Sicherheit zu sorgen, sei »auf den Notfall« vorbereitet (trage z. B. beim Autofahren immer eine Warnjacke, erstelle Notfallpläne). Seit einem Jahr sei es nun aber »richtig schlimm«. Der Patient beschreibt über Tage anhaltende Angstzustände und »heftige« Panikattacken mit umfassenden vegetativen Symptomen (Brechreiz, Diarrhö, Bauchschmerzen, weiche Knie, Kreislaufstörungen, Schweißausbrüche, trockener Mund, Zittern, Appetitlosigkeit). Vor allem körperliche Schmerzen beängstigten ihn, er fürchte sich vor der Ausweglosigkeit einer ernsthaften Erkrankung: »… dass ich mich der Rettungskette und letztendlich einem Krankenhaus in die Hände geben müsste.« Er schlafe kaum noch, trinke deswegen immer häufiger Bier am Abend, grübele, sei häufig »gereizt, erschöpft und innerlich leer«. Abends habe der Patient sogar Angst, etwas zu verpassen, wenn er schlafe, oder »dass das dann alles gewesen ist, was ich haben konnte, falls ich nicht mehr aufwache.« Unternehmungen, Entfernungen und Treffen mit Menschen stellten mittlerweile kaum zu überwindende Hürden dar. Der Patient sei vor allem motiviert, ohne Alkohol einschlafen zu können und das Leben wieder mehr genießen zu können, er wolle »die Ängste weghaben«. Die Ursache seiner Beschwerden sehe der Patient darin, dass seine Frau heimlich die Verhütung ausgesetzt habe, um ihn an sich zu binden und nun ein drittes Kind geboren worden sei, obwohl der Patient gerade wieder begonnen habe, Pläne zur beruflichen Entwicklung zu schmieden, welche nun nicht mehr umsetzbar seien, da er nun wieder sehr stark in den familiären Alltag eingebunden sei.

Bislang gab es keine psychotherapeutische oder stationär-psychiatrische Behandlung.

Der akkurat gekleidete Patient wirkt in seinen Bewegungen etwas »eckig«. Er zeigt sich im Kontakt sehr höflich, eloquent in der Sprache, sehr bemüht um Genauigkeit, hat Sorge, dass er sich nicht gut genug verständlich machen kann. Er betont, dass seine Schilderungen und seine schriftlichen Ausführungen »im höchsten Maße unvollständig und daher unbefriedigend« seien. Mir gegenüber zeigt er sich eher zuvorkommend bis unterwürfig, dann aber auch tendenziell abwertend.

Der Patient ist wach, bewusstseinsklar und zu allen Qualitäten voll orientiert. Es liegen keine Aufmerksamkeits- und Gedächtnisstörungen vor. Im Denken ist der Patient eingeengt auf seine Ängste, es besteht eine ausgeprägte Grübelneigung. Es gibt keine Anhalte für psychotische Symptomatik, keine Ich-Störungen. Im Affekt eher flach und wenig Kontakt zur eigenen Gefühlswelt, insb. aggressiver Art. Stimmung ängstlich und niedergeschlagen, z. T. dysphorisch bei etwas eingeschränkter emotionaler Schwingungsfähigkeit, aber erhöhter psychomotorischer Anspannung und Unruhe. Der Antrieb ist reduziert. Es bestehen Ängste und zwanghafte Verhaltensweisen (wie unter 1 beschrieben). Im Selbstkonzept schwankend zwischen Größenvorstellungen (»starker Retter«) und Selbstentwertung (»arm und hilflos«). Suizidalität wird glaubhaft verneint. Der Patient konsumiert regelmäßig Alkohol als Bewältigungsversuch seiner Symptomatik, jedoch bereits selbstständig glaubhaft reduziert, es besteht keine Sucht. Kein Nikotinkonsum, keine Medikamenteneinnahme.

Angaben zur Biografie

- Aufgewachsen in ehem. DDR, im Haus mit Eltern, Geschwistern und Großeltern.
- Mutter: gelernte Veterinärmedizinerin, Hausfrau, hat Waldorfkindergarten gegründet und geleitet; sei einmal längere Zeit im Krankenhaus gewesen (»schwaches Herz«), was bei Kindern Schuldgefühle, sie zu sehr angestrengt zu haben, bewirkt habe; Patient habe sich von ihr nicht genug anerkannt und auch ungerecht behandelt gefühlt; Mutter werde von ihrer Umgebung respektiert und geachtet, sei in ihrer Berufsrolle freundlich und sehr bemüht, dieser Rolle gerecht zu werden, strebe nach Anerkennung.
- Vater: Regisseur, Lehrer (Waldorfschule); habe grundsätzlich hinter Mutter gestanden, Patient habe sich daher oft als schwarzes Schaf der Familie empfunden, Vater sei schweigsam, höre gut zu, sehr vernünftig, bodenständig, ehrlich.
- Aktuelle Beziehung zu Eltern: Eltern lebten bislang in der Nähe, regelmäßiger Kontakt, Patient habe sich gekümmert, sie mit Haus und Hof unterstützt, habe viel Zeit hierfür benötigt, Anerkennung habe er nicht erhalten, seine Hilfe sei aber ja auch »selbstverständlich«; Eltern seien kürzlich in betreutes Wohnen umgezogen in die Nähe des Wohnorts des jüngeren Bruders, hierdurch einerseits Erleichterung, weshalb er sich jedoch erneut schuldig fühle,

andererseits könne er nicht richtig verstehen, wieso nun der Bruder zuständig sei.

- Geschwister: Schwester + 1, Schwester – 3, Zwillingsbruder, 2 Zwillingsbrüder – 6: zum Zwillingsbruder habe eine sehr gute Beziehung bestanden, Eltern berichten jedoch auch über »heftige« Streitigkeiten, ältere Schwester habe er erst »verehrt«, die jüngere abgelehnt (»Petze, Verräterin«). Zu jüngeren Brüdern Distanz, ebenfalls eher negative Bewertung (»Besserwisser, Großklappen«).
- Gesundheit in Kindheit: Patient und Zwillingsbruder immer »dünn und schwächlich«, Pseudokrupp mit mehreren Anfällen und Atemnot, Eltern seien sehr besorgt um die Zwillinge gewesen; verschiedene Ängste und Albträume (kompensatorisch in »exakt« der Mitte des Betts auf dem Rücken geschlafen).
- Atmosphäre: viel gespielt, auch bei Großvater in Werkstatt und in Natur, viel Raum für Bewegung und Spiele zu Hause gehabt.
- Beziehung zu Gleichaltrigen: Straßenkinder einerseits für »dumm« gehalten, aber wegen Wissensvorsprung, TV-Konsum und »Westsachen« beneidet; Patient habe »alles versucht, um sich mit Mitschülern zu verbinden«, habe sie aber als »fremd, ekelerregend, angsteinflößend und seltsam« erlebt: »Sie waren immer so furchtbar laut, haben geschubst, geschlagen und getreten, ich war nie einer von ihnen, obwohl ich es versucht habe.«; habe sie als »dämlich« empfunden und ihre Aktivitäten »verabscheut«, habe Sonderstellung als Lehrerkind, aber auch in Bezug auf schlechtere finanzielle Verhältnisse und Religiosität inne gehabt, sei von anderen nicht ausreichend akzeptiert worden, berichtet auch von körperlichen Übergriffen der Mitschüler (ins Gesicht gefasst, Beine gestellt, am Ranzen gezerrt, Mütze vom Kopf gezogen).
- Schulische und berufliche Entwicklung: sei einer der besten Schüler gewesen, habe auch die wichtigsten offiziellen Ämter innegehabt (habe sogar die ganze Schule vertreten und mit Bürgermeister verhandelt), Lieblingsschüler der Lehrer, folgsam und strebsam, habe immer zu den »Schwachen« gehalten; habe zudem Unterricht in Musik erhalten, auch auf einer Spezialschule für Musik, ebenso Eurythmie und Schauspiel- sowie Tanzunterricht; sei nach 9. Klasse auf das Gymnasium gegangen, dann auf Waldorfschule gewechselt, ab der 11. Klasse im Internat, vorher auch von Eltern weg eine Etage höher zu Oma gezogen in anderes Zimmer. Habe »nur« die Fachhochschulreife, danach Zivildienst, Ausbildung an einem pädagogisch-sozialen Zentrum zum Altenpfleger, sei dann später auch Wohnbereichsleiter geworden und habe eine Fortbildung zur Fachkraft nach SGB XI absolviert, sei auch Beauftragter für Qualitätsmanagement und Notfälle gewesen. Habe dort 10 Jahre gearbeitet und Verantwortung für 14 Mitarbeiter getragen, habe die Arbeit »geliebt«, sei ein »guter und gerechter« Vorgesetzter gewesen, sei »mächtig stolz« auf seine Arbeit, habe vielfache Verbesserungen am Arbeitsplatz erzielt, danach sei das Leitungsteam »zerbrochen«, Patient habe gekündigt. Habe neue Stelle angenommen, anfangs sehr hart: dort am Arbeitsplatz habe er auch geschlafen, nur wenige Stunden geschlafen, nur alle 2 Tage gegessen, habe Führerschein machen müssen (sei hochgradig angstbesetzt gewesen), auch in der Folge

16 Std. tgl. gearbeitet, dann Insolvenz des Unternehmens, Kündigung. Patient habe sich damit nicht abfinden können und habe das Unternehmen retten wollen und eine GmbH (Seminar- und Jugendhaus) gegründet, es lief jedoch nicht gut, sei hier jedoch nach wie vor Geschäftsführer und Hausmeister zugleich, er kontrolliere alle Arbeitsergebnisse und kümmere sich um fast alle Aufgaben selber. Ehefrau habe sich ebenfalls arbeitslos melden müssen, plötzlich finanzielle Probleme. Ehefrau mache Ausbildung, erhalte Fördergeld. Es gehe finanziell in kleinen Schritten bergauf.

- Partnerschaftliche und sexuelle Entwicklung:
  - Patient sei seit 10 Jahren verheiratet. Ehefrau sei eine »zarte, zierliche« Frau, wird als unsicher, empfindlich skizziert, habe »ausgeprägtes Mitteilungsbedürfnis«, habe Verlustängste. Stehe hinter dem Patienten, habe jedoch wenig Fach- und Allgemeinwissen; habe ihm erlaubt, mit anderen Frauen Sex zu haben, Partnerschaft sei angespannt, aber man versuche es immer wieder. Sie habe noch nie einen Orgasmus mit dem Patienten gehabt, und sie habe sich nicht »ernsthaft gekümmert, das zu lernen oder zu üben«, der Patient habe es ihr sehr übel genommen: »Es gab Zeiten, da hatte ich ernsthaft erwogen, sie umzubringen. Abgehalten hat mich eigentlich nur der Gedanke, dass ich eines Tages gezwungen bin, das meinen Kindern zu erklären.« Man habe sich geschworen, dass man auf jeden Fall solange zusammenbleibe, bis die Kinder erwachsen sind. Frau habe momentan nicht die Kraft, die Kinder »sicher« mit dem Auto zu fahren, Patient übernehme dies, sei alles eine »aufwendige Logistik«.
  - Patient habe immer schon Mädchen »verstanden«, seit der 10. Klasse »erforsche« er Frauen. Sex sei die wichtigste Nebensache, er interessiere sich für alle »Spielarten«, insbesondere für die Thematik Macht und Unterwerfung, leider gebe es zu wenig Frauen, die bereit wären, seine Ehefrau zu betrügen. Patient habe vor seiner Ehe meist Erfahrungen mit älteren Frauen und habe viel Sex gehabt.
- Elternschaft: Liebe seine Kinder (w: 5, 7 J.), besonders die älteste Tochter sei »overprotected«. Habe keine Kinder haben wollen, da er sich für unfähig halte zur Erziehung, sei ihm zu anstrengend. Zudem habe er nicht für »alle Zeiten abhängig in Dankbarkeit zur Frau« sein wollen. Aus dem Grund, dass er wolle, dass etwas von ihm überdauere und bleibe, habe er sich dann für Kinder entschieden und sich dafür die Frau ausgesucht, die jung genug war.
- Hobbys und Freizeit: Patient berichtet ausführlich von seinen Interessen und Begabungen: Schauspiel, Technik generell, Bunkertechnik, Wissenschaft (habe seine eigene Pflegetheorie entwickelt, habe sich »ausgesprochen gut« mit Psychologie, Psychiatrie, Medizin, Pharmazie etc. ausgekannt), Philosophie, Anthroposophie, sei ein »Ausrüstungsfanatiker«, interessiere sich für Militärausrüstungen, schreibe Geschichten und Gedichte, bastele. Sport und Spiel seien nicht relevant: »Wenn ich die Zeit hätte, würde ich lieber mehr schlafen, etwas Sinnvolles tun oder eine Frau verführen.«; Geld und Besitz seien ihm sehr wichtig, gebe Sicherheit. Kinder gehen in beste Bildungseinrichtungen, seien perfekt gekleidet. Patient würde sich gerne modischer und schicker klei-

den, Geld fehle aber. Kinder bekommen »High-Tech-Kleidung«; es bestehe ein großer Bekanntenkreis. Ernährung empfinde er als »lästig«, die Zubereitung sei zu zeitaufwendig, Abendbrot sei häufig seine einzige Mahlzeit.

Durchführung der Analyse

Auf der Basis dieser Informationen führen wir nun die einzelnen Analyseschritte durch und notieren die Ergebnisse zunächst stichwortartig.

1. Analyse von genetisch oder pränatal bedingten Vulnerabilitätsfaktoren

An möglichen genetischen und pränatalen Vulnerabilitätsfaktoren können wir ausmachen:

- gleichaltrige Jungen werden als laut und eklig wahrgenommen, Patient schon immer mehr Kontakt zu Mädchen gehabt → Hinweis auf eher introvertiertes, ruhiges Temperament (dies wird untermauert durch Charakterisierung beider Elternteile als eher ruhige Menschen)

2. Analyse der kindlichen, biografischen Situation

Bei der Analyse der kindlichen Situation bleiben wir, wie wir oben im theoretischen Teil gesehen haben, zunächst eher deskriptiv. Wir können hier zunächst deskriptiv folgende Merkmale der kindlichen Situation des Patienten festhalten:

- Aufwachsen in Großfamilie mit vielen Geschwistern, gemeinsam mit Großeltern
- Eltern gebildet und Akademiker
- Mutter
  - Eigenschaften: narzisstische Tendenzen, phasenweise schwach und belastet, ungerecht
  - Beziehung zur Mutter: wenig Anerkennung von Mutter, die sich scheinbar mehr um ihr Ansehen mühte; Ungerechtigkeit der Mutter (verbunden mit starrem, unveränderbarem »Zusammenhalt« der Eltern, da Vater »nicht beeinflussbar«)
- Vater
  - Eigenschaften: ruhig, vernünftig, schwach, passt sich Mutter an/ordnet sich ihr unter
- Patient ist Zwilling, viele Geschwister, Konkurrenzthematiken unter den Geschwistern
- eigene körperliche Schwäche und Versehrtheit, hiermit verbunden ängstliche Besorgtheit der Eltern
- Raum für Spiel und Bewegung
- Sonderrolle als begabter Schüler, Lehrerkind und bzgl. schlechter finanzieller Verhältnisse
- multiple Zurückweisungen/Kränkungen durch Gleichaltrige, soziale Integration gelingt nicht, aber beharrliche Versuche des Patienten, doch dazuzugehören (»einer von ihnen zu sein«)
- im Verhältnis zu Autoritäten (Lehrern) brav und angepasst

- Erfolge in der Rolle als Schüler
- umfangreiche Förderung seitens der Eltern im Bereich von Fähigkeiten

Dies scheinen im Wesentlichen zusammengefasst die wichtigsten, uns auf Basis der gegebenen Informationen vorliegenden Merkmale der biografischen Situation zu sein, welche wir deskriptiv zusammenfassen können.

Darüber hinaus kommt es nun bereits an dieser Stelle zu weiteren Überlegungen, Schlussfolgerungen und Interpretationen unsererseits. So können wir in Bezug auf den Patienten noch folgende, nicht explizit genannte weitere Merkmale schlussfolgern:

- Zu vermuten ist eine insgesamt eher rational-gefühlskalte, schematische Erziehung durch einen vernünftigen Vater und eine insgesamt eher abweisende, narzisstische, ungerechte Mutter, Gefühle werden nicht gespiegelt und validiert.
- Vermutlich in der Bindung zur Mutter auch eher wenig liebevoll-empathische, warme Bemutterung, Mangel an nährender Zuwendung, emotionale Entbehrung.
- Beziehung zum Vater kann vom Patienten nicht explizit beschrieben werden: auch dies vermutlich Hinweis auf einen insgesamt wenig spürbaren, eher schwachen, ruhigen Vater.
- Betonung von Leistung, Pflichterfüllung und Status (Patient besuchte auch in Freizeit alle möglichen Unterrichtsformen: Schauspiel etc.).

Und weiter schauen wir uns bereits an dieser Stelle an, wie möglicherweise internalisierte Beziehungserfahrungen in Relation zu anderen Beziehungen stehen und welche Wechselwirkungen hier in diesem frühen Entwicklungsstadium bestehen:

- Die Kombination der Situation mit vielen Geschwistern und der fehlenden Anerkennung seitens der Mutter und des Vaters führen wahrscheinlich dazu, dass innerhalb der geschwisterlichen Beziehungen Konkurrenzthematiken auftauchen, die ein gesundes Maß überschreiten und mit wechselhafter Idealisierung und Abwertung verbunden sind.
- Die Kombination des vermutlich angeborenen ruhigen, introvertierten Temperaments und die Verinnerlichung der elterlichen Werte in Bezug auf Pflichterfüllung, Leistung und Status führen zu einem angepassten braven Verhalten den Lehrern als Autoritäten gegenüber.
- Die Kombination des vermutlich angeborenen ruhigen, introvertierten Temperaments und die bereits internalisierten Kränkungserfahrungen durch die fehlende Anerkennung seitens der Mutter und des Vaters führen wahrscheinlich dazu, dass der Patient zum einen im Umgang mit Gleichaltrigen gehemmt ist, sich andersartig erlebt, wodurch er von diesen wiederum abgelehnt wird (was zu weiteren Konsequenzen führt, die wir in den nachfolgenden Schritten weiter analysieren).

3. Analyse der innerpsychischen Auswirkungen der biografischen Situation in der kindlichen Situation (innerpsychischen Niederschlag)

Im vorherigen Analyseschritt haben wir konsequent lediglich deskriptiv Merkmale der Situation beschrieben. Lediglich bei der Analyse der Wechselwirkungen in den Beziehungen haben wir bereits dem zweiten Analyseschritt vorgegriffen, indem wir auch schon das innere Erleben kurz an einer Stelle thematisiert haben: Wir haben geschlussfolgert, dass sich der Patient bei Gleichaltrigen andersartig **erlebt**.

Grundsätzlich aber kommen wir erst an dieser Stelle zur Analyse des innerpsychischen Niederschlags. Um einen guten Überblick über die immer komplexere Analyse im Verlauf der einzelnen Analysestufen zu behalten, empfiehlt es sich bereits an dieser Stelle, den einzelnen Merkmalen der Situation das entsprechende innere Erleben gegenüberzustellen. Wir versuchen dies mithilfe einer einfachen tabellarischen Auflistung (Tab. 2-2).

Tab. 2-2 Fallbeispiel 1: Kindliche Situation und innerpsychischer Niederschlag

Merkmal der kindlichen Situation	Verbundene Affekte, Gefühle, Emotionen	Frustration von Bedürfnissen
Großfamilie, viele Geschwister + Großeltern	Führt erst in Kombination mit anderen Merkmalen zu spezifischen Affekten etc. (s. u.)	/
Eltern gebildet und Akademiker	Führt erst in Kombination mit anderen Merkmalen zu spezifischen Affekten etc. (s. u.)	/
Beziehung zur Mutter: wenig Anerkennung von Mutter, die sich scheinbar mehr um ihr Ansehen mühte; Ungerechtigkeit der Mutter (verbunden mit starrem, unveränderbarem »Zusammenhalt« der Eltern, da Vater nicht beeinflussbar)	• Patient erlebt sich als unzulänglich, der Mutter nicht ausreichend, von Mutter nicht wertgeschätzt • Scheinbar durchgängiges Gefühl des ohnmächtigen, wütenden Ausgeliefertseins gegen die Ungerechtigkeit der Mutter (umso mehr angesichts des starren »Zusammenhalts« der Eltern)	• Narzisstische Verwundung, Frustration des Bedürfnisses nach Selbstwerterhöhung • Frustration des Bedürfnisses nach Kontrolle

Merkmal der kindlichen Situation	Verbundene Affekte, Gefühle, Emotionen	Frustration von Bedürfnissen
Mutter phasenweise schwach und belastet	Schuldgefühle, die Mutter zu sehr belastet zu haben durch eigene vitale Impulse und Bedürfnisse (nicht »still« genug gewesen zu sein, kindliche Impulse waren zu »anstrengend«)	Frustration des Bedürfnisses nach Lust/Unlustvermeidung
Vermutlich in der Bindung zur Mutter auch eher wenig liebevoll-empathische Bemutterung, Mangel an nährender Zuwendung	Patient erlebt sich als zu gierig im Bedürfnis nach Nähe, erlebt sich angesichts mütterlicher Abweisung als unzulänglich	Emotionale Entbehrung, Frustration des Bedürfnisses nach Bindung und Selbstwerterhöhung
Wenig spürbarer, eher schwacher, ruhiger Vater	Patient erlebt sich vom Vater nicht wertgeschätzt, nicht gestärkt, Vater keine männliche Identifikationsfigur	Frustration des Bedürfnisses nach Selbstwerterhöhung sowie des Bedürfnisses nach Identifikation mit einer positiv erlebten gleichgeschlechtlichen Vaterfigur
Eher rational gefühlskalte, schematische Erziehung, Gefühle werden nicht gespiegelt und validiert	Patient erlebt seine Gefühle nicht als berechtigt, ist angesichts ausbleibender Spiegelung mit Gefühlswelt (Emotionsverarbeitung und -differenzierung) überfordert	Frustration des kindlichen Bedürfnisses nach emotionaler Spiegelung und Wärme, Frustration des Bedürfnisses nach Bindung
Betonung von Leistung, Pflichterfüllung und Status durch Eltern, umfangreiche Förderung seitens der Eltern im Bereich von Fähigkeiten	Weiteres Erleben von Kleinheit (im Vergleich zu den hohen elterlichen Idealen), ebenso entsteht innerer Druck, den Erwartungen gerecht werden zu müssen, um die Eltern nicht zu enttäuschen und die Mutter doch noch von sich »überzeugen« zu können	Frustration des Bedürfnisses nach Lust/Unlustvermeidung und nach Selbstwerterhöhung
Eigene körperliche Schwäche und Versehrtheit, hiermit verbunden ängstliche Besorgtheit der Eltern	Erleben des Gefühls der Bedrohlichkeit im Sinne von Kontrollverlust durch körperliche Schwäche und Versehrtheit sowie durch Beobachten der Ängstlichkeit an den elterlichen Modellen	Frustration des Bedürfnisses nach Kontrolle

Merkmal der kindlichen Situation	Verbundene Affekte, Gefühle, Emotionen	Frustration von Bedürfnissen
Patient ist Zwilling, viele Geschwister, Konkurrenzthematiken unter den Geschwistern	Weiteres Gefühl, nur einer von vielen zu sein; Gefühl, zu kurz zu kommen, Neid und Eifersucht	Frustration des Bedürfnisses nach Bindung und Selbstwerterhöhung
Raum für Spiel und Bewegung	Patient erlebt sich in diesem Rahmen auch als freier und weniger unter Druck	Befriedigung des Bedürfnisses nach Lust und Autonomie
Sonderrolle als begabter Schüler, Lehrerkind und bzgl. schlechter finanzieller Verhältnisse	Patient erlebt sich immer wieder als andersartig, nicht zugehörig	Frustration des Bedürfnisses nach Selbstwerterhöhung
Multiple Zurückweisungen/Kränkungen durch Gleichaltrige, soziale Integration gelingt nicht, aber beharrliche Versuche des Patienten, doch dazuzugehören (»einer von ihnen zu sein«)	• Chronisches Gefühl der Nichtzugehörigkeit und Andersartigkeit im Kontakt mit Gleichaltrigen, weitere Verinnerlichung von einerseits Minderwertigkeitserleben und andererseits von eigener Besonderheit/Andersartigkeit • Erneutes Gefühl der hilflosen Ohnmacht und Hilflosigkeit	• Frustration des Bedürfnisses nach Selbstwerterhöhung und des Bedürfnisses nach Bindung an Gleichaltrige/Zugehörigkeit • Frustration des Bedürfnisses nach Kontrolle
Erfolge in der Rolle als Schüler	Patient erlebt sich selbstwirksam und wertvoll im Bereich der schulischen Leistungen	Befriedigung des Bedürfnisses nach Selbstwerterhöhung und Kontrolle

4. Analyse der Auswirkungen der kindlichen Situation und des innerpsychischen Niederschlags auf die kindlichen Verhaltensweisen zum Umgang mit der kindlichen Situation

Im nächsten Schritt nutzen wir die Tabelle (Tab. 2-3) weiterhin und ordnen einzelnen Situationsmerkmalen, verbundenen inneren Erlebensweisen und Frustrationen nun die Umgangsweisen und Anpassungsversuche des Patienten zu. Hierbei kann es vorkommen, dass nicht zu jeder Situation ein entsprechender Umgang gefunden wird, da der Patient hierzu keine spezifische Umgangsweise entwickelte. Auch können wir die Anpassung des Patienten nicht so schematisch verstehen, wie wir sie nun zunächst der Einfachheit und Übersichtlichkeit halber tabellarisch darstellen. Wie wir in diesem Beispiel sehen, führen z.T. unterschiedliche Aspekte der kindlichen Situation zu ähnlichen oder selbigen Umgangsweisen (z.B. die Unterdrückung von Gefühlen). Es gibt hier also bereits Überschneidungen und eine gewisse inhaltliche Zusammenfassung/Verdichtung, während bei der Analyse der einzelnen Merkmale der kindlichen Situation diese noch sehr spezifisch sind.

Tab. 2-3 Fallbeispiel 1: Umgangsweisen

Merkmale der kindlichen Situation	Verbundene Affekte, Gefühle, Emotionen	Frustration von Bedürfnissen	Umgang/ Anpassung
Großfamilie, viele Geschwister + Großeltern	Führt erst in Kombination mit anderen Merkmalen zu spezifischen Affekten	/	/
Eltern gebildet und Akademiker	Führt erst in Kombination mit anderen Merkmalen zu spezifischen Affekten	/	/
Beziehung zur Mutter: wenig Anerkennung von Mutter, die sich scheinbar mehr um ihr Ansehen mühte; Ungerechtigkeit der Mutter (verbunden mit starrem, unveränderbarem »Zusammenhalt« der Eltern, da Vater nicht beeinflussbar)	• Patient erlebt sich als unzulänglich, der Mutter nicht ausreichend, von Mutter nicht wertgeschätzt • Scheinbar durchgängiges Gefühl des ohnmächtigen, wütenden Ausgeliefertseins gegen die Ungerechtigkeit der Mutter (umso mehr angesichts des starren »Zusammenhalts« der Eltern)	• Narzisstische Verwundung, Frustration des Bedürfnisses nach Selbstwerterhöhung • Frustration des Bedürfnisses nach Kontrolle	»Laute« Affekte, ebenso vitale, sich selbst behauptende und aggressive Impulse werden abgespalten bzw. unterdrückt; Unterordnung unter mütterliche Autorität
Mutter phasenweise schwach und belastet	Schuldgefühle, die Mutter zu sehr belastet zu haben durch eigene vitale Impulse und Bedürfnisse (nicht »still« genug gewesen zu sein, kindliche Impulse waren zu »anstrengend«)	Frustration des Bedürfnisses nach Lust/Unlustvermeidung	»Laute« Affekte, ebenso vitale, sich selbst behauptende und aggressive Impulse werden abgespalten bzw. unterdrückt

Merkmale der kindlichen Situation	Verbundene Affekte, Gefühle, Emotionen	Frustration von Bedürfnissen	Umgang/ Anpassung
Vermutlich in der Bindung zur Mutter auch eher wenig liebevoll-empathische, warme Bemutterung, Mangel an nährender Zuwendung	Patient erlebt sich als zu gierig im Bedürfnis nach Nähe, erlebt sich angesichts mütterlicher Abweisung unzulänglich	Emotionale Entbehrung, Frustration des Bedürfnisses nach Bindung und Selbstwerterhöhung	Nimmt Bindungswünsche zurück
Wenig spürbarer, eher schwacher, ruhiger Vater	Patient erlebt sich vom Vater nicht wertgeschätzt, nicht gestärkt, Vater keine männliche Identifikationsfigur	Frustration des Bedürfnisses nach Selbstwerterhöhung sowie des Bedürfnisses nach Identifikation mit einer positiv erlebten gleichgeschlechtlichen Vaterfigur	/
Eher rational gefühlskalte, schematische Erziehung, Gefühle werden nicht gespiegelt und validiert	Patient erlebt seine Gefühle nicht als berechtigt, ist angesichts ausbleibender Spiegelung mit Gefühlswelt (Emotionsverarbeitung und -differenzierung) überfordert	Frustration des kindlichen Bedürfnisses nach emotionaler Spiegelung und Wärme, Frustration des Bedürfnisses nach Bindung	Fokussierung auf den Verstand und die kognitive Ebene, Gefühle werden zurückgedrängt
Betonung von Leistung, Pflichterfüllung und Status durch Eltern, umfangreiche Förderung seitens der Eltern im Bereich von Fähigkeiten	Weiteres Erleben von Kleinheit (im Vergleich zu den hohen elterlichen Idealen), ebenso entsteht innerer Druck, den Erwartungen gerecht werden zu müssen, um die Eltern nicht zu enttäuschen und die Mutter doch noch von sich »überzeugen« zu können	Frustration des Bedürfnisses nach Lust/Unlustvermeidung und nach Selbstwerterhöhung	Identifikation mit Werten der Eltern in Bezug auf Leistung und Pflichterfüllung, Versuch den Erwartungen gerecht zu werden Vernachlässigung von lustvollen Aktivitäten zugunsten von Leistung etc.

Merkmale der kindlichen Situation	Verbundene Affekte, Gefühle, Emotionen	Frustration von Bedürfnissen	Umgang/ Anpassung
Eigene körperliche Schwäche und Versehrtheit, hiermit verbunden ängstliche Besorgtheit der Eltern	Erleben des Gefühls der Bedrohlichkeit im Sinne von Kontrollverlust durch körperliche Schwäche und Versehrtheit sowie durch Beobachten der Ängstlichkeit an den elterlichen Modellen	Frustration des Bedürfnisses nach Kontrolle	• Ängste bereits im Kindesalter durch zwanghafte Verhaltensweisen zu binden versucht (in Mitte des Betts schlafen etc.) • Durch eigenes Funktionieren Reduktion der Angst vor Kontrollverlust
Patient ist Zwilling, viele Geschwister, Konkurrenzthematiken unter den Geschwistern	Weiteres Gefühl, nur einer von vielen zu sein; Gefühl zu kurz zu kommen, Neid und Eifersucht	Frustration des Bedürfnisses nach Bindung und Selbstwerterhöhung	Abwertung der Geschwister zur eigenen Selbstwertstabilisierung
Raum für Spiel und Bewegung	Patient erlebt sich in diesem Rahmen auch als freier und weniger unter Druck	Befriedigung des Bedürfnisses nach Lust und Autonomie	/
Sonderrolle als begabter Schüler, Lehrerkind und bzgl. schlechter finanzieller Verhältnisse	Patient erlebt sich immer wieder als andersartig, nicht zugehörig	Frustration des Bedürfnisses nach Selbstwerterhöhung	Konkurrieren, Abwertung von Dritten, um fragiles Selbstwertgefühl zu stabilisieren, Selbstbild z. T. durch Vorstellung der eigenen Besonderheit (besondere Begabungen, als Schüler mit Bürgermeister verhandeln, anders sein, als alle anderen) idealisieren, ebenso durch Erbringen von besonderen Leistungen/ Erfolg und durch Funktionieren

Merkmale der kindlichen Situation	Verbundene Affekte, Gefühle, Emotionen	Frustration von Bedürfnissen	Umgang/ Anpassung
Multiple Zurückweisungen/Kränkungen durch Gleichaltrige, soziale Integration gelingt nicht, aber beharrliche Versuche des Patienten, doch dazuzugehören (»einer von ihnen zu sein«)	• Chronisches Gefühl der Nichtzugehörigkeit und Andersartigkeit im Kontakt mit Gleichaltrigen, weitere Verinnerlichung von einerseits Minderwertigkeitserleben und andererseits von eigener Besonderheit/Andersartigkeit • erneutes Gefühl der hilflosen Ohnmacht und Hilflosigkeit	• Frustration des Bedürfnisses nach Selbstwerterhöhung und des Bedürfnisses nach Bindung an Gleichaltrige/Zugehörigkeit • Frustration des Bedürfnisses nach Kontrolle	Konkurrieren, Abwertung von Dritten, um fragiles Selbstwertgefühl zu stabilisieren, Selbstbild z. T. durch Vorstellung der eigenen Besonderheit (besondere Begabungen, als Schüler mit Bürgermeister verhandeln, anders sein, als alle anderen) idealisieren, ebenso durch Erbringen von besonderen Leistungen/ Erfolg und durch Funktionieren
Erfolge in der Rolle als Schüler	Patient erlebt sich selbstwirksam und wertvoll im Bereich der schulischen Leistungen	Befriedigung des Bedürfnisses nach Selbstwerterhöhung und Kontrolle	/

Nachdem wir nun die ersten vier Schritte unserer **Analyse im Makrobereich** durchgeführt haben, ist es sinnvoll, die Vielzahl an Informationen und Analysen noch einmal zu verdichten und zusammenzufassen. Wir fragen also danach, was übergeordnete Thematiken der kindlichen Situation des Patienten sind. In unserem Beispiel könnten wir übergeordnete Themen wie folgt identifizieren:

- narzisstische Verwundung/Selbstwertthematik
- bedrohliche Gefühlswelt
- ohnmächtige Wut
- Angst vor Kontrollverlust
- Auffällig ist jedoch, dass sich insbesondere die Frustration des Bedürfnisses nach Selbstwert immer wieder zeigt, sodass dieses Thema in der Biografie des Patienten das zentrale zu sein scheint.

An diesem Punkt verlassen wir nun die kindliche Situation und gehen über zum Erwachsenenalter und zur Analyse der Persönlichkeitseigenschaften und der Gestaltung der Lebensbereiche.

5. Analyse der Auswirkungen der kindlichen Erfahrungen auf die Entwicklung der Persönlichkeit sowie auf die Gestaltung der verschiedenen Lebensbereiche inkl. Kompensationsmöglichkeiten

An dieser Stelle gelangen wir jetzt noch einmal auf ein höheres Abstraktionsniveau. Die kindlichen Erfahrungen des Patienten, seine hiermit verbundenen Affekte und Umgangsweisen führen in der weiteren Entwicklung zur Herausbildung einer gewissen Persönlichkeitsstruktur verbunden mit Schemata, Oberplänen, Bindungsmustern, Kompetenzen etc.

Beginnen können wir unsere **Analyse der O-Variable** mit der Analyse grundlegender Persönlichkeitseigenschaften.

- Persönlichkeitseigenschaften: narzisstische Züge verbunden mit instabilem Selbstwertgefühl, Zwanghaftigkeit verbunden mit überhöhtem Sicherheits- und Kontrollbedürfnis, verinnerlichter Ängstlichkeit, hohen inneren Ansprüchen (Disziplin, Funktionieren, Gewissenhaftigkeit u. Ä.)
- Übergeordnete Bedürfnisse: Selbstwerterhöhung, Kontrolle/Sicherheit, Lust (Sexualität)

Wir gehen nun über zu spezifischeren Untereinheiten der Gesamtpersönlichkeit:

- Grundannahmen/Glaubensätze des Patienten könnten wie folgt lauten: »Die Welt ist gefährlich. Überall kann etwas passieren. Ich bin nicht sicher«, »Die Menschen mögen und anerkennen mich nur, wenn ich besonders bin und Leistungen erbringe«, »Man muss immer funktionieren und sich anpassen.«
- Oberpläne: »Halte immer alles unter Kontrolle«, »Sicherheit hat oberste Priorität«, »Verhalte dich stets gewissenhaft und diszipliniert«, »Sei etwas Besonderes«, »Beeindrucke die anderen und Frauen« oder »Sei unsterblich und dauernd.«
- Ich-syntone Verhaltensexzesse: Arbeiten, Leisten, Funktionieren, nach Plänen leben, Kontrolle herstellen, Sexualisierung (übermäßige gedankliche Beschäftigung mit sexuellen Themen und der Verführung von Frauen)
- Verhaltensdefizite: Selbstfürsorge, sich gehen lassen, Entspannung, sich ernährungsmäßig angemessen versorgen, sich Fehler erlauben, aggressive Anteile angemessen äußern und Konflikte austragen
- Kompensation: Regulierung des Selbstwerts einseitig über berufliche Leistungserbringung und hiermit verbundene Anerkennung von außen, auch durch ein großes soziales Netzwerk sowie Größenfantasien, z. B. sexualisierender Art (Frauen verführen); Vorgesetztenposition gibt Gefühl von Macht und damit auch Sicherheit und führt zu Selbstwerterhöhung; Angst wird weiterhin gebunden durch Kontrollhandlungen, durch die stabil-unglückliche Ehe; Geld verdienen, eigenes Funktionieren/Disziplin, durch Kinder Gefühl zu »überdauern«

Schwierigkeiten in Lebensbereichen auf Basis der Persönlichkeit:

- Arbeit: Kräfte des Patienten bereits durch vermutlich jahrelange Selbstüberforderung geschwächt; Patient »muss« in der aktuellen Selbstständigkeit alle Arbeitsabläufe selber kontrollieren, bei Insolvenz der Firma Unfähigkeit, dies zu akzeptieren; Patient stürzt sich getrieben von Angst vor Sicherheitsverlust in Selbstständigkeit, nimmt hier keinerlei Rücksicht auf eigene Grenzen, arbeitet exzessiv. Gleichzeitig angespannte finanzielle Lage, die den Patienten permanent-chronisch in seinem Sicherheitsbedürfnis und Selbstwert bedroht.

- Partnerschaft und Sexualität: Auf Basis seines rationalen Denkens und des Bedürfnisses nach Sicherheit und Überdauern sucht sich der Patient eine junge Frau, die in der Lage ist, Kinder zu gebären unter Vernachlässigung von emotionaler Verbundenheit/Anziehung; wählt zudem eine abhängige, schwache Frau, der er sich überlegen fühlen kann, wodurch er sich sicher fühlt. Andererseits sehnt sich der Patient nach einer starken Frau, zu der er aufschauen kann (wählte zuvor ältere Partnerinnen). In der programmiert-kalten, ebenfalls auf Funktionsfähigkeit angelegten Ehe kommt emotionale Verbundenheit, sexuelle Befriedigung, aber auch die benötigte narzisstische Zufuhr zu kurz (Patient fühlt sich von der wenig geachteten Ehefrau nicht begehrt, empfindet diese nicht als begehrenswert). Es entwickelt sich eine destruktive, sich aufschaukelnde Dynamik in der Beziehung der Eheleute: Die Ehefrau dient nicht (mehr) als narzisstischer Stabilisator, wird zunehmend unattraktiv, aber dennoch als Sicherheitsbasis vom Patienten dringend »benötigt«. Auf distanzierende, sich loslösende Impulse des Patienten reagiert die Ehefrau, indem sie sich dem Patienten noch mehr anpasst und unterordnet, was sie für ihn aber wiederum unattraktiver macht, sodass diese letztendlich keinen anderen Ausweg sieht, als die Aufrechterhaltung der Ehe durch Schwangerschaft zu erzwingen. Es besteht ein gegenseitiges Abhängigkeitsverhältnis, das sich immer weiter aufschaukelt. Dadurch, dass der Patient sich angesichts seiner rigiden und überhöhten Ansprüche und moralischen Gebote zwingt, in der für ihn unbefriedigenden Ehe zu bleiben, staut er über Jahre aggressive Affekte der Ehefrau gegenüber auf.
  - Im sexuellen Bereich kommt es auf Basis der narzisstisch-zwanghaften Persönlichkeitsstruktur zu ausgeprägten Bedürfnissen in Richtung sado-masochistischer Praktiken. Diese lebt der Patient partiell mit seiner Ehefrau aus, welche jedoch nicht als begehrenswerter Sexualpartner empfunden wird (zusätzlich verstärkt dadurch, dass Ehefrau lediglich alles über sich »ergehen« lässt, scheinbar keinerlei Lust empfindet), bei gleichzeitig hoher persönlicher Bedeutsamkeit von Sexualität und erhöhtem Interesse an Frauen, sodass es insgesamt zu sexueller Frustration beim Patienten kommt. Zudem ausgeprägte Diskrepanz zwischen dieser Realität und den sexuellen Fantasien. Auch eigenes gefühltes Versagen (die begehrte Frauenwelt in der Realität doch nicht erobern zu können) angesichts des schmerzlichen Auseinanderklaffens von Realität (mit mangelnder sexueller und narzisstischer Zufuhr) und Fantasie von eigener Bedeutung.
- Elternschaft: Aufgrund des Sicherheitsbedürfnis müssen Kinder »overprotected« und kontrolliert werden; aufgrund der narzisstischen Thematik müssen Kinder immer das Bestmögliche erhalten; auf Basis der destruktiven Ehedynamik wird schließlich zwangsweise ein weiteres Kind geboren, hierdurch u. a. Überforderung und Druck.

- Freundschaft: Hier zunächst keine Schwierigkeiten erkennbar.
- Freizeitverhalten: auf Basis der inneren Gebote von Funktionsfähigkeit und des mangelnden Zugangs zu Emotionalem bei Fokussierung auf kognitive Ebene Vernachlässigung von angenehmen Aktivitäten, vor allem Aktivitäten ohne Leistungscharakter (Dinge tun, die nicht »sinnvoll« sind vs. Patient: »Wenn ich mehr Zeit hätte, würde ich ... etwas Sinnvolles tun.«).
- Gesundheitsverhalten: Gesundheit und eigene Grenzen werden massiv übergangen, ebenfalls auf Basis der beschriebenen Persönlichkeitsstruktur; ebenso ist Patient nicht einmal in der Lage, sich genügend Essen zu »gönnen«, wiederholt die Mangelsituation aus der Beziehung zur Mutter.

Nachdem wir die Schwierigkeiten in den einzelnen Lebensbereichen auf Basis der Persönlichkeit analysiert haben, arbeiten wir nun noch einmal komprimiert heraus, inwieweit und auf welche Art und Weise diese Schwierigkeiten die Schwelle zur späteren Symptomausbildung herabsetzen:

- Arbeit: Kräfte reduziert, Sicherheitsgefühl und Selbstwertgefühl reduziert
- Partnerschaft, Sexualität: Sexuelle Frustration, Fehlen von narzisstischer Zufuhr, Aufstau aggressiver Affekte, Verstärkung von Überforderung und Druck in Bezug auf drittes Kind
- Freizeit: Mangel an positiver Verstärkung, an Erfahrungen von Leichtigkeit, kein Gegengewicht zu der geschilderten destruktiven Dynamik und der gesamten Leistungs- und Pflichtthematik in den Lebensbereichen
- Freundschaft: /
- Gesundheit: Kräfte reduziert
- Insgesamt auch: allgemeine Lebenszufriedenheit reduziert

6. Identifikation von aktuellen und früheren Auslösebedingungen und deren Auswirkungen auf das Erleben (und Verhalten) des Patienten (Aktualgenese)

Wir kommen nun zur **Analyse der Auslösebedingungen** und der **Aktualgenese** und gehen hierbei fließend zur Beschreibung der Symptomatik und Analyse des Entwicklungsverlaufs der Erkrankung über:

- Beginn der Symptomatik: Kann nicht genau angegeben werden, aktuell kommt es zu einer Intensivierung zuvor schon bestandener Symptomatik und zum Auftreten qualitativ neuwertiger Symptomatik; insgesamt eher chronische Symptomatik, die jedoch aktuell zu therapierelevantem Leidensdruck führt und ansonsten meist als Kompensation dient und mit weniger Leidensdruck einhergeht.
- Zeitlich im Zusammenhang mit der Symptomatik stehende Ereignisse: Ehefrau wird heimlich schwanger, Umzug der Eltern + Übernahme der Verantwortung für die Eltern durch Bruder (Letztere vom Patienten selber nicht als Auslösesituation genannt).

Daraus ergibt sich: inkl. der schwierigen Lebensbedingungen insgesamt multiple Belastungsfaktoren, auch mit kumulativem Effekt und Entwicklung über längeren Zeitraum

Wirkungsweise der Auslösebedingungen:

- Umzug der Eltern zum Bruder stellt Kränkung dar, Patient erlebt erneut das Gefühl, nicht wertvoll genug zu sein, Wiederbeleben der Konkurrenzthematik, das Selbstwertgefühl wird geschwächt.
- Auf Basis der ohnehin schwelenden aggressiven nicht äußerbaren Affekte der Ehefrau gegenüber bringt deren neue Schwangerschaft das Fass zum Überlaufen: In dieser Situation fühlt sich der Patient nicht nur überfordert angesichts des notwendigen Zeitaufwands, sondern vor allem getäuscht, hintergangen und »bezwungen«, der »Macht« der Ehefrau ausgeliefert bei gleichzeitig inneren Loslösungswünschen. Dies geht bei ihm zunächst mit **Wut** (primäre Emotion) einher, die für ihn jedoch auf Basis des inneren Aggressionsverbots so bedrohlich ist, dass er die Wut in **Angst** »umwandelt«, wobei zusätzlich die insgesamt als unsicher und bedrohlich erlebte Situation (der plötzlichen, ungeplanten Schwangerschaft) allein für sich schon zu Angst (primäre und sekundäre Emotion) und **sorgenvollen Gedanken** führt.

An dieser Stelle können wir fließend zum nächsten Analyseschritt, der Identifikation von sekundären Symptomen und dem Symptomverlauf übergehen.

7. Identifikation der Symptomatik auf den Ebenen Kognition, Emotion, Motorik, Physiologie und deren Entwicklungsverlauf

Die komplexe Aktualgenese und der Symptomverlauf bzw. die wechselseitigen Beeinflussungen der Symptome untereinander können zur Verdeutlichung zunächst grafisch dargestellt werden (Abb. 2-1[3]).

Wir sehen bei der Aktualgenese die zwei Pfade (Auslösebedingungen), die jedoch nicht unabhängig voneinander zu betrachten sind. Durch die Auslösebedingungen wird bei dem Patienten zunächst einerseits *Wut* ausgelöst, die unterdrückt wird und sich in Angst verschiebt, wobei Angst auch primär durch die unerwartete Schwangerschaft ausgelöst wird. Der zweite Pfad beinhaltet die *Kränkung* durch den Weggang der Eltern und die Bevorzugung des Bruders.

Die Angst entwickelt sich nun weiter in Richtung *Panik*, wobei durch auftretende *somatische Angstsymptome* umso mehr Panik entsteht, welche wiederum die körperlichen Symptome und sorgenvollen Kognitionen verstärkt (Teufelskreis der Angst und Panik). Der gesamte Angstkomplex führt nun sekundär dazu, dass der Patient versucht, durch *Biertrinken*, durch *mehr Arbeiten* und durch das *Kontrollverhalten* die Angst zu reduzieren, wobei das Arbeiten und Kontrollverhalten keine qualitativ neuwertige Symptomatik darstellt, sondern ich-synton erlebt wird. Ebenso kommt es zu *Schlafstörungen*, welche durch das *Kontroll-Grübeln* verstärkt und durch den Alkoholkonsum zu behandeln versucht werden. Schlafstörungen und Bierkonsum führen wiederum erneut zu sorgenvollen Kognitionen und dem Angstkreislauf.

---

3 Eine Vorlage für eine derartige grafische Darstellung finden Sie im Anhang (s. Anhang 3).

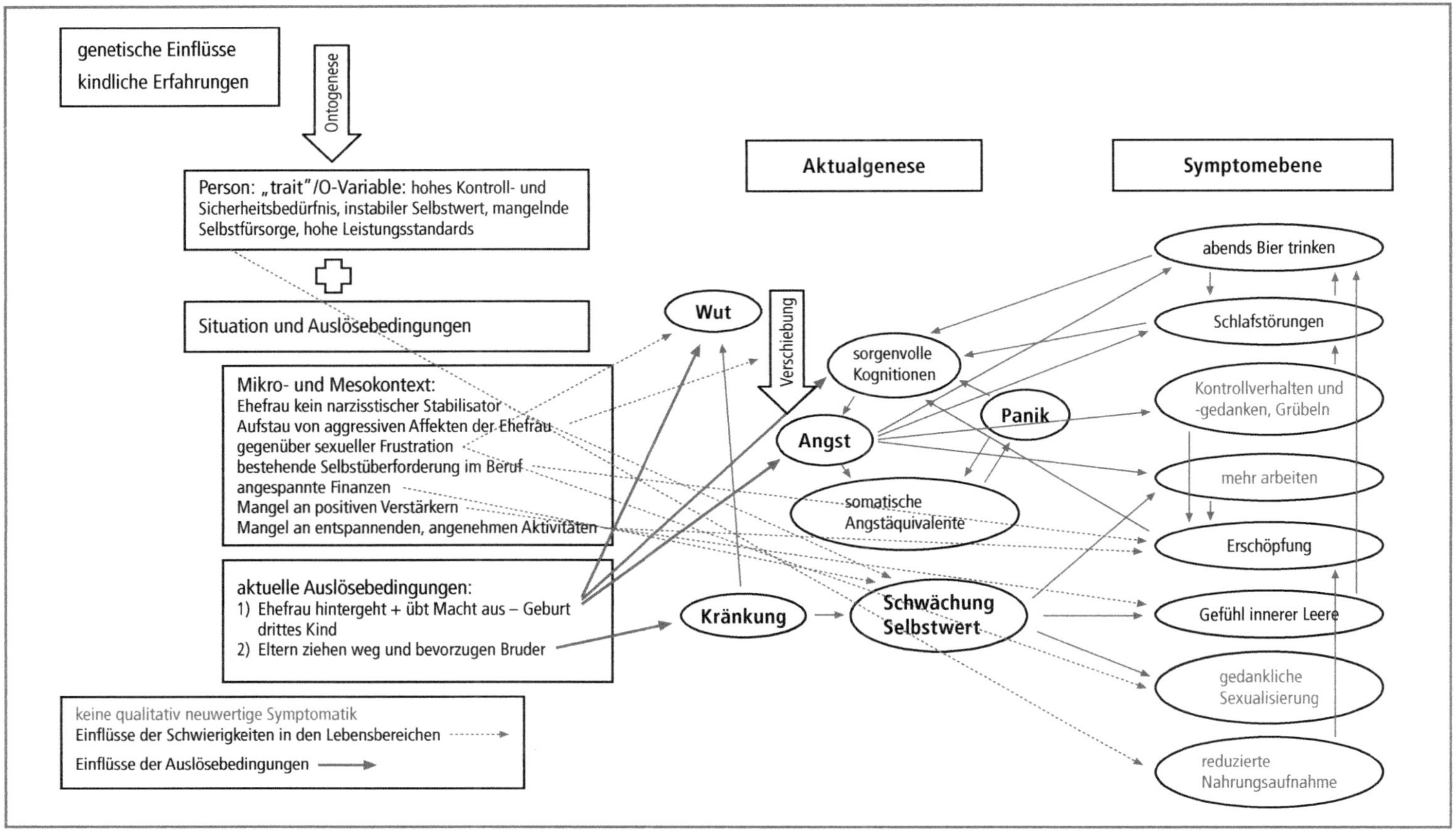

Abb. 2-1 Fallbeispiel 1: Aktualgenese

Durch die Kränkung und die hiermit verbundene Schwächung im Selbstwertgefühl kommt es zu Gefühlen innerer Leere sowie zur Intensivierung der bereits vorhandenen Verhaltensweisen Arbeiten und *kognitive Sexualisierung*.

Durch die Verhaltensexzesse kommt es zu *Erschöpfung*, die wiederum zu Sorgen und Angst führt.

Wir haben hier also bereits einen gewissen Entwicklungsverlauf der Symptomatik und indirekt auch eine Gewichtung von Symptomen vorgenommen. Für das Beispiel dieses Patienten haben wir bereits alle wesentlichen Symptome genannt (möglicherweise leidet der Patient noch unter weiteren Symptomen, die er bislang nicht berichtet hat). In anderen Beispielen haben wir an dieser Stelle eventuell noch nicht alle Symptome beschrieben.

Es besteht nun die Möglichkeit, die Symptome noch einmal kurz in den einzelnen Verhaltenseinheiten Motorik, Kognition, Emotion und Physiologie aufzuführen. In unserem Beispiel würden wir die Symptome wie folgt kategorisieren:

- kognitive Ebene: angstbesetzte, sorgenvolle, z. T. katastrophisierende Kognitionen, Kontrollgedanken und Grübeln, kognitive Sexualisierung (übermäßige gedankliche Beschäftigung mit Sex und Verführung von Frauen)
- physiologische Ebene: Erschöpfung, Schlafstörungen, Brechreiz, Diarrhö, Bauchschmerzen, weiche Knie, Kreislaufstörungen, Schweißausbrüche, trockener Mund, Zittern, Appetitlosigkeit
- emotionale Ebene: Angst, Sorge, Gefühle innerer Leere, Unzulänglichkeitsgefühle, z. T. aufflackernder Ärger, der sofort wieder unterdrückt wird
- motorische Ebene: Kontrollhandlungen, mehr Arbeiten, gesteigerter Alkoholkonsum, verringerte Nahrungsaufnahme (und sado-masochistische Sexualpraktiken) [Anm.: Sexualpraktiken sind in Klammern gesetzt, weil sie hier nicht vorwiegend als krankheitswertig und behandlungsbedürftig gesehen werden.]

Auf die nochmalige Darstellung von Verhaltensexzessen und -defiziten können wir an dieser Stelle verzichten, da wir diese schon analysiert und gut dargestellt haben, es würden sich lediglich Redundanzen ergeben, weil dieser Patient nicht sehr viele qualitativ neuwertige Symptome aufweist und wir die Exzesse und Defizite bereits bei der Persönlichkeitsanalyse angeschaut haben.

8. Analyse von Konsequenzen, individueller und interaktioneller Funktionalität, Verstärkung und Aufrechterhaltung des Verhaltens/der Symptomatik

8.1 Analyse von kurzfristigen Konsequenzen, individueller und interaktioneller Funktionalität, Verstärkung und Aufrechterhaltung des Verhaltens/der Symptomatik

Wir gehen fließend über zur Analyse der kurzfristigen Konsequenzen der Verhaltensbereiche. Wer aufmerksam mitgedacht hat, dem wird bereits im vorherigen Abschnitt bei der Analyse von primären, sekundären und tertiären Symptomen und Entwicklungsverläufen aufgefallen sein, dass wir eigentlich schon an dieser Stelle der Symptombeschreibung Konsequenzen und auch Verstärkungsprozesse analysiert haben. Rufen wir uns noch einmal strukturiert in Erinnerung, welche wir bereits identifiziert haben:

- Die Wut hat unmittelbar die Angst zur Folge.
- Der Angst folgt Panik → somatische Symptome → Panik → somatische Symptome.
- Dem Angstkomplex folgt als Versuch der Gegenregulierung Kontrollverhalten und Arbeiten (als Verhaltensexzesse) und Alkoholkonsum sowie Schlafstörungen.
- Schlafstörungen bedingen wiederum den Alkoholkonsum als Gegenmaßnahme.
- Durch das Grübeln werden Schlafstörungen intensiviert.
- Schlafstörungen und Bierkonsum führen wiederum zu weiteren Sorgen.
- Der Kränkung folgen Gefühle innerer Leere.
- Die innere Leere wird mittels Alkoholkonsum zu bewältigen gesucht.
- Der Schwächung des Selbstwerts werden in der Folge die Verhaltensweisen Arbeiten und kognitive Sexualisierung entgegengesetzt.
- Durch alle Verhaltensexzesse kommt es zu Erschöpfung.
- Erschöpfung führt wiederum zu Sorgen.

Doch inwiefern können wir in diesen Entwicklungsverläufen bereits Verstärkungsprozesse ausmachen? In Tab. 2-4 sind übersichtlich noch einmal die bislang analysierten Bedingungsketten aufgeführt und um Verstärkungsprozesse ergänzt. Eine derartige Auflistung sorgt für eine gute Übersicht in den umfangreichen Bedingungsgefügen psychischer Krankheiten.

Wie wir in Tab. 2-4 übersichtlich feststellen können, haben wir bislang noch gar nicht so viele kurzfristige Verstärkungs- und Aufrechterhaltungsprozesse ausmachen können. Wie im theoretischen Teil über die Konsequenzen schon ausgeführt, gibt es eine Reihe negativer Konsequenzen und somit aversiver Folgen von Verhaltens- und Erlebensweisen für den Patienten, welche meist übersehen werden. Die Grenzen zu den langfristigen negativen Konsequenzen sind hier natürlich fließend und man kann sich an mancher Stelle darüber streiten, was als kurz-, mittel- oder langfristige Konsequenz zu betrachten ist. In unserem Beispiel könnten wir die Erschöpfung durch die Verhaltensexzesse beispielsweise auch als eher langfristige Konsequenz ansiedeln. Andererseits bestand eine Schwächung der Kräfte auch schon im Vorfeld über einen längeren Zeitraum hinweg.

Tab. 2-4 Fallbeispiel 1: Bedingungsketten und Verstärkungsprozesse

Symptom/ Verhalten	Kurzfristige Konsequenz	Verstärkungsprozesse (kurzfristig)
Wut	Angst	Wut wird abgebaut/nicht mehr spürbar: **negative Verstärkung**
Angst	Panik → Somatik	Panik und Somatik als negative Konsequenz/ Bestrafung, keine Verstärkung
Angst	Kontrollverhalten inkl. Grübeln, Arbeiten, Alkohol, Schlafstörung	Durch Verhaltensexzesse inkl. Alkoholkonsum Reduktion der Angst und Anspannung: **negative Verstärkung** Schlafstörung als negative Konsequenz/Bestrafung, keine Verstärkung
Schlafstörung	Alkoholkonsum	Durch Alkoholkonsum einschlafen: **negative Verstärkung**
Grübeln	Schlafstörungen	Schlafstörungen als negative Konsequenz/Bestrafung, keine Verstärkung
Schlafstörungen und Alkoholkonsum	Sorgen	Sorgen als negative Konsequenz/Bestrafung, keine Verstärkung
Kränkung, Selbstwertreduktion	Gefühle innerer Leere	• Innere Leere als negative Konsequenz/Bestrafung, keine Verstärkung • Eventuelle aber auch: Innere Leere reduziert die Kränkung; je nachdem, ob innere Leere oder Kränkung deutlich aversiver für den Patienten ist, ggf. hier auch negative Verstärkung
Gefühle innerer Leere	Alkoholkonsum, Arbeiten	Reduktion der Gefühle innerer Leere: **negative Verstärkung**
Selbstwertreduktion	Arbeiten, Sexualisierung	Selbstwerterhöhung durch das Gegenregulierungsverhalten: **positive Verstärkung**
Verhaltensexzesse	Erschöpfung	Erschöpfung als negative Konsequenz/Bestrafung, keine Verstärkung
Erschöpfung	Sorgen	Sorgen als negative Konsequenz/Bestrafung, keine Verstärkung

Schauen wir uns nun aber die Verstärkungsprozesse an, so können wir festhalten, dass wir bereits manche analysiert haben, jedoch noch nicht alle. Dies liegt daran, dass wir oben zunächst einmal meist die negative Verstärkung charakterisiert haben, da wir immer einen negativen Ausgangszustand (z. B. Angst) und die darauffolgende Reaktion betrachtet haben. Hieraus ergab sich entweder eine Bestrafungs- oder negative Verstärkungskonsequenz. Darüber hinaus haben die Verhaltensweisen und Symptome aber meistens noch weitere Konsequenzen und es finden weitere Verstärkungsprozesse statt, die wir hier nun weiter analysieren und damit unsere Liste der kurzfristigen Verstärkungsprozesse vervollständigen.

Im Beispiel des beschriebenen Patienten können wir folgende weitere Verstärkungsprozesse analysieren (Tab. 2-5).

Tab. 2-5 Fallbeispiel 1: Zusätzliche kurzfristige Verstärkungsprozesse

Verhalten/Symptom	Konsequenz und Verstärkungsprozess
Kontrollverhalten inkl. Grübeln	Gefühl von Kontrolle und Sicherheit: **positive Verstärkung**
Alkoholkonsum	Aggressive Regungen der Ehefrau gegenüber abwehren/reduzieren/sich betäuben: **negative Verstärkung** Sich ersatzmäßig »füttern«, etwas »gönnen«, um nicht in allen Bereichen verzichten zu müssen: **positive Verstärkung**
Reduzierte Nahrungsaufnahme	Gefühl von innerer Stärke, Beherrschung, Sicherheit, Kontrolle: **positive Verstärkung**
Kognitive Sexualisierung	Ablenkung von anderen aversiven Gefühlszuständen: **negative Verstärkung** Flucht in eine angenehme Gedankenwelt: **positive Verstärkung**

8.2 Analyse von langfristigen Konsequenzen, individueller und interaktioneller Funktionalität, Verstärkung und Aufrechterhaltung des Verhaltens/der Symptomatik sowie von Teufelskreisen und Abwärtsspiralen

Kurz-, mittel- und langfristige Konsequenzen sind nicht immer eindeutig voneinander zu trennen. Als wir in Schritt 6 bereits die Aktualgenese verbunden mit primären und sekundären Emotionen und Symptomen näher angesehen haben, haben wir bereits Konsequenzen und Verstärkungsprozesse analysiert. An dieser Stelle machten wir uns der Einfachheit halber aber erst einmal wenig Gedanken darüber, ab welchem Punkt wir schon langfristige Konsequenzen im Auge gehabt haben.

Spätestens jetzt schauen wir uns aber einmal an, was wir in unserer bisherigen Analyse denn eigentlich in diesem eher langfristigen Sinne herausgearbeitet haben. Wir ziehen dazu noch einmal unsere ursprüngliche Tab. 2-4 der Bedingungsketten und Verstärkungsprozesse noch einmal an. Wir können hier bereits folgende eher langfristige Konsequenzen identifizieren (Tab. 2-6).

Tab. 2-6 Fallbeispiel 1: Langfristige Konsequenzen

Symptom/ Verhalten	Konsequenz	Langfristige Konsequenz und Verstärkungs-prozesse
Schlafstörungen und Alkohol-konsum	Sorgen	Sorgen als negative Konsequenz/Bestrafung, keine Verstärkung
Kränkung, Selbstwert-reduktion	Gefühle innerer Leere	Innere Leere als negative Konsequenz/Bestrafung, keine Verstärkung Eventuelle aber auch: Innere Leere reduziert die Kränkung; je nachdem, ob innere Leere oder Kränkung deutlich aversiver für den Patienten ist, ggf. hier auch negative Verstärkung
Verhaltens-exzesse	Erschöpfung	Erschöpfung als negative Konsequenz/Bestrafung, keine Verstärkung
Erschöpfung	Sorgen	Sorgen als negative Konsequenz/Bestrafung, keine Verstärkung

Einen kleinen Teil unserer Arbeit in Bezug auf die eher langfristigen Konsequenzen haben wir also schon gemacht. Wir befinden uns an diesem Punkt zunächst noch bei der Analyse der negativen langfristigen Konsequenzen. Doch wie können wir nun sicherstellen, dass wir auch wirklich alle oder zumindest die wichtigsten negativen langfristigen Konsequenzen berücksichtigen? Wir benötigen hierzu wiederum eine Auflistung aller Symptome, um zu schauen, aus welchen sich weitere langfristige Konsequenzen ergeben. Dazu greifen wir einfach auf unser erstelltes Schaubild (Abb. 2-1) zurück. Hierin hatten wir ja bereits alle Symptome inkl. Primäremotionen aufgelistet und Bedingungsanalysen innerhalb des Symptomenkomplexes vorgenommen. Theoretisch ließe sich nun dieses Schaubild nach rechts um weitere Konsequenzen ergänzen. Wir haben bislang lediglich die Konsequenzen »nach links« betrachtet, also uns zunächst die Frage gestellt, wie sich aus den primären Emotionen weitere Symptome entwickeln und ob und wie diese wiederum auf andere Symptome zurückwirken. Darüber hinaus gibt es weitere langfristige Konsequenzen, die wir noch nicht angeschaut haben.

Wenn wir uns das Schaubild noch einmal ansehen, können wir für den Patienten folgende weitere negative langfristige Konsequenzen ausmachen:

- Das gesamte Kontrollverhalten verhindert die Konfrontation mit den Ängsten, die Angst wird nicht abgebaut, sondern aufrechterhalten.
- Die reduzierte Nahrungsaufnahme bewirkt eine erhöhte innere Reizbarkeit und Unzufriedenheit.
- Als langfristige Konsequenz der kognitiven Sexualisierung ist die resultierende innere Unzufriedenheit und eigenes gefühltes Versagen (die begehrte Frauenwelt in der Realität doch nicht erobern zu können) angesichts des

schmerzlichen Auseinanderklaffens von Realität (mit mangelnder sexueller und narzisstischer Zufuhr) und Fantasie von Bedeutung.

- Es besteht die Gefahr der Entwicklung einer Alkoholabhängigkeit.

Einen Schritt weiter gehen wir nun noch, wenn wir auch Teufelskreise und Abwärtsspiralen analysieren. Hier bietet sich naheliegend an, Teufelskreise grafisch darzustellen. Für unseren Patienten könnten wir die grafische Darstellung wie in Abb. 2-2 gezeigt erstellen.

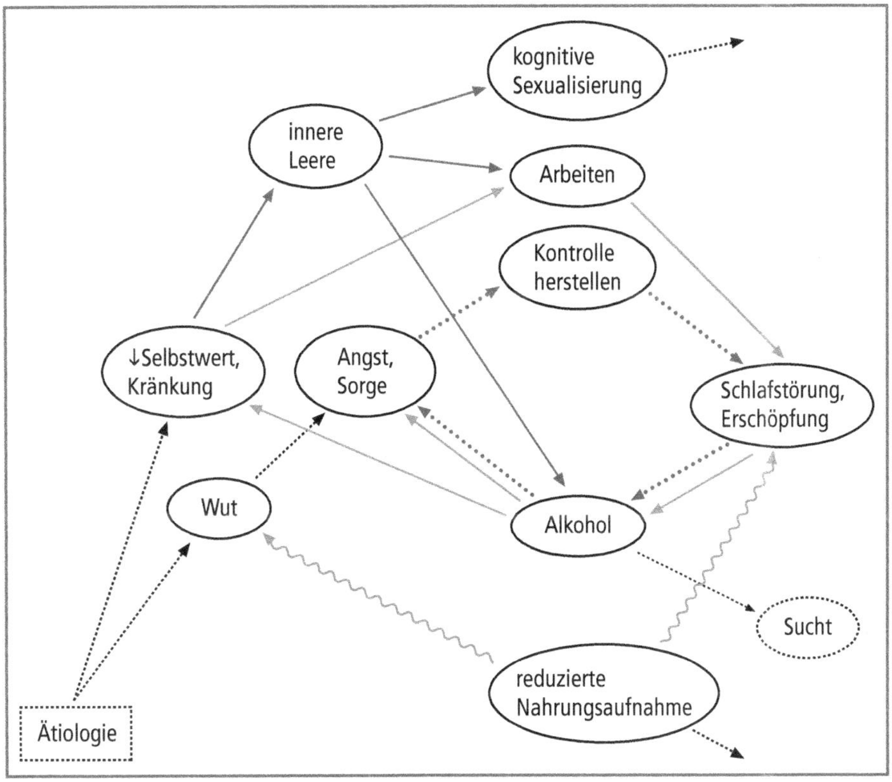

Abb. 2-2 Fallbeispiel 1: Teufelskreise

Beginnen können wir bei einer derartigen **Teufelskreisanalyse** auf der linken Seite mit den Primäremotionen. Wir hatten bereits festgestellt, dass bei diesem Patienten zwei primäre Emotionen von Bedeutung sind. Sowohl die Wut wie auch die Kränkung führen zum selben Teufelskreisgeschehen. Auch das Symptom der inneren Leere und der reduzierten Nahrungsaufnahme führt wieder in den Teufelskreis hinein. Die Konsequenzen einer möglichen Sucht analysieren wir hier nicht, da eine Suchtsymptomatik noch nicht vorliegt.

In die Grafik hinzudenken kann man sich noch den klassischen Teufelskreis der Angst, um welchen es aber hier bei den langfristigen Konsequenzen nicht geht. Diesen können wir kurz im Schritt der Analyse der Aktualgenese unterbringen.

Wir sehen also hier, dass sich der Patient in einem Teufelskreis befindet, bei dem es mit der Zeit ohne Intervention zu sich intensivierender Symptomatik und möglicherweise zur Entwicklung weiterer Folgesymptomatik kommt.

Übrig bleibt nun in unserer Analyse der langfristigen Konsequenzen noch die Frage, inwieweit es auch einen gewissen Krankheitswert oder positive, für den Patienten relativ angenehme Konsequenzen gibt.

Bei unserem Patienten lassen sich diesbezüglich folgende Vermutungen aufstellen:

- Ein Teil der Symptomatik (Erschöpfung, depressive Anteile) schützt den Patienten vor weiterer Überforderung, denn die Verhaltensexzesse können nicht mehr so aufrechterhalten werden, wie zuvor.
- Durch das Einholen von professioneller Hilfe in Form von Psychotherapie kann sich der Patient womöglich innerlich die »Erlaubnis« holen, sich a) weniger zu überfordern und b) die Ehe einmal kritisch betrachten zu dürfen, Wut auf die Ehefrau und Trennungswünsche zuzulassen.

Weitere positive Konsequenzen oder ein sekundärer Krankheitsgewinn lassen sich zumindest auf Basis unseres aktuellen Informationsstands über den Patienten nicht ausmachen. Der Leidensdruck und die negativen Konsequenzen überwiegen deutlich und prägen das Krankheitsbild.

9. Identifikation von Verhaltensaktiva, Ressourcen, Selbsthilfemöglichkeiten und -strategien, Bewältigungsfähigkeiten, ungestörten Verhaltensbereichen und subjektivem Krankheitsverständnis

Nachdem wir nun intensiv die gesamte Problematik des Patienten analysiert haben, wenden wir uns den Ressourcen zu.

Im theoretischen Teil wurde schon darauf hingewiesen, dass es gewisse Überschneidungen zur Kompensation geben kann, die wir bereits analysiert haben, dass aber Kompensation und Ressourcen nicht dasselbe beinhalten.

Schauen wir uns noch einmal kurz an, welche grundlegenden Kompensationsmechanismen des Patienten wir feststellen konnten:

- Regulierung des Selbstwerts einseitig über berufliche Leistungserbringung und hiermit verbundene Anerkennung von außen, auch durch ein großes soziales Netzwerk sowie Größenfantasien, z. B. sexualisierender Art (Frauen verführen),
- Vorgesetztenposition gibt Gefühl von Macht und damit auch Sicherheit sowie Selbstwerterhöhung,
- Angst wird weiterhin gebunden durch Kontrollhandlungen,
- stabil-unglückliche Ehe,
- Geld verdienen,
- eigenes Funktionieren/Disziplin,
- durch Kinder Gefühl zu »überdauern«.

Können wir in diesem Kompensationsbereich auch Ressourcen ausmachen?

Die Disziplin des Patienten stellt beispielsweise grundsätzlich auch eine Möglichkeit dar, das Selbstwertgefühl durch Leistungserbringung und Anerkennung von außen zu stabilisieren und Angst zu binden. Im Sinne einer positiven Therapieprognose kommt in Betracht, dass die Disziplin eine Ressource darstellt, sich auch unangenehmen Themen innerhalb der Therapie zu stellen sowie hohe Compliance zu zeigen.

Bezüglich des subjektiven Krankheitsverständnisses können wir für diesen Patienten feststellen, dass er bereits zu Therapiebeginn ein gewisses, auch psychogenetisches Krankheitsverständnis aufweist und sich nach eigenen Angaben auch für Psychologie interessiert.

Erstellen der Makroanalyse

Nachdem wir unsere Analyse vollzogen haben, geht es nun darum, die analysierten Merkmale zusammenhängend in einem Text darzustellen. Weiterhin geht es darum, dies möglichst komprimiert und zusammenfassend zu tun, ohne wichtige Aspekte zu vernachlässigen.

Zu Übungs- und Demonstrationszwecken erstellen wir nun zunächst eine ausführlichere Makroanalyse und kommen erst später zur Komprimierung der Informationen.

Bei der schriftlichen Ausformulierung gehen wir nun so vor, dass wir nicht jeden der einzelnen Analyseschritte gesondert und nacheinander auflisten bzw. darstellen.

Bereits zu Beginn fassen wir die ersten vier Analyseschritte – die genetisch oder pränatal bedingten Faktoren, die biografische Situation, die innerpsychischen Auswirkungen und den Umgang/die Anpassung des Patienten – zusammen. Die Aspekte der biografischen Situation müssen wir mit dem innerpsychischen Niederschlag verknüpfen, ansonsten bleibt die Ätiologie der Störung unverständlich und wird nicht präzise genug. Es kommt ja gerade darauf an, Bedingungsanalysen zu erstellen und den Patienten wirklich zu verstehen. Wir erklären nun also zunächst, welche Merkmale der kindlichen Situation was bei dem Patienten bewirkten. In Tab. 2-2 haben wir bereits unsere Übersicht hierzu erstellt und müssen diese eigentlich nur noch ausformulieren. Dies könnte wie im Folgenden dargestellt aussehen.

Fallbeispiel 1

Ausformulierte Makro- und Mikroanalyse

Neben dispositionellen Faktoren, wie eines genetisch bedingten ruhigen, introvertierten Temperaments (0) sind ätiologisch vor allem die kindlichen Erfahrungen mit den engen und weiteren Bezugspersonen und hiermit verbundene Entwicklungs- und Sozialisationserfahrungen für die aktuelle Symptomatik sowie für den zeitlich überdauernden anankastisch-narzisstischen Persönlichkeitsstil von Bedeutung.

Hier haben wir eine kurze Zusammenfassung gemacht und bereits auf die Persönlichkeit vorgegriffen. Jetzt kommen wir zur Formulierung der Analyseschritte 2, 3 und 4. Auch hier ist es sinnvoll eine kurze Zusammenfassung zu geben und dann die Details anzuschauen:

Die (früh-)kindliche Situation des Patienten war insgesamt gekennzeichnet von einer insgesamt wenig empathisch-warmherzigen, sondern vielmehr rational-affektarmen, emotional

entbehrenden Familienatmosphäre mit einer ungerecht-mächtigen, nicht anerkennenden Mutter und einem ruhigen, vernünftigen, wenig greifbaren Vater.
In der Bindung an die Mutter scheint der Patient zwar materiell zuverlässig versorgt worden zu sein, empathische Bemutterung, nährende Zuwendung und Spiegelung seiner kindlichen Affekte jedoch vermisst zu haben. Die Mutter war vielmehr mit sich selber und ihrem Ansehen okkupiert; von der auf sich selbst bezogenen Mutter war keine Anerkennung zu erhalten. Der Patient erlebt sich insgesamt als nicht wertvoll genug, um die mütterliche Zuwendung und Anerkennung zu erhalten, erlebt sich in seinen kindlichen Bedürfnissen nach liebevoller Versorgung und Nähe zu gierig und nimmt Bindungswünsche mehr und mehr zurück. Eigene Gefühlszustände werden als nicht berechtigt erlebt und unterdrückt. So gelangt der Patient kaum in Kontakt zu seiner Gefühls- und Bedürfniswelt und fokussiert mehr und mehr auf den Verstand und die kognitive Ebene.
Durch die Macht der Mutter, deren Regeln, Vorgaben und Ungerechtigkeiten erlebt sich der Patient ohnmächtig-wütend ausgeliefert, dies umso mehr angesichts des starren Zusammenhalts der Eltern. Daher gilt es für ihn, jegliche vitale, sich selbst behauptende und aggressive Impulse und Affekte in Schach zu halten, um sich auch angesichts der phasenweise auftretenden Schwäche und Belastung der Mutter (Krankenhausaufenthalte) weniger schuldig fühlen zu müssen, die Mutter nicht noch mehr zu belasten/zu stören, nicht zu »anstrengend« zu sein und mütterlichen Zorn abzuwenden, letztendlich, um die nicht sicher internalisierte Bindung nicht zu gefährden. Auch die Erfahrungen der frühen körperlichen Problematiken und das Erleben der körperlichen Versehrtheit sowie die ängstliche Reaktion der Eltern führen beim Patienten zum Gefühl von Bedrohlichkeit und Unsicherheit. Ängste versucht der Patient bereits im Kindesalter durch zwanghafte Verhaltensweisen (in Mitte des Betts schlafen u. Ä.) zu binden. Später kann er durch eigenes Funktionieren die Kontrollverlustängste reduzieren.
Der ruhigere Vater wird zwar nicht als dominant-ungerecht erlebt, stellte jedoch keine angemessene männliche Identifikationsfigur für den Patienten dar und half diesem nicht bei der Entwicklung eines gesunden Selbstwertgefühls und dem Ausleben autonomer, sich selbst behauptender Impulse. Auch von ihm konnte sich der Patient nicht ausreichend wertgeschätzt und gestärkt erleben.
Vor allem am mütterlichen Modell lernt der Patient die Regulierung des Selbstwerts durch Leistung, Pflichterfüllung und Statusbewusstsein und internalisiert den von der Mutter auferlegten Leistungsdruck. Es entsteht ein innerer Druck, den Erwartungen und Ansprüchen, denen gegenüber sich der Patient als klein erlebt, gerecht zu werden, um doch noch die ersehnte mütterliche Anerkennung und Zuwendung zu erhalten. Ebenso übernimmt er die elterlichen Werte und Vorstellungen von Sicherheit und Kontrolle in sein Weltbild (O). Dies leistet der weiteren Vernachlässigung lustvoller Aktivitäten zugunsten von Leistungs- und Disziplinverhalten bereits Vorschub.
Die Großfamiliensituation mit vielen Geschwistern und einem Zwilling in Kombination mit der mangelnden Anerkennung der Eltern und der hieraus resultierenden narzisstischen Verwundung verstärkt das Gefühl zu kurz zu kommen, nur einer von vielen zu sein und führt zum Ausleben von Konkurrenz- und Neidthematiken innerhalb der Geschwisterbeziehungen mit wechselnder Idealisierung und Entwertung zur eigenen Selbstwertstabilisierung. Die bereits im herkunftsfamiliären Gefüge gefühlte eigene Unzulänglichkeit (O) wird schließlich im schulischen bzw. im Kontext der Gleichaltrigen noch einmal verfestigt. Auch hier erlebt sich der Patient bereits auf Basis der in den Primärbeziehungen erfahrenen Kränkungen immer wieder als falsch, in seiner Rolle als begabter Schüler und Lehrerkind und angesichts seines ruhigen Temperaments als andersartig, nicht zugehörig, bei gleichzeitig angestrengtem Versuch, doch dazuzugehören und zu »passen«, erfährt multiple Zu-

rückweisungen und Kränkungen durch seine Peers, eine soziale Integration gelingt nicht, was mehr und mehr ebenso zum Erleben von Ohnmacht und hilfloser Wut führt. Der Patient reagiert, indem er bereits im Kindesalter andere meistens abwertet (»dumme Schüler« etc.), um sein fragiles Selbstwertgefühl zu stabilisieren. Er entwickelt kompensatorisch ein Selbstbild der eigenen Besonderheit (besondere Begabungen etc.) und erbringt in verschiedenen Bereichen hohe Leistungen (mit Bürgermeister verhandeln etc.). So kann er gleichzeitig auch durch das eigene Funktionieren seine Angst vor Kontrollverlust und seine Wut reduzieren. Durch sein ruhiges, zu Anpassung neigendes Temperament und die bereits verinnerlichten elterlichen Werte in Richtung Pflichterfüllung zeigt sich der Patient Lehrern als Autoritätspersonen gegenüber brav und angepasst, sodass er sich wenigstens von diesen geachtet fühlen kann, sich im Bereich der schulischen Leistungen auch selbstwirksam erlebt. Das Muster der Anpassung, Unterordnung und Leistungserbringung wird jedoch verfestigt.

Insgesamt wurde der Patient vor dem Hintergrund dieser kindlichen Erfahrungen in seinen kindlichen Bedürfnissen nach Bindung, Selbstwerterhöhung, Kontrolle, aber auch Lusterleben und Unlustvermeidung nachhaltig frustriert.

Wir gehen nun zu Analyseschritt 5 über und beschreiben zunächst die Persönlichkeit des Patienten:

Der Patient entwickelt sich zu einem pflichtbewussten, leistungsbezogenen Menschen (O). Es lassen sich akzentuierte narzisstische Züge verbunden mit instabilem Selbstwertgefühl, Größenfantasien feststellen ebenso wie Zwanghaftigkeit mit überhöhtem Sicherheits- und Kontrollbedürfnis, verinnerlichter Ängstlichkeit und hohen inneren Ansprüchen in Bezug auf Disziplin, Funktionsfähigkeit, Gewissenhaftigkeit u. Ä. Übergeordnete Bedürfnisse bestehen vor allem in Selbstwerterhöhung sowie Kontrolle/Sicherheit, des Weiteren auch in Richtung Lust (Sexualität). Grundannahmen und Glaubenssätze des Patienten beinhalten beispielsweise: »Die Welt ist gefährlich. Überall kann etwas passieren. Ich bin nicht sicher«, »Die Menschen mögen und anerkennen mich nur, wenn ich besonders bin und Leistungen erbringe«, »Man muss immer funktionieren und sich anpassen«, verbunden mit Oberplänen in Richtung »Halte immer alles unter Kontrolle«, »Sicherheit hat oberste Priorität«, »Verhalte dich stets gewissenhaft und diszipliniert«, »Sei etwas Besonderes«, »Beeindruck die anderen und Frauen« oder »Sei unsterblich und dauernd.«

Ich-syntone Verhaltensexzesse bestehen in Arbeiten, Leisten, Funktionieren, nach Plänen leben, Kontrolle herstellen und Sexualisierung (übermäßige gedankliche Beschäftigung mit sexuellen Themen und der Verführung von Frauen). Verhaltensdefizite hingegen bestehen in den Bereichen Selbstfürsorge, sich gehen lassen, Entspannung, sich ernährungsmäßig angemessen versorgen, sich Fehler erlauben, aggressive Anteile angemessen äußern und Konflikte austragen.

Der Patient kompensiert seine Selbstwertdefizite einseitig über berufliche Leistungserbringung und hiermit verbundene Anerkennung von außen, auch durch ein großes soziales Netzwerk sowie Größenfantasien, z. B. sexualisierender Art (Frauen verführen). Darüber hinaus kann er seine verinnerlichte Angst vor Sicherheits- und Kontrollverlust durch Disziplin, Machtausübung, Geld verdienen, seine stabil-unglückliche Ehe sowie nicht zuletzt durch seine Kinder, die ihm ein Gefühl von Überdauern vermitteln, ein Stück weit binden.

Wir analysieren nun die Schwierigkeiten in den Lebensbereichen auf Basis der Persönlichkeit:

Auf der Basis dieser Persönlichkeitsstruktur kommt es zu Schwierigkeiten in einzelnen Lebensbereichen, wodurch sich die aktuell ausgebildete Symptomatik bereits im Vorfeld mehr und mehr anbahnte.

So kommt es durch vermutlich jahrelange Selbstüberforderung am Arbeitsplatz zur Schwächung der eigenen Kräfte. Bei Insolvenz der Firma ist der Patient nicht in der Lage, dies zu akzeptieren, sondern stürzt sich getrieben von Angst vor Sicherheitsverlust in Selbstständigkeit, in welcher er alle Arbeitsabläufe selber kontrollieren »muss«. Gleichzeitig besteht eine angespannte finanzielle Lage, die den Patienten permanent in seinem Sicherheitsbedürfnis und Selbstwert bedroht.
Auf Basis seines rationalen Denkens und des Bedürfnisses nach Sicherheit und Überdauern sucht sich der Patient eine junge Frau, die in der Lage ist, Kinder zu gebären unter Vernachlässigung von emotionaler Verbundenheit/Anziehung. Er wählt zudem eine abhängige, schwache Frau, der er sich überlegen fühlen kann, wodurch er sich sicher fühlt. Andererseits sehnt sich der Patient nach einer starken Frau, zu der er aufschauen kann (wählte zuvor ältere Partnerinnen). In der programmiert-kalten, ebenfalls auf Funktionsfähigkeit angelegten Ehe mit einer schwachen, abhängigen Frau, die lediglich als Sicherheit spendender Faktor dient, kommt emotionale Verbundenheit, sexuelle Befriedigung, aber auch die benötigte narzisstische Zufuhr zu kurz (Patient fühlt sich von der wenig geachteten Ehefrau nicht begehrt und empfindet diese nicht als begehrenswert). Es entwickelt sich eine destruktive, sich aufschaukelnde Dynamik in der Beziehung der Eheleute: Die Ehefrau dient nicht (mehr) als narzisstischer Stabilisator, wird zunehmend unattraktiv, aber dennoch als Sicherheitsbasis vom Patienten dringend »benötigt«. Auf distanzierende, sich loslösende Impulse des Patienten reagiert die Ehefrau, indem sie sich dem Patienten noch mehr anpasst und unterordnet, was sie für ihn aber wiederum unattraktiver macht, sodass diese letztendlich keinen anderen Ausweg sieht, als die Aufrechterhaltung der Ehe durch Schwangerschaft zu erzwingen. Es besteht ein gegenseitiges Abhängigkeitsverhältnis, das sich immer weiter aufschaukelt. Dadurch, dass der Patient sich angesichts seiner rigiden und überhöhten Ansprüche und moralischen Gebote zwingt, in der für ihn unbefriedigenden Ehe zu bleiben, staut er über Jahre aggressive Affekte der Ehefrau gegenüber auf.
Im sexuellen Bereich kommt es auf Basis der narzisstisch-zwanghaften Persönlichkeitsstruktur zu ausgeprägten Bedürfnissen in Richtung sado-masochistischer Praktiken. Diese lebt der Patient partiell mit seiner Ehefrau aus, welche jedoch nicht als begehrenswerter Sexualpartner empfunden wird (zusätzlich verstärkt dadurch, dass Ehefrau lediglich alles über sich »ergehen« lässt, scheinbar keinerlei Lust empfindet), bei gleichzeitig hoher persönlicher Bedeutsamkeit von Sexualität und erhöhtem Interesse für Frauen, sodass es insgesamt zu sexueller Frustration beim Patienten kommt. Es besteht also eine ausgeprägte Diskrepanz zwischen dieser Realität und den sexuellen Fantasien. Auch entwickelt sich hier ein Gefühl eigenen Versagens (die begehrte Frauenwelt in der Realität doch nicht erobern zu können) angesichts des schmerzlichen Auseinanderklaffens von Realität (mit mangelnder sexueller und narzisstischer Zufuhr) und der Fantasie von eigener Bedeutung.
Aufgrund des überhöhten Sicherheitsbedürfnisses müssen die Kinder »overprotected« und kontrolliert werden; aufgrund der narzisstischen Thematik müssen diese auch immer das Bestmögliche erhalten.
Auf Basis der inneren Gebote von Funktionsfähigkeit und des mangelnden Zugangs zu Emotionalem bei Fokussierung auf die kognitive Ebene werden angenehmen Aktivitäten, vor allem Aktivitäten ohne Leistungscharakter vernachlässigt (Dinge tun, die nicht »sinnvoll« sind vs. Patient: »Wenn ich mehr Zeit hätte, würde ich … etwas Sinnvolles tun.«). Gesundheit und eigene Grenzen werden massiv übergangen; ebenso ist der Patient nicht einmal in der Lage, sich genügend Essen zu »gönnen«, wiederholt die Mangelsituation aus der Beziehung zur Mutter, was der aktuellen Erschöpfung ebenfalls Vorschub leistet.

Der Lebensbereich Freundschaft scheint hingegen noch weitestgehend unbeeinträchtigt zu sein.
So kommt es bereits im Vorfeld der aktuell sich zuspitzenden Symptomatik zur Reduktion der eigenen Kräfte, des Sicherheits- und Selbstwertgefühls sowie zu sexueller Frustration, zum Aufstau aggressiver Affekte bei weitestgehendem Ausbleiben von narzisstischer Zufuhr, positiver Verstärkung und Erfahrungen von Leichtigkeit. Es besteht kein Gegengewicht zu der geschilderten destruktiven Ehe-Dynamik und der gesamten Leistungs- und Pflichtthematik in den Lebensbereichen. Insgesamt ist die allgemeine Lebenszufriedenheit reduziert.
Wir gehen jetzt über zur Beschreibung der Auslösesituation(en) und der Aktualgenese und verbinden diese bereits mit der Darstellung kurzfristiger Konsequenzen und Verstärkungsprozesse:
Aktuell kommt es zu einer Intensivierung zuvor schon bestehender Symptomatik, aber auch zum Auftreten qualitativ neuwertiger Symptomatik; die insgesamt eher chronische und z. T. ich-syntone Symptomatik führt jedoch aktuell zu therapierelevantem Leidensdruck. Zeitlich in Zusammenhang mit der Symptomatik stehende Ereignisse sind das heimliche Schwangerwerden der Frau sowie der Umzug der Eltern und die Übernahme der Verantwortung für die Eltern durch den Bruder (wobei Letzteres vom Patienten selber nicht als Auslösesituation genannt wird). In Kombination mit den beschriebenen Schwierigkeiten in den einzelnen Lebensbereichen liegen multiple Belastungsfaktoren vor, die über einen längeren Zeitraum einen kumulativen Effekt verursachten.
Der Umzug der Eltern zum Bruder stellt eine Kränkung dar und der Patient erlebt erneut das Gefühl, nicht wertvoll genug zu sein, es kommt zum Wiederbeleben der Konkurrenzthematik, das Selbstwertgefühl wird geschwächt. Auf Basis der ohnehin schwelenden aggressiven nicht äußerbaren Affekte der Ehefrau gegenüber bringt deren neue heimliche Schwangerschaft das Fass zum Überlaufen: In dieser Situation fühlt sich der Patient nicht nur überfordert angesichts des notwendigen Zeitaufwands, sondern vor allem getäuscht, hintergangen und »bezwungen«, der »Macht« der Ehefrau ausgeliefert bei gleichzeitig inneren Loslösungswünschen. Dies geht bei ihm zunächst mit Wut (primäre Emotion) einher, die für ihn jedoch auf Basis des inneren Aggressionsverbots so bedrohlich ist, dass er die Wut in Angst »umwandelt«, wobei zusätzlich die insgesamt als unsicher und bedrohlich erlebte Situation der plötzlichen, ungeplanten Schwangerschaft allein für sich schon zu Angst (primäre und sekundäre Emotion) und sorgenvollen Gedanken führt.
Die Angst entwickelt sich nun weiter in Richtung Panik, wobei durch auftretende somatische Angstsymptome umso mehr Panik entsteht, welche wiederum die körperlichen Symptome und sorgenvollen Kognitionen intensiviert (Teufelskreis der Angst und Panik). Der gesamte Angstkomplex führt nun sekundär dazu, dass der Patient versucht, durch Biertrinken, durch mehr Arbeiten und durch das Kontrollverhalten die Angst zu reduzieren (C–/), wobei das Arbeiten und Kontrollverhalten keine qualitativ neuwertige Symptomatik darstellt, sondern ich-synton erlebt wird. Ebenso kommt es zu Schlafstörungen, welche durch das Kontroll-Grübeln verstärkt und durch den Alkoholkonsum zu behandeln versucht werden. Schlafstörungen und Bierkonsum führen wiederum erneut zu sorgenvollen Kognitionen und dem Angstkreislauf. Durch die Kränkung und die hiermit verbundene Schwächung im Selbstwertgefühl kommt es zu Gefühlen innerer Leere und damit zu Intensivierung der bereits vorhandenen Verhaltensweisen Arbeiten und kognitive Sexualisierung, um das Selbstwertgefühl zu stärken (C+). Durch die Verhaltensexzesse kommt es zu Erschöpfung, die wiederum zu Sorgen und Angst führt.
Auf der emotionalen Ebene (Remo) reagiert der Patient also mit Angst, Sorge, Gefühlen innerer Leere, Unzulänglichkeitsgefühlen, z. T. aufflackerndem Ärger, der sofort wieder unter-

drückt wird. Auf der kognitiven Verhaltensebene (Rkog) sind angstbesetzte, sorgenvolle, z. T. katastrophisierende Kognitionen und Grübeln sowie Kontrollgedanken vorherrschend. Ebenso beschäftigt sich der Patient gedanklich übermäßig mit sexuellen Thematiken und der Verführung von Frauen. Physiologisch (Rphys) zeigen sich die somatischen Äquivalente der Angst und Panik: Brechreiz, Diarrhö, Bauchschmerzen, weiche Knie, Kreislaufstörungen, Schweißausbrüche, trockener Mund, Zittern, Appetitlosigkeit sowie Erschöpfung und Schlafstörungen angesichts der permanenten Anspannung und Selbstüberforderung. Auf der motorischen Ebene (Rmot) sind Sicherheitsverhalten (Warnjacke, Notfallpläne, »Fahrdienst« der Ehefrau übernehmen, sichere Gestaltung des alltäglichen Lebens), Arbeiten sowie erhöhter Alkoholkonsum und reduzierte Nahrungsaufnahme (und sado-masochistische Sexualpraktiken) feststellbar.

Durch sein Sicherheitsverhalten erfährt der Patient kurzfristig zudem ein Gefühl von Kontrolle und Sicherheit (C+). Dies ebenso durch die gedankliche Vorwegnahme potenzieller Katastrophen und das Grübeln. Der zunehmende Alkoholkonsum ist Symptom und Auslöse- sowie Verstärkungsbedingung zugleich: Kurzfristig kann der Patient durch den Bierkonsum die permanente innere Anspannung abmildern (C–/), sich selber beruhigen (C+), einschlafen (C+), abschalten (C+) und vor allem auch laute, aggressive Regungen der Ehefrau gegenüber abwehren (C–/), sich betäuben (C+); sich nicht zuletzt auch ersatzmäßig »füttern«, sich etwas gönnen (C+), um immerhin nicht in allen Bereichen verzichten zu müssen. Die reduzierte Nahrungsaufnahme lässt den Patienten sich selber stark, beherrscht und damit letztendlich auch wiederum sicher fühlen (C+). Durch die häufige und intensive gedankliche Beschäftigung mit Sexualität und Verführung von Frauen kann sich der Patient kurzfristig von den aversiven Gefühlszuständen ablenken (C–/) und in eine Gedankenwelt flüchten, in der Fantasie zu einem potenten Helden »mutieren« und sich so zumindest in der Fantasie narzisstisch aufwerten (C+).

Langfristig kommt es durch das permanente Sicherheits- und Kontrollverhalten zum Nachlassen der eigenen Kräfte und zu Erschöpfungserleben. Das Kontrollverhalten verhindert zudem die Konfrontation mit den Ängsten, sodass der Patient nicht die Erfahrung macht, dass seine fantasierten Katastrophenszenarien auch bei Unterlassung des Kontrollverhaltens nicht eintreten, sodass die Angst aufrechterhalten und weiter verstärkt wird.

Der erhöhte Alkoholkonsum wird als gravierend ich-dyston und als eigene Schwäche/Disziplinlosigkeit erlebt und verursacht insofern hohen Leidensdruck, als dass er langfristig (im Gegensatz zum Nahrungsverzicht) zur Schwächung des Selbstwert- und Sicherheitsgefühls führt. Zudem besteht die Gefahr der Entwicklung einer Alkoholabhängigkeit.

Die reduzierte Nahrungsaufnahme führt langfristig zwar wie geschildert zu Stärkegefühlen und besänftigt die verinnerlichten rigiden Selbstansprüche, hat aber gleichzeitig ebenso eine Schwächung der Kräfte und Widerstandsfähigkeit zur Folge und bewirkt auch eine erhöhte innere Reizbarkeit und Unzufriedenheit, ohne dass der Patient diese auf die reduzierte Nahrungszufuhr zurückführen würde.

Nicht zuletzt ist als langfristige Konsequenz der kognitiven Sexualisierung die resultierende innere Unzufriedenheit und eigenes gefühltes Versagen (die begehrte Frauenwelt in der Realität doch nicht erobern zu können) angesichts des schmerzlichen Auseinanderklaffens von Realität (mit mangelnder sexueller und narzisstischer Zufuhr) und Fantasie von Bedeutung.

Es resultiert als Konsequenz immer wieder eine Verstärkung von sowohl Unzulänglichkeits- wie auch sorgenvollen, ängstlichen Gefühlen, die durch Kontrollverhalten bekämpft werden sollen, was vor allem in Schlafstörungen, Erschöpfung und Alkoholkonsum mündet und die ursprünglichen aversiven Gefühlszustände teufelskreisartig wieder verstärkt.

Wir haben unsere Makroanalyse erstellt. Es handelt sich hierbei selbstverständlich nicht um eine perfekte, alles umfassende Analyse. Möglicherweise wurde hier der eine oder andere Aspekt übersehen. Unterschiedliche Therapeuten legen Schwerpunkte z. T. an unterschiedlichen Stellen. Dennoch können wir davon ausgehen, dass wir den Patienten auf Basis der uns zu diesem Zeitpunkt vorliegenden Informationen ziemlich umfassend angesehen und beschrieben haben. Eine derartige, relativ umfangreiche Makro-Verhaltensanalyse ist wichtig, um den Patienten in vielen Aspekten zu verstehen und auf dieser Basis die Therapieplanung abzuleiten, auch, wenn sich im weiteren Therapieverlauf andere Schwerpunkte herausbilden können. Dennoch schauen wir uns an, wie die erstellte Verhaltensanalyse deutlich komprimiert werden kann, ohne dass wichtige Informationen verloren gehen. Schauen wir uns an, wie wir die umfangreiche Makroanalyse komprimieren und mit der Mikroanalyse verbinden können:

Neben dispositionellen Faktoren, wie einem genetisch bedingten ruhigen, introvertierten Temperament (O), ist ätiologisch vor allem die (früh-)kindliche Situation, gekennzeichnet von einer insgesamt wenig empathisch-warmherzigen, sondern vielmehr rational-affektarmen, emotional entbehrenden Familienatmosphäre mit einer ungerecht-mächtigen, nicht anerkennenden, phasenweise schwachen/kranken Mutter und einem ruhigen, vernünftigen, wenig greifbaren Vater, der sich nicht als männliche Identifikationsfigur eignet, einem starren Zusammenhalt der Eltern sowie das Erleben der körperlichen Versehrtheit und die ängstliche Reaktion der Eltern von Bedeutung. Hieraus resultierten beim Patienten Unzulänglichkeitsgefühle, eine Zurückname von Bindungswünschen, Unterdrückung von Emotionalem inkl. aggressiver Affekte bei gleichzeitiger Fokussierung auf die kognitive Ebene, ein Gefühl von wütender Ohnmacht und Unterordnung unter die mütterliche Dominanz, Unsicherheits- und Bedrohlichkeitsgefühle, das Lernen der Regulierung des Selbstwerts durch Leistung, Pflichterfüllung und Statusbewusstsein am Modell, das Ausleben von Konkurrenz- und Neidthematiken innerhalb der Geschwisterbeziehungen sowie das frühe Binden der Angst durch zwanghafte Verhaltensweisen (in der Mitte des Betts schlafen u. Ä.). Die bereits im herkunftsfamiliären Gefüge gefühlte eigene Unzulänglichkeit wird schließlich im schulischen bzw. im Kontext der Gleichaltrigen durch multiple Zurückweisungen und das Gefühl der Andersartigkeit in seiner Sonderrolle noch einmal verfestigt. Insgesamt wurde der Patient vor dem Hintergrund dieser kindlichen Erfahrungen in seinen kindlichen Bedürfnissen nach Bindung, Selbstwerterhöhung, Kontrolle, aber auch Lusterleben und Unlustvermeidung nachhaltig frustriert.

Der Patient entwickelt sich zu einem pflichtbewussten, leistungsbezogenen Menschen (O). Es lassen sich akzentuierte narzisstische Züge verbunden mit instabilem Selbstwertgefühl, Größenfantasien feststellen ebenso wie Zwanghaftigkeit mit überhöhtem Sicherheits- und Kontrollbedürfnis, verinnerlichter Ängstlichkeit und hohen inneren Ansprüchen in Bezug auf Disziplin, Funktionsfähigkeit, Gewissenhaftigkeit u. Ä. Ich-syntone Verhaltensexzesse bestehen in Arbeiten, Leisten, Funktionieren, nach Plänen leben, Kontrolle herstellen und Sexualisierung (übermäßige gedankliche Beschäftigung mit sexuellen Themen und der Verführung von Frauen). Verhaltensdefizite hingegen bestehen in den Bereichen Selbstfürsorge, sich gehen lassen, Entspannung, sich ernährungsmäßig angemessen versorgen, sich Fehler erlauben, aggressive Anteile angemessen äußern und Konflikte austragen. Der Patient kompensiert seine Selbstwertdefizite einseitig über berufliche Leistungserbringung und hiermit verbundene Anerkennung von außen, auch durch ein großes soziales Netzwerk sowie Größenfantasien, z. B. sexualisierender Art (Frauen verführen). Darüber hinaus kann er seine verinnerlichte Angst vor Sicherheits- und Kontrollverlust durch Disziplin, Machtausübung, Geld verdienen, seine stabil-unglückliche Ehe sowie nicht zuletzt durch seine Kinder, die ihm ein Gefühl von Überdauern vermitteln, ein Stück weit binden. Auf der Basis

dieser Persönlichkeitsstruktur kommt es zu jahrelanger Selbstüberforderung am Arbeitsplatz und zur Schwächung der eigenen Kräfte. Gleichzeitig besteht eine angespannte finanzielle Lage, die den Patienten permanent in seinem Sicherheitsbedürfnis und Selbstwert bedroht. In der programmiert-kalten, ebenfalls auf Funktionsfähigkeit angelegten Ehe mit einer schwachen, abhängigen Frau, die lediglich als Sicherheit spendender Faktor dient, kommt emotionale Verbundenheit, sexuelle Befriedigung, aber auch die benötigte narzisstische Zufuhr zu kurz (Patient fühlt sich von der wenig geachteten Ehefrau nicht begehrt und empfindet diese nicht als begehrenswert). Es besteht ein gegenseitiges Abhängigkeitsverhältnis, das sich immer weiter aufschaukelt.
Aktuell kommt es zu einer Intensivierung zuvor schon bestehender, z. T. chronischer, ichsyntoner Symptomatik, aber auch zum Auftreten qualitativ neuwertiger Symptomatik. Der Umzug der Eltern zum Bruder stellt eine Kränkung dar und das Selbstwertgefühl wird geschwächt. Auf Basis der ohnehin schwelenden aggressiven nicht äußerbaren Affekte der Ehefrau gegenüber bringt deren neue heimliche Schwangerschaft das Fass zum Überlaufen: In dieser Situation fühlt sich der Patient nicht nur überfordert angesichts des notwendigen Zeitaufwands, sondern vor allem getäuscht, hintergangen und »bezwungen«, der »Macht« der Ehefrau ausgeliefert bei gleichzeitig inneren Loslösungswünschen. Dies geht bei ihm zunächst mit Wut (primäre Emotion) einher, die für ihn jedoch auf Basis des inneren Aggressionsverbots so bedrohlich ist, dass er die Wut in Angst »umwandelt«. Die Angst entwickelt sich nun weiter in Richtung Panik, es kommt zum Teufelskreis der Angst und Panik.
Es lässt sich exemplarisch folgende Situation der Problematik darstellen (Mikroanalyse):

- **S:** *Patient setzt sich nach einem anstrengenden Arbeitstag, an dem er Überstunden leistete, in sein Auto.*
- **O:** *narzisstische und zwanghafte Persönlichkeitszüge (s. o.)*
- **Rkog:** *dysfunktionale und katastrophisierende Kognitionen: »Ich bin schon wieder so unruhig. Dass ich nur sicher nach Hause komme. Mir ist schon wieder so komisch. Nicht, dass ich einen Unfall baue und sie mich ins Krankenhaus bringen. Dann sehen mich alle Leute hilflos und schwach, armselig. Reiß dich zusammen, das darf dir nicht passieren.«*
- **Remo:** *Sorge, Angst*
- **Rphys:** *Der Patient bekommt weiche Knie, beginnt zu schwitzen, ihm wird übel, der Mund ist trocken, er beginnt zu zittern.*
- **Rmot:** *Der Patient zieht seine Warnjacke an. Versucht sich weiter gedanklich zu beruhigen. Geht in Gedanken einen schon erstellen Notfallplan noch einmal durch. Während der Autofahrt weitere kognitive Vermeidung/Beruhigung. Endlich zu Hause angekommen, lassen die Symptome langsam nach, der Patient trinkt ein Bier um »runterzukommen«. Im Laufe des Abends grübelt er weiter über seine Verfassung und seine Ängste. Schließlich stellt er sich gedanklich vor, eine Frau zu verführen.*
- **K:** *Durch sein Sicherheitsverhalten (inkl. Grübeln und kognitive Vorwegnahme potenzieller Katastrophen) erfährt der Patient kurzfristig Reduktion der Angst (C–/), zudem ein Gefühl von Kontrolle und Sicherheit (C+). Kurzfristig kann der Patient durch den Bierkonsum die permanente innere Anspannung abmildern (C–/), sich selber beruhigen (C+), später einschlafen (C+), abschalten (C+) und vor allem auch laute, aggressive Regungen der Ehefrau gegenüber abwehren (C–/), sich betäuben (C–/); sich nicht zuletzt auch ersatzmäßig »füttern«, sich etwas gönnen (C+), um immerhin nicht in allen Bereichen verzichten zu müssen. Durch die intensive gedankliche Beschäftigung mit Sexualität und Verführung von Frauen kann sich der Patient kurzfristig von den aversiven Gefühlszuständen ablenken (C–/) und in eine Gedankenwelt flüchten, in der Fantasie zu einem potenten Helden »mutieren« und sich so zumindest in der Fantasie narzisstisch aufwerten (C+).*

[Neben den in dieser Situation vorherrschenden Symptomen kommt es zusätzlich auf der emotionalen Ebene (Remo) zu Gefühlen innerer Leere, Unzulänglichkeitsgefühlen, z. T. aufflackerndem Ärger, der sofort wieder unterdrückt wird. Physiologisch (Rphys) zeigen sich zusätzlich Erschöpfung und Schlafstörungen angesichts der permanenten Anspannung und Selbstüberforderung. Auf der motorischen Ebene (Rmot) sind Sicherheitsverhalten (Warnjacke, Notfallpläne, »Fahrdienst« der Ehefrau übernehmen, sichere Gestaltung des alltäglichen Lebens), Arbeiten sowie erhöhter Alkoholkonsum und reduzierte Nahrungsaufnahme (und sado-masochistische Sexualpraktiken) feststellbar.]
Langfristig kommt es durch das permanente Sicherheits- und Kontrollverhalten zum Nachlassen der eigenen Kräfte und zu Erschöpfungserleben. Das Kontrollverhalten verhindert zudem die Konfrontation mit den Ängsten, sodass die Angst aufrechterhalten und weiter verstärkt wird. Der erhöhte Alkoholkonsum wird als gravierend Ich-dyston und als eigene Schwäche/Disziplinlosigkeit erlebt und verursacht insofern hohen Leidensdruck, als dass er langfristig zur Schwächung des Selbstwert- und Sicherheitsgefühls führt. Zudem besteht die Gefahr der Entwicklung einer Alkoholabhängigkeit. Die reduzierte Nahrungsaufnahme lässt den Patienten sich selber stark, beherrscht und damit letztendlich auch wiederum sicher fühlen (C+), hat aber gleichzeitig ebenso eine Schwächung der Kräfte und Widerstandsfähigkeit zur Folge und bewirkt auch eine erhöhte innere Reizbarkeit und Unzufriedenheit. Nicht zuletzt ist als langfristige Konsequenz der kognitiven Sexualisierung die resultierende innere Unzufriedenheit und eigenes gefühltes Versagen (die begehrte Frauenwelt in der Realität doch nicht erobern zu können) angesichts des schmerzlichen Auseinanderklaffens von Realität (mit mangelnder sexueller und narzisstischer Zufuhr) und Fantasie von Bedeutung. Es resultiert als Konsequenz immer wieder eine Verstärkung von sowohl Unzulänglichkeits- wie auch sorgenvollen, ängstlichen Gefühlen, die durch Kontrollverhalten bekämpft werden sollen, was vor allem in Schlafstörungen, Erschöpfung und Alkoholkonsum mündet und die ursprünglichen aversiven Gefühlszustände teufelskreisartig wieder verstärkt.

Wie haben wir die Verdichtung hier hinbekommen, ohne Aspekte zu vernachlässigen? Zunächst wurden neben dem genetischen oder pränatalen Vulnerabilitätsaspekt alle wichtigen Merkmale der biografischen Situation kurz und prägnant sowie direkt im Anschluss deren innerpsychische Auswirkungen sowie die Umgangsweisen in der kindlichen Situation aufgelistet. Wir achten hierbei auf eine Entsprechung der Reihenfolge von zusammengehörenden Merkmalen der Situation, der Auswirkungen und Umgangsweisen.

Danach wurden die wichtigsten Persönlichkeitsmerkmale sowie die Schwierigkeiten in den Lebensbereichen und die Kompensation prägnant zusammengefasst. Wenn wir einzelne Merkmale eher als untergeordnet bedeutsam erachten, können wir diese auch ganz streichen. In unserem Beispiel wurde der Aspekt der braven Angepasstheit den Lehrern gegenüber gestrichen.

Nach der kurzen Darstellung der Aktualgenese haben wir die Symptomatik nun zunächst beispielhaft in Form einer Mikroanalyse dargestellt. Dies tun wir wie oben beschrieben auch zum Zweck der Informationsverdichtung.

Da wir die Organismusvariable bereits auf Makroebene beschrieben haben, haben wir in der Mikroanalyse hier nur kurz die übergeordneten Persönlichkeitsmerkmale (narzisstische und zwanghafte Züge) genannt und auf die Makroanalyse verwiesen.

Im Anschluss an die Mikroanalyse haben wir noch die noch nicht erwähnten Symptome genannt, um die Symptomatik möglichst vollständig darzustellen. Wie wir in unserem Beispiel sehen, ist in dieser ausgewählten Situation emotional lediglich die Angst und Sorge relevant. Auch auf der physiologischen Ebene werden nicht alle vom Patienten genannten Symptome genannt, da der Patient hier in dieser Situation keine voll ausgeprägte Panikattacke erlebt. Weil wir aber bereits unter Punkt 1 des Berichts, Symptomatik, all diese Symptome genannt haben müssen, könnten wir deren Auflistung hier an dieser Stelle auch weglassen, um Redundanz zu vermeiden. Daher ist dieser Abschnitt in der oben erstellten, gekürzten Makroanalyse in eckige Klammern gesetzt worden.

Danach haben wir die weiteren, vor allem langfristigen Konsequenzen und Teufelskreise wiederum auf der Makroebene dargestellt.

2.2.2 Fallbeispiel 2: Affäre mit dem Vorgesetzten

Um die vorgestellte Vorgehensweise noch besser zu verstehen und praktisch einüben zu können, schauen wir uns ein weiteres Fallbeispiel an und wenden die Analyseschritte für die Verhaltensanalyse hierauf erneut an.

Komprimierte Informationen zur Patientin

Die 27-jährige Patientin berichtet im Erstgespräch, sie habe sich in eine »seelische Abhängigkeit« von einem Mann, ihrem Vorgesetzten (+ 20 J.), begeben, könne an nichts anderes mehr denken als an die Situation mit ihm. Sie ruhe nicht in sich selbst, sondern es sei »alles« von ihm und seinem Verhalten ihr gegenüber »abhängig«: »Meldet er sich, ist es ein guter Tag, meldet er sich nicht, hat alles keinen Sinn.« Sie kontrolliere vor allem zu Zeiten, zu denen er sich melden könne, permanent ihr Handy und fühle sich nicht gut genug für ihn »oder irgendjemand anders«, finde sich zu dick und unattraktiv. Besonders »schlimm« sei es an den Wochenenden und dann, wenn die berufliche Anspannung abfalle und die »Ablenkung« fehle. Auch habe sie das Gefühl, dass ihr Leben stagniere, während er seines ganz normal weiterlebe. Gleichzeitig habe sie große Angst, dass »uns die Situation um die Ohren fliegt« und sie »entlarvt« werde und ihren wertvollen Job verliere. Auch fühle sie sich manchmal schuldig gegenüber der Ehefrau des Vorgesetzten. Es habe sich mehr und mehr folgende Symptomatik entwickelt: Die Patientin fühle sich innerlich unruhig, könne nicht mehr entspannen, sei erschöpft, habe Einschlafprobleme. Körperlicherseits komme es zu sehr unangenehmen Engegefühlen in der Brust und zu Magen-Darm-Problemen. Ihre Stimmung sei immer häufiger gedrückt, freudlos, gleichgültig, sie fühle innere Leere, insbesondere an den Wochenenden. Ansonsten schwanke die Stimmung auch stark. Die Patientin ziehe sich von Bekannten und Freunden zurück, verspüre eine Antriebsreduktion. Permanent »fahren die Gedanken Achterbahn«, sie grübele ununterbrochen über die Affären-Situation. Konzentration und Aufmerksamkeit seien zurückgegangen. Die Symptomatik habe sich entwickelt, nachdem die zunächst als »Ablenkung und Spiel« gedachte Affäre nicht den von ihr gewünschten Verlauf angenommen habe, da die Treffen kalenderbedingt seltener geworden seien und die Aufmerksamkeit seinerseits zurückgegangen sei. Zudem habe sich die Situation am Arbeitsplatz aufgrund der Kündigung einer Kollegin angespannt. Die Patientin habe das Gefühl, dass hinter all dem ein »strukturelles« Problem stehe, da sie sich schon einmal in eine »seelische Abhängigkeit« von einem Mann begeben habe. 2013 sei sie unglücklich und unerwidert verliebt gewesen; ein Mann habe mit ihr gespielt. »Befreien« habe sie sich hieraus lediglich durch die Affäre mit dem Chef und eine weitere, parallele Affäre mit einem weiteren Bekannten können. Inzwischen benötigte sie jedoch wiederum zur »Ablenkung« von der unglücklichen Affäre mit dem Vorgesetzten eine weitere Dating-Beziehung zu einem Arbeitskollegen, der aber wiederum auch »nicht so richtig committed«. Sie wolle mithilfe der Therapie erreichen, dass ein Mann nicht mehr ihr Lebensmittelpunkt sei, »mich nicht auffrisst und abhängig macht, denn ich könnte noch viel mehr aus mir machen.« Darüber hinaus bestehe bei der Patientin seit eh und je die Angst, im Mittelpunkt der Aufmerksamkeit zu stehen, vor Gruppen zu reden und vor Versagen.

Lebensgeschichtliche Entwicklung

Die Patientin sei gemeinsam mit einem Bruder (–3 J.) und einer Schwester (–5 J.) bei den leiblichen Eltern aufgewachsen. Die Trennung der Eltern sei erfolgt, als die Patientin 18 Jahre alt war und gerade von zu Hause ausgezogen sei. Die Mutter (+29 J., Sozialversicherungsangestellte, Marketing- und Vertriebsleiterin) habe zunächst noch Vollzeit gearbeitet, die Patientin sei zeitweise von einem Kindermädchen und den Großeltern betreut worden. Nach Geburt des Bruders habe sie 12 Jahre lang nicht gearbeitet. Die Patientin beschreibt sie als taff, durchsetzungsstark, selbstbewusst, kämpferisch, begeisterungsfähig, aber auch rechthaberisch, kritikempfindlich, stur, streitlustig bis emotional. Sie sei von ihr aber immer »gut behandelt« worden, sie sei eine »Löwenmutter« gewesen, habe die Kinder wenn nötig nach außen verteidigt und ihnen mehr ermöglicht, als sie selber erhalten habe (Klavier-, Schwimmunterricht, Reisen etc.), gleichzeitig habe sie die Kinder aber nicht »betüdelt« oder verwöhnt, es gebe sicherlich »fürsorglichere« Mütter. Die Patientin und ihre Geschwister seien zu Selbstständigkeit erzogen worden und als Werte habe die Mutter vermittelt, auf eigenen Beinen zu stehen, finanziell unabhängig von einem Mann zu sein, sich hoch zu bilden und stark zu sein. In der Pubertät habe sich ein sehr schwieriges Verhältnis mit vielen Streitereien um Kleinigkeiten entwickelt bis hin zum gegenseitigen »Anbrüllen«. Die Mutter könne verbal sehr verletzend sein, »sie tritt noch nach, wenn man schon am Boden liegt«, wolle dann der Patientin manchmal »richtig weh tun«. Auch habe sie wohl ein engeres Verhältnis zur Schwester gehabt; dies sei bis heute so. Entspannt habe sich die Beziehung nach Auszug der Patientin, wobei die Patientin trotz dieser Schwierigkeiten zuvor bei der Trennung der Eltern eindeutig zur Mutter »gehalten« habe, sich gegen den Vater gestellt habe. Man telefoniere derzeit fast täglich. Mit dem neuen Lebenspartner der Mutter gebe es aber Schwierigkeiten.

Der Vater (+ 30 J., Architekt, Baudezernent) sei ein kreativer, nachdenklich-ruhiger, strukturierter, emotional karger, arroganter, auf sich selbst bezogener, feiger Mann. Die Patientin habe immer das Gefühl gehabt, nicht gut genug für ihn zu sein, seine Zuwendung war immer an »Performanz« gebunden. Er habe sich beispielsweise dafür interessiert, wer in der Klausur die beste Note erreicht habe, wenn die Patientin mit »gut« benotet worden sei. Er sei meist abwesend gewesen, habe viel gearbeitet, sich aber auch gekümmert, als die Patientin noch jünger gewesen sei (vorgelesen, gespielt). Er sei ihr mit dem Alter immer fremder geworden. Die Patientin erinnere sich an eine Situation, in welcher der Großvater väterlicherseits ihr mit einem Stock aus Spaß unter den Rock gefahren sei und der Vater im Gegensatz zur Mutter zu »feige« gewesen sei, sich gegenüber den eigenen Eltern zu behaupten. Nach der Trennung der Eltern, die vom Vater ausgegangen sei, habe dieser erst angekündigt, sich im Ausland selbst verwirklichen zu wollen, habe dann aber seine Affäre geheiratet und ein neues Kind »gezeugt«, die Patientin habe dann den Respekt vor ihm verloren und für neun Jahre konsequent den Kontakt eingestellt. 2013 habe sie Kontakt aufgenommen, es sei nur eine kurze Aussprache erfolgt, seither bestehe loser Kontakt. Vor der Trennung der Eltern hätten diese eine harmonische Ehe geführt; zuletzt habe der Vater die Mutter von oben herab behandelt.

Auf den jüngeren Bruder sei die Patientin zunächst eifersüchtig gewesen, habe sich später mit ihm gegen die Schwester »verbündet«, aktuell bestehe zu ihm eine gute Beziehung. Mit der Schwester habe sie früher um den Bruder konkurriert, man sei unterschiedlich, habe aber dennoch fast täglich Kontakt und sei füreinander da. Bei Streit stehe sie aber immer auf der Seite der Mutter. Die Patientin sei als Erstgeborene die Vernünftige und Strebsame gewesen, die Schwester sei der »Wirbelwind« gewesen und weniger streng behandelt worden.

Insgesamt sei sie behütet in einem großen Stadtrandhaus mit »zwei Autos, einem Hund in materieller Sicherheit und recht idyllisch« aufgewachsen. Dennoch habe sie irgendwann nur noch »raus, ins richtige Leben« gehen wollen.

Im Kindergarten habe sich die Patientin sehr unwohl gefühlt, wenn sie zu spät und in einen Raum mit anderen Kindern kommen musste, »die alle schon da sind und ich nicht genau weiß, was mich erwartet«. In der Schule sei sie in einem schwierigen Klassenverbund auf dem Gymnasium gewesen mit vielen Mädchen und wenigen Jungen sowie »starker Konkurrenz, Lästereien und Zickereien«. Sie sei nie im »Zentrum«, aber auch keine Außenseiterin gewesen. Aufgrund von Ängsten, etwas Falsches zu sagen, habe sie sich im Unterricht wenig beteiligt, wenngleich sie viel zu sagen gehabt hätte. Aufgrund hervorragender Leistungen habe sie eine Klasse übersprungen, sei dann der »Streber«, bei den ehemaligen Klassenkameraden die »Verräterin« gewesen. Nach dem Abitur habe die Patientin Politikwissenschaften studiert, Auslandsaufenthalte absolviert und als Jahrgangsbeste die Universität abgeschlossen. Noch vor Abschluss habe sie eine Anstellung bei einer Partei gefunden, nach wenigen Wochen sei ihr jetziger Vorgesetzter »auf mich aufmerksam geworden und hat mich rangezogen«. Seit 2012 sei sie nun »mit ihm« als persönliche Referentin tätig, pendele wöchentlich zwischen Arbeitsplätzen in Großstädten Ost- und Westdeutschlands. Das Projekt sei spannend und es gebe nette Kollegen und einen guten Verdienst, wobei sie aufgrund von zeitweisem Aussetzen des väterlichen Unterhalts Bildungskredite abbezahlen müsse. Dennoch habe die Patientin immer im Kopf, was das nächste Ziel sei, wo sie in fünf Jahren stehe.

Die Patientin habe im Alter von 14 Jahren den ersten Geschlechtsverkehr sowie den ersten festen Freund gehabt. Diese Beziehung sowie eine spätere (von sechsjähriger Dauer) habe sie selber beendet, die Luft sei »raus« gewesen, es habe nicht mehr gepasst, obwohl sie von Zweifeln geplagt gewesen sei und ihr Gleichgewicht etwas verloren habe. Dennoch wäre sie ohne Trennung heute »nicht die, die ich bin«, wäre eher »stagniert«. Neben diesen zwei Partnerschaften habe es Verliebtheiten und eine Affäre gegeben. Vor 2013 habe sich die Patientin drei Jahre lang nicht für Männer interessiert, sich auf die Karriere konzentriert und viel an Gewicht zugenommen; dies jedoch aufgrund ihrer Disziplin wieder reduzieren können. Dann habe sie sich unglücklich verliebt und sich von diesem Mann erst bei dessen Hochzeit endgültig lösen können nach viel Hoffen etc. Im Anschluss seien die beschriebenen Affären als Ablenkungsversuch entstanden. Sexuell gesehen habe die Patientin das Bedürfnis, Dinge nachzuholen, und sei selbstbewusster, habe aber bislang keine »richtigen« Orgasmuserfahrungen und denke, dass dies mit der Angst loszulassen zusammenhänge.

Die Patientin verfüge über einen großen Bekannten- und Freundeskreis. Nach außen wirke sie auf andere manchmal unnahbar, wohinter aber ihre Unsicherheit stecke. Situationen mit fremden Menschen (Partys etc.) würden ihr »zu schaffen« machen, da sie sich immer frage, was die anderen über sie denken. Hobbys und Interessen seien Design, Architektur, Kunst, Kultur, Ausstellungen besuchen, Lesen, Joggen, Reisen, Essen und Tiere.

Bisher gab es keine Psychotherapie oder stationär-psychiatrische Behandlung.

Psychischer Befund

Die Patientin ist eine überdurchschnittlich attraktive, blonde junge Frau mit schlankem Körperbau (1,65 m, 56 kg), großen Augen, gekleidet in ausgewählter, sorgfältiger, z. T. teurer Kleidung. Sie wirkt zunächst etwas arrogant und unnahbar, dann bei näherem Kontakt aber offen, nett, sympathisch, weich und humorvoll. Sie lächelt mich immer wieder spielerisch, schelmisch an. Sie fühle sich wie eine »Verräterin«, da sie hier in der Therapie über die pikante private bzw. berufliche Situation berichtet.

Die Patientin ist in der Lage, sich differenziert auszudrücken. Die intellektuelle Leistungsfähigkeit scheint überdurchschnittlich bei einer differenzierten Persönlichkeitsstruktur. Krankheitseinsicht, Introspektionsfähigkeit, Therapiemotivation und Veränderungsbereitschaft scheinen hoch ausgeprägt.

Die Patientin ist wach, bewusstseinsklar und zu allen Qualitäten voll orientiert. Es liegen keine Aufmerksamkeits- und Gedächtnisstörungen vor, es wird subjektiv von Konzentrationsschwierigkeiten berichtet. Im Denken ist die Patientin deutlich eingeengt auf die gesamte Thematik rund um die Beziehung zum Vorgesetzten, es besteht eine ausgeprägte Grübelneigung. Es gibt keine Anhalte für psychotische Symptomatik, Derealisation oder Depersonalisation. Im Affekt ängstlich-niedergeschlagen, ratlos, Unzulänglichkeits- und Schuldgefühle, erhaltene Schwingungsfähigkeit. Es wird innere Unruhe und Anspannung berichtet, die auch im Kontakt spürbar wird. Der Antrieb ist etwas reduziert. Die Patientin berichtet von sozialem Rückzug angesichts der Symptomatik. Es besteht eine unrealistische Selbstwahrnehmung in Bezug auf eigene Attraktivität und Körperproportionen, jedoch keine Körperschemastörung im klinischen Sinne. Suizidalität wird glaubhaft verneint. Kein Substanzkonsum, keine Medikation.

Durchführung der Analyse

1. Analyse von genetisch oder pränatal bedingten Vulnerabilitätsfaktoren

Auf Basis der verfügbaren Informationen gibt es keine gezielten Hinweise auf frühe Vulnerabilitätsfaktoren bei der Patientin.

2. Analyse der kindlichen, biografischen Situation

Deskriptive Merkmale der kindlichen Situation:

- Aufgewachsen in materieller Sicherheit
- Sichere Versorgung durch Eltern, Großeltern, Kindermädchen, behütete Familienatmosphäre
- Mutter
  - Eigenschaften: »Löwen-Mutter«; starke, aktive, selbstbewusste Frau, aber auch streitlustig, verletzend, stur; vermittelte Werte der Mutter: Autonomie, Aktivität, Bildung, Leisten
  - Beziehung zur Mutter: scheinbar sichere Bindung, ausreichend Halt, von Mutter grundsätzlich auch angenommen/geliebt, aber subtile »Bevorzugung« der Geschwister: erst für Bruder aufgehört zu arbeiten (nicht bei Geburt der Patientin), weniger Grenzen und Verantwortung für beide jüngeren Geschwister, engere Beziehung der Mutter an die Schwester der Patientin, ab Pubertät emotional geladene Streitereien vermutlich mit thematischem Hintergrund von Machtkämpfen, bei Trennung der Eltern Verbündung mit Mutter gegen Vater
- Vater
  - Eigenschaften: ruhig, emotional karg, rational, arrogant, selbstbezogen, leistungs-/erfolgsbewusst, fleißig, konfliktvermeidend
  - Beziehung zum Vater: hat sich scheinbar in jüngeren Jahren der Patientin dieser auch versorgend zugewandt (lesen, spielen), grundsätzlich wenig enge Beziehung; Zuwendung in Form von Lob an Performanz der Patientin gebunden; Vater erweist sich z. B. im Zusammenhang mit der sexuellen Anzüglichkeit seines eigenen Vaters der Patientin gegenüber nicht als Beschützer und Verteidiger; Vater verlässt Familie und die Patientin und wendet sich anderer Frau und neuem Kind zu
- Innerhalb der Geschwisterbeziehung wird Konkurrenzthematik ausgelebt, weiterhin hier auch »Dreier-Beziehungsthematik« mit Verbündung, Ausschließen etc. (Ausmaß unklar), im Vergleich zu Geschwistern ist Patientin als

Älteste die Vernünftige und Erwachsenere, Patientin hat als Älteste mehr Verantwortung
- Zum Teil Erfahrungen von Besonderheit/Andersartigkeit in der Schülerrolle, Erfolg als Schülerin

Weiteren Überlegungen, Schlussfolgerungen und Interpretationen unsererseits:
- In Bezug auf die Eigenschaften der Mutter: dominant, Machtmensch, narzisstische Struktur, hat Machtkämpfe mit Patientin ausgefochten, ggf. zusätzlich stellvertretend für eigentlich ihrem Ehemann geltende Wut und Kränkung (durch dessen Verhalten von oben herab)
- Vermutlich enge Bindung an die Mutter (wird deutlich daran, dass Patientin sich mit Mutter verbündet und heute noch sehr häufigen Kontakt zu ihr unterhält, spätestens ab Pubertät diese enge Bindung aber gleichzeitig ambivalent)

Internalisierte Beziehungserfahrungen in Relation zu anderen Beziehungen:
- Durch die mangelnde, lediglich an Performanz geknüpfte Bestätigung durch den Vater und die subtile Bevorzugung der Geschwister durch die Mutter kommt es innerhalb der Geschwisterbeziehungen zum Ausleben von Konkurrenz.
- Durch die mangelnde, lediglich an Performanz geknüpfte Bestätigung durch den Vater und die subtile Bevorzugung der Geschwister durch die Mutter ist die Patientin im Kindergartenkontext und später im schulischen Kontext von Selbstzweifeln geplagt, wodurch sie vermutlich auch im Kontakt mit Gleichaltrigen gehemmt ist und die soziale Integration nicht so gelingt, wie sie es sich eigentlich wünscht (»Ich war nie im Zentrum«).
- Durch die wenige Verfügbarkeit des Vaters und dessen Nicht-Eignung als stabile, anerkennende Vaterfigur bleibt die Patientin eng an die Mutter gebunden.

3. Analyse der innerpsychischen Auswirkungen der biografischen Situation in der kindlichen Situation (»innerpsychischer Niederschlag«)
und

4. Analyse der Auswirkungen der kindlichen Situation und des innerpsychischen Niederschlags auf die kindlichen Verhaltensweisen im Umgang mit der kindlichen Situation

Auch in diesem Beispiel stellen wir die festgestellten Aspekte zunächst tabellarisch dar (Tab. 2-7).

Übergeordnete Themen:
- Kränkungen, Konkurrieren, Leistung – Patientin vor allem immer wieder im Bedürfnis nach Selbstwerterhöhung frustriert
- Weitere Themen: ambivalente Bindungen, Kontrollverlust

Tab. 2-7 Fallbeispiel 2: Merkmale der kindlichen Situation, innerpsychischer Niederschlag und Umgang/Anpassung

Merkmal der kindlichen Situation	**Verbundene Affekte, Gefühle, Emotionen**	**Frustration von Bedürfnissen**	**Umgang/ Anpassung**
Materielle Sicherheit, sichere Versorgung, behütete Familienatmosphäre	Patientin fühlt sich sicher aufgehoben, grundsätzlich als Mensch angenommen	Befriedigung der kindlichen Bedürfnisse nach Kontrolle und Bindung	/
• »Löwen-Mutter«: starke, aktive, selbstbewusste Frau – Vermittelte Werte der Mutter: Autonomie, Aktivität, Bildung, Leisten	Patientin fühlt sich dieser Übermutter unterlegen und im Vergleich zu ihr klein, unzulänglich, gleichzeitig unter Druck stehend, ebenso stark sein zu müssen, um wertvoll zu sein	Frustration des Bedürfnisses nach Selbstwerterhöhung	• Patientin idealisiert Mutter und identifiziert sich mit deren Eigenschaften, übernimmt diese in ihr Selbstbild, lernt am mütterlichen Modell Selbstwertregulierung durch Leisten und Aktivität • Erbringung von Bestleistungen im schulischen Bereich
Subtile »Bevorzugung« der Geschwister	Patientin fühlt sich im Vergleich zu Geschwistern minderwertiger, nicht gut genug für Mutter	Frustration des Bedürfnisses nach Selbstwerterhöhung	• Patientin konkurriert mit Geschwistern • Erbringung von Bestleistungen im schulischen Bereich
Ab Pubertät emotional geladene Streitereien vermutlich mit thematischem Hintergrund von Machtkämpfen, wiederholte verletzende Worte seitens der Mutter	Patientin fühlt sich von Mutter dominiert, deren wiederholter verbaler Aggression und Verletzung hilflos ausgeliefert, hierüber entsteht ohnmächtige Wut	Frustration des Bedürfnisses nach Kontrolle, sekundär auch nach Selbstwerterhöhung	Patientin solidarisiert sich mit Mutter gegen Vater, um die Aggressionen der Mutter abzumildern (unbewusst)

Merkmal der kindlichen Situation	Verbundene Affekte, Gefühle, Emotionen	Frustration von Bedürfnissen	Umgang/ Anpassung
Patientin hat als Älteste mehr Verantwortung, Patientin ist als Älteste die Vernünftige und Erwachsenere	Patientin fühlt sich in besonderer Verantwortung und Rolle als Älteste: »lautere«, unvernünftige, aggressive Impulse (»Unsinn machen« etc.) wird als unangemessen, falsch erlebt, geht mit Schuldgefühlen einher	Frustration des Bedürfnisses nach Lust	• Verhält sich pflegeleicht und angepasst, drängt Aggressives zurück • Patientin übernimmt Vernunft und Verantwortung in ihr Selbstbild
Ruhiger, wenig präsenter, emotional nicht verfügbarer, erfolgsbewusster, arbeitender Vater, dessen Zuwendung/ Anerkennung an Performanz gebunden ist	Patientin fühlt sich für Vater nicht wichtig genug, nicht gut genug für ihn, fühlt sich unzulänglich	Frustration des Bedürfnisses nach Bindung und Selbstwerterhöhung	• Patientin idealisiert Mutter und identifiziert sich mit deren Eigenschaften, übernimmt diese in ihr Selbstbild, lernt am mütterlichen Modell Selbstwertregulierung durch Leisten, Aktivität • Erbringung von Bestleistungen im schulischen Bereich
Vater erweist sich z. B. im Zusammenhang mit der sexuellen Anzüglichkeit seines eigenen Vaters der Patientin gegenüber nicht als Beschützer und Verteidiger	Weitere Enttäuschung über den schwachen Vater, zu dem Patientin nicht aufsehen kann, erneutes Gefühl, es ihm nicht wert zu sein	Frustration des Bedürfnisses nach Selbstwerterhöhung und nach Idealisierungsmöglichkeit des gegengeschlechtlichen Elternteils	• Patientin idealisiert Mutter und identifiziert sich mit deren Eigenschaften, übernimmt diese in ihr Selbstbild, lernt am mütterlichen Modell Selbstwertregulierung durch Leisten, Aktivität • Zunehmende Abwerten des Vaters in Verbindung mit Solidarisierung mit Mutter

Merkmal der kindlichen Situation	Verbundene Affekte, Gefühle, Emotionen	Frustration von Bedürfnissen	Umgang/ Anpassung
Vater verlässt Familie und Patientin und wendet sich anderer Frau und neuem Kind zu	• Intensivierung des Gefühls dem Vater nicht wichtig zu sein • Neid, Eifersucht • Patientin fühlt sich verlassen und verliert jegliche Hoffnung, den Vater doch noch von sich »überzeugen« zu können	Frustration des Bedürfnisses nach Bindung, Selbstwerterhöhung, Kontrolle	• Abwertung des Vaters • Patientin solidarisiert sich mit Mutter gegen Vater • Radikaler Kontaktabbruch zum Vater • Weitere Erbringung von Bestleistungen
Durch die wenige Verfügbarkeit des Vaters und dessen Nicht-Eignung als stabile, anerkennende Vaterfigur bleibt die Patientin eng an die Mutter gebunden	Sich von Mutter abhängig fühlen, Angst vor der nicht anerkennenden Welt draußen bei gleichzeitiger Sehnsucht danach	Frustration des Bedürfnisses nach Autonomie	Patientin verlässt Elternhaus »raus in die richtige Welt«, von West- nach Ostdeutschland, »Flucht nach vorne« (kontraphobisch), Selbstverwirklichung im Beruf und durch privaten Lebensstil mit vielen Bekannten und Hobbys
Zum Teil Erfahrungen von Besonderheit/Andersartigkeit in der Schülerrolle (Streberin, Verräterin), soziale Integration gelingt nicht so, wie es sich Patientin eigentlich wünscht (»Ich war nie im Zentrum«)	Gefühl von Andersartigkeit, Nicht-Zugehörigkeit	Frustration des Bedürfnisses nach Bindung/Zugehörigkeit und Selbstwerterhöhung	Kompensatorische Konzentration auf den Leistungsbereich
Erfolg als Schülerin	Patientin erlebt sich selbstwirksam und wertvoll im Bereich der schulischen Leistungen	Befriedigung des Bedürfnisses nach Selbstwerterhöhung und Kontrolle	/

5. Analyse der Auswirkungen der kindlichen Erfahrungen auf die Entwicklung der Persönlichkeit sowie auf die Gestaltung der verschiedenen Lebensbereiche inkl. Kompensationsmöglichkeiten

- Persönlichkeitseigenschaften: Persönlichkeit mit selbstunsicheren und narzisstischen Anteilen im Sinne akzentuierter Persönlichkeitseigenschaften: Patientin einerseits von Selbstzweifeln und Minderwertigkeitsgefühlen geplagt, andererseits werden diese z. T. abgewehrt durch Größenfantasien und -vorstellungen (von eigener Disziplin, Intelligenz, Kompetenz, Extravaganz etc.).
- Instabiler, von Erfolg und äußerer Bestätigung abhängiger Selbstwert, verinnerlichte hohe Selbstansprüche in Bezug auf Erfolg, Stärke, Unabhängigkeit, Aktivität
- Übergeordnete Bedürfnisse: Selbstwerterhöhung (von anderen bewundert werden, im Zentrum der Aufmerksamkeit stehen, Erfolg haben etc.), hiermit verbunden auch nach Bindung, Kontrolle

Untereinheiten der Gesamtpersönlichkeit:

- Grundannahmen/Glaubensätze der Patientin könnten wie folgt lauten: »Die Menschen, vor allem die Männer, mögen und anerkennen mich nur, wenn ich besonders bin und Leistungen erbringe«, »Man muss immer stark und unabhängig sein«, »Man muss immer die Kontrolle behalten.«
- Oberpläne: »Sei erfolgreich und stark«, »Sei etwas Besonderes«, »Beeindrucke die anderen und Männer«, »Lass dich nicht gehen, behalte die Kontrolle«, »Es muss immer weitergehen, so schnell wie möglich, so gut wie möglich, bloß keine Stagnation«, »Mach das Beste aus dir.«
- Ich-syntone Verhaltensexzesse: Arbeiten, Leisten, Funktionieren, sich Bestätigung von Männern einholen verbunden mit intensivem Verlieben, Hoffen, emotionaler Abhängigkeit, Affären eingehen
- Verhaltensdefizite: in Beziehungen zu Männern eigene Bedürfnisse und Grenzen einfordern, sich Fehler erlauben, sich als sich selber mit Schwächen offenbaren

Kompensation:

- Regulierung des Selbstwerts erfolgt mehr oder weniger »erfolgreich« über berufliche Leistungserbringung in einem »besonderen«, angesehenen Beruf, der auch mit Macht ausgestattet ist und hiermit verbundene Anerkennung von außen, durch männliche Bestätigung, körperliche Attraktivität, durch ein großes soziales Netzwerk und viele, z. T. extravagantere, »besondere« Interessen und Hobbys, das Leben in Großstädten verbunden mit entsprechendem Selbstbild; durch Disziplin und Leistungserbringung Gefühl von Kontrolle und Sicherheit, durch Bekannten- und Freundeskreis Bedürfnis nach Bindung z. T. befriedigt

Schwierigkeiten in Lebensbereichen auf Basis der Persönlichkeit:

- Arbeit: Schwierigkeiten in sozialen Situationen (Small Talk, Vorträge halten, Events mit unbekannten Menschen – all dies im Beruf der Patientin keine Seltenheit) angesichts sozialer Ängste auf Basis der selbstunsicher-narzisstischen Persönlichkeitsstruktur; aktuell: durch Eingehen der Beziehung zum Vorgesetzten Gefahr, sich hierdurch selbst zu schaden und Arbeitsplatz zu verlieren; auf Basis der hohen Selbstansprüche unter Vernachlässigung von eigenen Grenzen Tendenz zur Überarbeitung

- Partnerschaft und Sexualität: Durch ihre narzisstische Bedürftigkeit ist die Patientin übermäßig abhängig von männlicher Bestätigung, wodurch sie sich intensiv verliebt, emotional abhängig macht, sich auch bei unerwiderter Liebe nicht lösen kann (aus der Hoffnung, das begehrte Liebesobjekt doch noch erobern zu können) und ist in diesem Bereich sehr verletzbar und von Einbrüchen im Selbstwertgefühl/narzisstischen Krisen bedroht. Bei Kränkung und Enttäuschung »muss« sofort der nächste Mann (oder mehrere) als »Ablenkung« gefunden werden; bei »Abstinenz« von männlicher Aufmerksamkeit (Patientin zog sich drei Jahre lang von Männern zurück) muss ersatzweise mehr gegessen werden (15 kg Gewichtszunahme), um die Bedürftigkeit zu »stillen«; weiterhin Schwierigkeit, langfristige Partnerschaft zu etablieren bzw. aufrechtzuerhalten, weil irgendwann die »Luft raus ist«, der Partner zur Gewohnheit geworden ist, nicht mehr begehrt wird und damit nicht mehr als narzisstischer Stabilisator fungieren kann und das eigene »Potenzial behindert«; in Beziehungen zu begehrten Männern können eigene Bedürfnissen und Grenzen nicht eingefordert werden, die Patientin kann sich mit eigenen Schwächen nicht offenbaren, sondern muss aus Angst vor Zurückweisung eine Rolle präsentieren und sich den Bedürfnissen der Männer anpassen
- Im sexuellen Bereich kommt es angesichts der Angst vor Hingabe und Kontrollverlust zu Orgasmusstörungen; Sexualität wird zudem in den Dienst der Selbstwertregulierung gestellt.
- Elternschaft: /
- Freundschaft: Beim Kennenlernen von Menschen zunächst gehemmt aufgrund der sozialen Angst, wirkt zudem auf andere unnahbar, dies erschwert Aufbau von Beziehungen
- Freizeitverhalten: Hier sind zunächst keine Schwierigkeiten erkennbar.
- Gesundheitsverhalten: Gesundheit und eigene Grenzen werden den Prioritäten Erfolg und Leistung nachgeordnet.

Herabsetzung der Schwelle zur späteren Symptomausbildung durch Schwierigkeiten in Lebensbereichen:

- Arbeit: kein oder nur geringer Beitrag zur Herabsetzung der Schwelle zur aktuellen Symptomausbildung: ggf. leichte Kräftereduktion durch Selbstüberforderung
- Partnerschaft, Sexualität: Durch die unglückliche Verliebtheit und emotionale Abhängigkeit gegenüber dem Mann im Jahr 2013 bereits Einleitung der narzisstischen Krise, aus der inneren Not heraus stürzt sich Patientin in die Affären, »Risiken« werden hier »ausgeblendet«, da die Bedürftigkeit ein unerträgliches Ausmaß angenommen hat, männliche Bestätigung dringend benötigt wird (s. o.)

- Freizeit: kein Beitrag zur Herabsetzung der Schwelle zur Symptomausbildung
- Freundschaft: kein Beitrag zur Herabsetzung der Schwelle zur Symptomausbildung
- Gesundheit: ggf. Kräfte etwas reduziert

6. Identifikation von aktuellen und früheren Auslösebedingungen und deren Auswirkungen auf das Erleben (und Verhalten) des Patienten (Aktualgenese)

Auslösebedingungen und Aktualgenese:

- Beginn der Symptomatik: Kann relativ genau angegeben werden, aktuell kommt es zu qualitativ neuwertiger Symptomatik (Ausnahme: soziale Ängste bestehen seit Langem)
- Zeitlich im Zusammenhang mit der Symptomatik stehende Ereignisse: Aufmerksamkeit des Vorgesetzten, mit dem Patientin eine Affäre eingegangen ist, lässt nach, Treffen werden seltener und zweiter Dating-Partner zeigt sich scheinbar auch wenig verbindlich

Wirkungsweise der Auslösebedingungen:

- Durch die nachlassende Aufmerksamkeit seitens des Vorgesetzten/des idealisierten, begehrten Liebesobjekts ist die Patientin gekränkt, fühlt sich erneut unzulänglich (primäre Emotion) wie damals v. a. in der Beziehung zum Vater, sodass das instabile Selbstwertgefühl ins Wanken gerät und geschwächt wird. Das Zurücksetzungs-/Kränkungserleben geht allmählich mit Wut und auch Konkurrenzerleben (»Er lebt sein Leben weiter, meines stagniert«) einher, welche jedoch angesichts der erwachsenen Haltung und des inneren Verbots von aggressiven Affekten nicht geäußert werden kann und in Traurigkeit/Freudlosigkeit umgewandelt wird, wobei gleichzeitig bereits die Schwächung im Selbstwertgefühl Traurigkeit zur Folge hat. Außerdem führt die Bedrohung des Selbstwertgefühls zu Angst und Unruhe, welche ebenso unmittelbar durch die reduzierte Aufmerksamkeit des Vorgesetzten eintritt im Sinne der Angst vor Beziehungsverlust.
- Die nachlassende Aufmerksamkeit des Vorgesetzten führt also entlang zweier Stränge: Es kommt zur narzisstischen Krise und auf dem zweiten Strang zu Verlustangst, wobei diese nicht vollkommen unabhängig voneinander zu betrachten sind und die Selbstwertthematik das Zentrale zu sein scheint und einen Teil der Verlustangst mitbedingt.
- Hinzu treten in der Situation der Affäre Schuldgefühle: Die Patientin benennt Schuldgefühle gegenüber der Ehefrau des Vorgesetzten sowie ein grundsätzliches Schuldgefühl. Die Patientin scheint sich in dieser Situation ähnlich schuldig zu fühlen im Sinne von »Ich mache etwas Falsches und tue jemand anderem etwas Böses« wie damals in der Trennungssituation der Eltern verbunden mit der Solidarisierung mit der Mutter gegen den Vater sowie verbunden mit gegenseitigen Schuldzuweisungen der Eltern (der Aspekt der Schuld scheint jedoch der Selbstwertthematik und Verlustangst deutlich untergeordnet und bezieht sich zudem nicht auf die aktuelle Auslösebedingung, sondern auf die vorherige Situation der Affäre).

7. Identifikation der Symptomatik auf den Ebenen Kognition, Emotion, Motorik, Physiologie und deren Entwicklungsverlauf

Auch hier können wir die Aktualgenese zunächst grafisch darstellen (Abb. 2-3).

Neben der sekundären Emotion Traurigkeit treten durch die Schwächung im Selbstwert auch Unruhe und Angst auf, die ohnehin vorhandene soziale Angst (keine qualitativ neuwertige Symptomatik) wird intensiviert. Die Unruhe und Angst hat weitere Symptome zur Folge, neben den somatischen Äquivalenten v. a. auch den Bewältigungsversuch, Kontrolle herzustellen. Das exzessive Grübeln hat den Pfad »Erschöpfung – Antriebsreduktion – sozialer Rückzug« zur Folge. Am Ende der Symptomatik steht sozusagen das Gefühl innerer Leere. Die Symptome lassen sich wie folgt kategorisieren:

- kognitive Ebene: angstbesetzte, sorgenvolle Kognitionen, Grübeln, Konzentrationsprobleme
- physiologische Ebene: Erschöpfung, Einschlafstörungen, Magen-Darm-Probleme, Engegefühle in der Brust, Orgasmusstörungen
- emotionale Ebene: Unzulänglichkeitsgefühle, Sorge, Traurigkeit, Freudlosigkeit, Gefühle innere Leere, z. T. auch aufflackernde Wut, soziale Angst
- motorische Ebene: Kontrollhandlungen, sozialer Rückzug

Verhaltensexzesse und -defizite auf Symptomebene (nicht auf Persönlichkeitsebene, s. o.):

- Verhaltensexzesse: Grübeln, Kontrollhandlungen (Handy kontrollieren)
- Verhaltensdefizite: sich angemessen von Schwierigkeiten mit Vorgesetztem abgrenzen, sich Entspannung und Ausgleich, eigene Lebensbereiche aufrechterhalten, dem Vorgesetzten eigene Bedürfnisse und Grenzen mitteilen

8. Analyse von Konsequenzen, individueller und interaktioneller Funktionalität, Verstärkung und Aufrechterhaltung des Verhaltens/der Symptomatik

8.1 Analyse von kurzfristigen Konsequenzen, individueller und interaktioneller Funktionalität, Verstärkung und Aufrechterhaltung des Verhaltens/der Symptomatik

Die bereits analysierte Bedingungsketten (vgl. Aktualgenese und Entwicklungsverlauf der Symptomatik) zeigt Tab. 2-8.

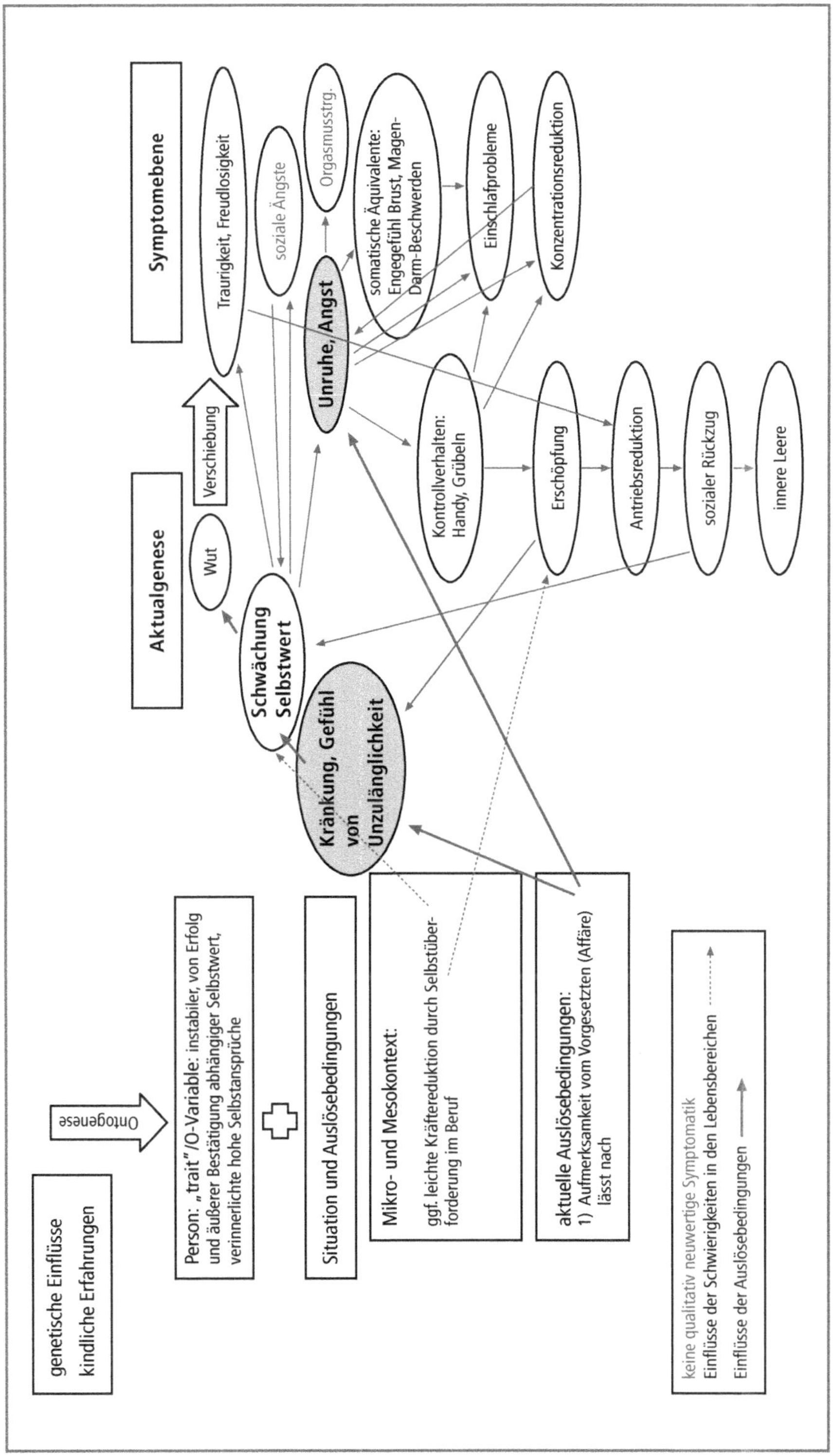

Abb. 2-3 Fallbeispiel 2: Aktualgenese

Tab. 2-8 Fallbeispiel 2: Bedingungsketten und Verstärkungsprozesse

Symptom/ Verhalten	Kurzfristige Konsequenz	Verstärkungsprozesse (kurzfristig)
Kränkung	Wut	Kränkung wird abgebaut/weniger spürbar: **negative Verstärkung**
Wut	Traurigkeit	Wut wird abgebaut/nicht mehr spürbar: **negative Verstärkung**
Traurigkeit	Antriebsreduktion	Antriebsreduktion als negative Konsequenz/Bestrafung, keine Verstärkung
Schwächung Selbstwert	Unruhe, Angst, soziale Ängste	Unruhe, Angst als negative Konsequenz/Bestrafung, keine Verstärkung
Soziale Ängste	Schwächung des Selbstwerts	Unruhe, Angst als negative Konsequenz/Bestrafung, keine Verstärkung
Unruhe, Angst	Somatische Äquivalente: • Engegefühl in der Brust, Magen-Darm-Beschwerden • Einschlafprobleme • Konzentrationsprobleme • Orgasmusstörungen	Symptome als negative Konsequenz/Bestrafung, keine Verstärkung
Konzentrationsprobleme	Unruhe, Angst	Symptome als negative Konsequenz/Bestrafung, keine Verstärkung
Unruhe, Angst	Kontrollverhalten inkl. Grübeln	Reduktion der Angst und Unruhe: **negative Verstärkung**
Kontrollverhalten inkl. Grübeln	Konzentrationsprobleme, Einschlafprobleme	Symptome als negative Konsequenz/Bestrafung, keine Verstärkung
Kontrollverhalten inkl. Grübeln	Erschöpfung	Symptome als negative Konsequenz/Bestrafung, keine Verstärkung
Erschöpfung	Antriebsreduktion, Unzulänglichkeitsgefühle	Symptome als negative Konsequenz/Bestrafung, keine Verstärkung
Antriebsreduktion	Sozialer Rückzug	Symptome als negative Konsequenz/Bestrafung, keine Verstärkung

Symptom/ Verhalten	Kurzfristige Konsequenz	Verstärkungsprozesse (kurzfristig)
Sozialer Rückzug	Gefühle innerer Leere, Schwächung des Selbstwerts	Symptome als negative Konsequenz/Bestrafung, keine Verstärkung

Zusätzliche kurzfristige Verstärkungsprozesse zeigt Tab. 2-9.

Tab. 2-9 Fallbeispiel 2: Zusätzliche kurzfristige Verstärkungsprozesse

Verhalten/Symptom	Konsequenz und Verstärkungsprozess
Kontrollverhalten inkl. Grübeln	Gefühl von Kontrolle und Sicherheit: **positive Verstärkung**

8.2 Analyse von langfristigen Konsequenzen, individueller und interaktioneller Funktionalität, Verstärkung und Aufrechterhaltung des Verhaltens/der Symptomatik sowie von Teufelskreisen und Abwärtsspiralen

Bereits analysierte langfristige Konsequenzen zeigt Tab. 2-10. Weitere negative langfristige Konsequenzen sind:

- Das gesamte Kontrollverhalten verhindert die Konfrontation mit den Ängsten, die Angst wird nicht abgebaut, sondern aufrechterhalten und ggf. verstärkt.
- Die nachlassende Konzentrationsfähigkeit führt zu Überforderungserleben in Bezug auf die Arbeitserledigung.
- Die Orgasmusstörungen führen langfristig zu weiteren Selbstzweifeln und sexueller Frustration.
- Es besteht die Gefahr der Entwicklung ausgeprägter depressiver Symptomatik, Arbeitsunfähigkeit und einer narzisstischen Krise/Dekompensation.

Tab. 2-10 Fallbeispiel 2: Langfristige Konsequenzen

Symptom/Verhalten	Kurzfristige Konsequenz	Langfristige Konsequenz
Kontrollverhalten inkl. Grübeln	Erschöpfung	Symptome als negative Konsequenz/Bestrafung, keine Verstärkung
Erschöpfung	Antriebsreduktion, Unzulänglichkeitsgefühle	Symptome als negative Konsequenz/Bestrafung, keine Verstärkung
Sozialer Rückzug	Gefühle innerer Leere, Schwächung des Selbstwerts	Symptome als negative Konsequenz/Bestrafung, keine Verstärkung

Teufelskreise:
- In Bezug auf die schon analysierten Bedingungsfolgen lassen sich für die Patientin im Wesentlichen zwei Teufelskreise ausmachen (Abb. 2-4). Ein Pfad geht von der Selbstwertreduktion, aber auch über die Unruhe und Angst über das Kontrollverhalten, die Erschöpfung, den reduzierten Antrieb und sozialen Rückzug wieder zurück zur Selbstwertproblematik. Der zweite Pfad geht über die Selbstwertreduktion über Wut, Traurigkeit und führt ebenso wieder über die Antriebsreduktion und den sozialen Rückzug zurück zum Ausgangszustand.
- Zusätzlich: Auch die nachlassende Konzentrationsfähigkeit führt über Überforderungserleben in Bezug auf die Arbeitserledigung wiederum zu Angst und Sorge in den Teufelskreis hinein.

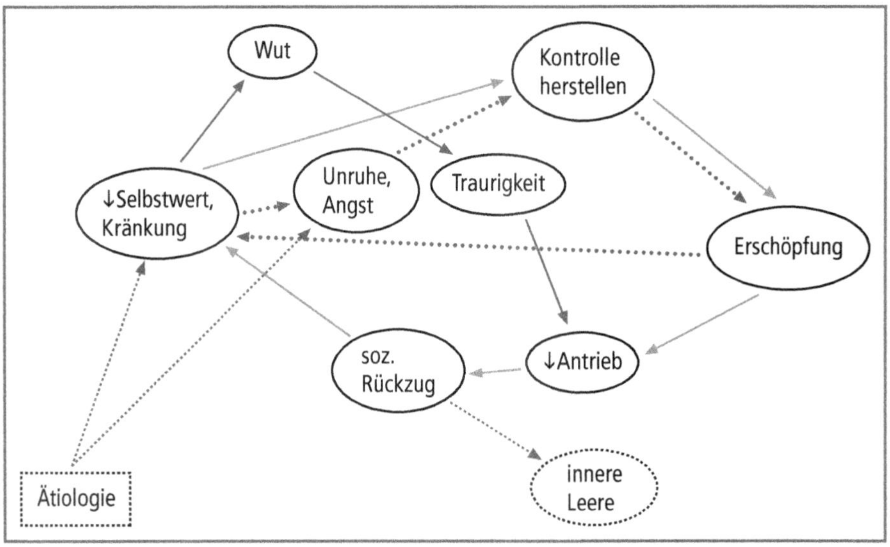

Abb. 2-4 Fallbeispiel 2: Teufelskreise

Abwärtsspirale:
- Die Patientin verwendet immer mehr Zeit und Energie, um zu prüfen, ob sich der Vorgesetzte meldet (Kontrollverhalten), sie engt kognitiv und emotional immer stärker auf diese Thematik ein, vernachlässigt auch hierüber soziale Kontakte und angenehme Aktivitäten, was einen Verlust an Verstärkern bedeutet; die Abhängigkeit von dem Mann intensiviert sich, der Selbstwert reduziert sich durch Gefühle von Abhängigkeit und des Zukurzkommens weiter.

Positive Konsequenzen/Krankheitsgewinn:
- Die Affäre schützt die Patientin indirekt vor dem Eingehen einer Partnerschaft und damit auch vor zu viel Nähe und Verbindlichkeit.

9. Identifikation von Verhaltensaktiva, Ressourcen, Selbsthilfemöglichkeiten und -strategien, Bewältigungsfähigkeiten, ungestörten Verhaltensbereichen und subjektivem Krankheitsverständnis

Ressourcen:
- Disziplin, Intelligenz, Attraktivität als Eigenschaften, die die Wahrscheinlichkeit erhöhen, das Selbstwertgefühl durch Leistungserbringung und Anerkennung von außen zu stabilisieren.
- Großer Freundes- und Bekanntenkreis ermöglicht Zugehörigkeitsgefühl und Befriedigung des Bindungsbedürfnisses und ebenso Selbstwertgewinn.
- Weitere Analyse von Ressourcen hier ebenso im Rahmen der Prognoseerstellung.

Subjektives Krankheitsverständnis:
- Patientin sieht ihre Problematik als »strukturelles Problem«, das tiefer liegt und verfügt somit direkt zu Beginn der Therapie schon über eine realistische Selbsteinschätzung.

Erstellen der Makroanalyse

Fallbeispiel 2
Ausformulierte Makro- und Mikroanalyse
Ätiologisch für die aktuelle Symptomatik sind vor allem die kindlichen Erfahrungen mit den engen und weiteren Bezugspersonen und hiermit verbundene Entwicklungs- und Sozialisationserfahrungen sowie der hieraus resultierende selbstunsicher-narzisstische Persönlichkeitsstil von Bedeutung.
Die kindliche Situation der Patientin war insgesamt gekennzeichnet von den Beziehungen zu narzisstisch strukturierten Eltern, von welchen sie zwar sicher und auch empathisch versorgt worden ist, von denen sie sich aber nicht ausreichend wertgeschätzt und als sie selbst gesehen erleben konnte.
In der Bindung an die Mutter scheint die Patientin zwar immer wieder deren Rückhalt und auch Zuwendung erfahren zu haben und von ihr grundsätzlich auch angenommen, dennoch aber im Vergleich zu den Geschwistern (engere Bindung der Mutter an die Schwester, erst bei Geburt des Bruders aufgehört zu arbeiten, weniger Grenzen für die Geschwister) weniger wertgeschätzt worden zu sein. Die Patientin war zumindest im pubertären Alter den verbalen Kränkungen und Machtkämpfen der stark, selbstbewusst und aktiv agierenden Mutter ausgesetzt. Sie fühlt sich der Über-/Löwenmutter gegenüber nicht nur unterlegen, klein und unzulänglich, sondern deren Verletzungen gegenüber auch hilflos ausgeliefert, dominiert und ohnmächtig wütend. Gleichzeitig steht sie unter Druck, den vermittelten Werten und Idealen der Mutter auch gerecht zu werden. Die Patientin idealisiert die Mutter und identifiziert sich mit deren Eigenschaften, die sie in ihr Ideal-Selbstbild übernimmt; sie lernt die Selbstwertregulierung durch Leisten und Aktivität am mütterlichen Modell und erbringt im schulischen Bereich Bestleistungen. Im Vergleich zu den Geschwistern fühlt sich die Patientin ebenfalls unzulänglich und reagiert mit Konkurrieren, später jedoch mit Verantwortungsübernahme. In ihrer Rolle als Älteste, Vernünftige muss sie lautere, unvernünftige, aggressive Impulse als unangemessen erleben und zurücknehmen, sich stattdessen angepasst zeigen.

Auch dem ruhigen, wenig präsenten, vor allem auch emotional scheinbar kaum erreichbaren, erfolgs- und leistungsbewussten Vater gegenüber, dessen spärliche Anerkennung und Zuwendung an Leistungserbringung gebunden ist, fühlt sich die Patientin unzulänglich, ihm nicht wichtig genug. Auch über dessen »Schwäche und Feigheit«, z. B. in Bezug auf notwendiges Einstehen für die Patientin als Tochter dem eigenen grenzüberschreitenden Vater gegenüber, fühlt sich die Patientin massiv enttäuscht, kann zu ihm nicht aufsehen. Ihre Enttäuschung und narzisstische Verwundung aus der Beziehung zum Vater wehrt die Patientin wiederum durch die Identifikation mit der Mutter, durch Leistungserbringung, mehr und mehr auch durch Abwertung des Vaters ab. Als der Vater letztendlich die Familie und damit auch die Patientin verlässt und sich einer anderen Frau und einem neuen Kind zuwendet, kommt es zu intensiven Neidgefühlen, die Patientin verliert jegliche Hoffnung, den Vater doch noch von sich »überzeugen« zu können und fühlt sich verlassen, sodass sie mit Solidarisierung mit der Mutter und radikalem Kontaktabbruch reagiert, was zwar auch mit Gefühlen von Schuld und Illoyalität einhergeht, aber den Schmerz/die narzisstische Wunde weniger spürbar werden lässt.
Erfahrungen von Andersartigkeit/Besonderheit im schulischen Kontext (Streberin, Verräterin) werden durch die bereits bestehende Selbstunsicherheit begünstigt und intensivieren das Gefühl von Andersartigkeit und Nicht-Zugehörigkeit. Im Bereich schulischer Leistungen jedoch erlebt sich die Patientin als selbstwirksam und wertvoll, was die Regulierung des Selbstwerts durch Performanz noch weiter verfestigt.
Durch die wenige Verfügbarkeit des Vaters und dessen Nicht-Eignung als stabile, anerkennende Vaterfigur bleibt die Patientin eng, aber ambivalent, an die Mutter gebunden, fühlt sich von dieser daher auch unbewusst abhängig und entwickelt Ängste vor der nicht anerkennenden Welt draußen bei gleichzeitiger Sehnsucht danach und dem inneren, von der Mutter übernommenen Gebot, diese Welt »erobern« zu müssen. Ihrer Angst begegnet die Patientin kontraphobisch durch Verlassen des Elternhauses und »Flucht nach vorn« von West- nach Ostdeutschland und der Selbstverwirklichung im Beruf und durch den privaten Lebensstil (s. u.), was gleichzeitig wiederum der Selbstwertregulierung dient.
Insgesamt wurde die Patientin vor dem Hintergrund dieser kindlichen Erfahrungen vor allen Dingen immer wieder in ihrem Bedürfnis nach Selbstwerterhöhung nachhaltig frustriert. Zu weiteren Einschränkungen in der Befriedigung von Bedürfnissen kommt es im Bereich Bindung, Kontrolle, Lusterleben, Autonomie sowie im Bereich der Idealisierungsmöglichkeit einer Vaterfigur.
Die Patientin entwickelt selbstunsichere und narzisstische Persönlichkeitsakzentuierungen verbunden mit instabilem, von Erfolg und äußerer Bestätigung abhängigem Selbstwert, verinnerlichten hohen Selbstansprüchen in Bezug auf Erfolg, Stärke, Unabhängigkeit, Aktivität. Die Patientin ist einerseits von Selbstzweifeln und Minderwertigkeitsgefühlen geplagt, andererseits wird dies z. T. abgewehrt durch Größenfantasien und -vorstellungen (von eigener Disziplin, Intelligenz, Kompetenz, Extravaganz etc.). Übergeordnete Bedürfnisse bestehen vor allem in Selbstwerterhöhung sowie Bindung und Kontrolle. Grundannahmen und Glaubenssätze des Patienten beinhalten z. B.: »Die Menschen, vor allem die Männer, mögen und anerkennen mich nur, wenn ich besonders bin und Leistungen erbringe«, »Man muss immer stark und unabhängig sein«, »Man muss immer die Kontrolle behalten«, verbunden mit Oberplänen in Richtung: »Sei erfolgreich und stark«, »Sei etwas Besonderes«, »Beeindrucke die anderen und Männer«, »Lass dich nicht gehen, behalte die Kontrolle«, »Es muss immer weiter gehen, so schnell wie möglich, so gut wie möglich, bloß keine Stagnation«, »Mach das Beste aus dir.«
Ich-syntone Verhaltensexzesse bestehen in Arbeiten, Leisten, Funktionieren, sich Bestätigung von Männern einholen verbunden mit intensivem Verlieben, Hoffen, emotionaler

Abhängigkeit, Affären eingehen. Verhaltensdefizite hingegen bestehen darin, in Beziehungen zu Männern eigene Bedürfnisse und Grenzen einzufordern, sich Fehler zu erlauben und sich selber mit Schwächen zu offenbaren.

Die Patientin kompensiert ihre Selbstwertdefizite mehr oder weniger »erfolgreich« über berufliche Leistungserbringung in einem »besonderen«, angesehenen Beruf, der auch mit Macht ausgestattet ist und hiermit verbundener Anerkennung von außen, durch männliche Bestätigung, körperliche Attraktivität, durch ein großes soziales Netzwerk und viele, z. T. extravagantere, »besondere« Interessen und Hobbys, das Leben in Großstädten verbunden mit entsprechendem Selbstbild. Durch Disziplin und Leistungserbringung kann sie ein Gefühl von Kontrolle und Sicherheit herstellen, durch einen großen Bekannten- und Freundeskreis wird das Bedürfnis nach Bindung befriedigt.

Auf der Basis dieser Persönlichkeitsstruktur kommt es zu Schwierigkeiten in einzelnen Lebensbereichen.

Im Bereich Arbeit entstehen Schwierigkeiten in sozialen Situationen (Small Talk, Vorträge halten, Events mit unbekannten Menschen – all dies im Beruf der Patientin keine Seltenheit) angesichts sozialer Ängste auf Basis der selbstunsicher-narzisstischen Persönlichkeitsstruktur. Aktuell bringt sich die Patientin durch das Eingehen der Beziehung zum Vorgesetzten in Gefahr, sich hierdurch selbst zu schaden und den Arbeitsplatz zu verlieren. Auf Basis der hohen Selbstansprüche unter Vernachlässigung von eigenen Grenzen besteht eine Tendenz zur Überarbeitung.

Durch ihre narzisstische Bedürftigkeit ist die Patientin übermäßig abhängig von männlicher Bestätigung, wodurch sie sich intensiv verliebt, emotional abhängig macht, sich auch bei unerwiderter Liebe nicht lösen kann (aus der Hoffnung, das begehrte Liebesobjekt doch noch erobern zu können) und in diesem Bereich sehr verletzbar und von Einbrüchen im Selbstwertgefühl/narzisstischen Krisen bedroht ist. Bei Kränkung und Enttäuschung »muss« sofort der nächste Mann (oder mehrere) als »Ablenkung« gefunden werden; bei »Abstinenz« von männlicher Aufmerksamkeit (Patientin zog sich drei Jahre lang von Männern zurück) muss ersatzweise mehr gegessen werden (15 kg Gewichtszunahme), um die Bedürftigkeit zu »stillen«; weiterhin besteht die Schwierigkeit, eine langfristige Partnerschaft zu etablieren bzw. aufrechterhalten, weil irgendwann die »Luft raus ist«, der Partner zur Gewohnheit geworden ist, nicht mehr begehrt wird und damit nicht mehr als narzisstischer Stabilisator fungieren kann und das eigene »Potenzial behindert«. In Beziehungen zu begehrten Männern können eigene Bedürfnissen und Grenzen nicht eingefordert werden, die Patientin kann sich mit eigenen Schwächen nicht offenbaren, sondern muss aus Angst vor Zurückweisung eine Rolle präsentieren und sich den Bedürfnissen der Männer anpassen.

Im sexuellen Bereich kommt es angesichts der Angst vor Hingabe und Kontrollverlust zu Orgasmusstörungen. Sexualität wird zudem in den Dienst der Selbstwertregulierung gestellt.

Beim Kennenlernen von Menschen ist die Patientin zunächst gehemmt aufgrund der sozialen Angst, wirkt zudem auf andere unnahbar, dies erschwert ihr den Aufbau von Beziehungen.

Gesundheit und eigene Grenzen werden den Prioritäten Erfolg und Leistung nachgeordnet. So kommt es bereits im Vorfeld der aktuellen Symptomatik durch eine unglückliche Verliebtheit und hiermit verbundene emotionale Abhängigkeit ggü. einem Mann im Jahr 2013 zu ausgeprägten Selbstzweifeln; aus der inneren Not heraus stürzt sich die Patientin in die beschriebenen Affären, »Risiken« werden hier »ausgeblendet«, da die Bedürftigkeit ein unerträgliches Ausmaß angenommen hat, männliche Bestätigung dringend benötigt wird (s. o.).

Durch die nachlassende Aufmerksamkeit seitens des Vorgesetzten/des idealisierten, begehrten Liebesobjekts ist die Patientin gekränkt, fühlt sich erneut unzulänglich (primäre Emotion) wie damals v. a. in der Beziehung zum Vater, sodass das instabile Selbstwertgefühl ins Wanken gerät und geschwächt wird. Das Zurückweisungs-/Kränkungserleben geht allmählich mit Wut und auch Konkurrenzerleben (»Er lebt sein Leben weiter, meines stagniert«) einher, welche jedoch angesichts der erwachsenen Haltung und des inneren Verbots von aggressiven Affekten nicht geäußert werden kann und in Traurigkeit/Freudlosigkeit umgewandelt wird, wobei gleichzeitig bereits die Schwächung des Selbstwertgefühls Traurigkeit zur Folge hat. Außerdem führt die Bedrohung des Selbstwertgefühls zu Angst und Unruhe, welche ebenso unmittelbar durch die reduzierte Aufmerksamkeit des Vorgesetzten eintritt im Sinne der Angst vor Beziehungsverlust. Hinzu treten Schuldgefühle, wie damals in der Trennungssituation der Eltern erlebt.

Die Unruhe und Angst hat weitere Symptome zur Folge, neben den somatischen Äquivalenten v. a. auch den Bewältigungsversuch, Kontrolle herzustellen (C+). Das exzessive Grübeln hat Erschöpfung, Antriebsreduktion, sozialen Rückzug zur Folge. Es entsteht ein Gefühl innerer Leere. Die ohnehin vorhandene soziale Angst (keine qualitativ neuwertige Symptomatik) wird intensiviert.

Auf der emotionalen Ebene (Remo) reagiert die Patientin mit Unzulänglichkeitsgefühlen, Sorge, Traurigkeit, Freudlosigkeit, innere Leere, z. T. auch aufflackernder Wut und sozialer Angst. Auf der kognitiven Verhaltensebene (Rkog) sind angstbesetzte, sorgenvolle Kognitionen, Grübeln, Konzentrationsprobleme vorherrschend. Physiologisch (Rphys) zeigen sich Erschöpfung, Einschlafstörungen, Magen-Darm-Probleme, Engegefühle in der Brust und Orgasmusstörungen. Auf der motorischen Ebene (Rmot) ist Kontrollverhalten (Handy kontrollieren, Grübeln) als Verhaltensexzess feststellbar. Verhaltensdefizite in der aktuellen Situation bestehen darin, sich angemessen von Schwierigkeiten mit dem Vorgesetzten abgrenzen, diesem eigene Bedürfnisse und Grenzen mitzuteilen und sich Entspannung und Ausgleich, eigene Lebensbereiche aufrechtzuerhalten.

Durch die Umwandlung der Kränkungs- und Wutaffekte in Traurigkeit können diese kurzfristig reduziert werden (C–/). Durch das Kontrollverhalten inkl. Grübeln reduziert sich kurzfristig die Unruhe und Angst (C–/).

Langfristig führt dieses aber zu weiterer Erschöpfung, Antriebsreduktion, sozialem Rückzug und hieraus resultierend weiteren Unzulänglichkeitsgefühlen (Teufelskreis). Das gesamte Kontrollverhalten verhindert die Konfrontation mit den Ängsten, die Angst wird nicht abgebaut, sondern aufrechterhalten und ggf. verstärkt. Die nachlassende Konzentrationsfähigkeit führt zu Überforderungserleben in Bezug auf die Arbeitserledigung, was wiederum zu Angst und in den Teufelskreis hineinführt. Auch die Orgasmusstörungen führen langfristig zu weiteren Selbstzweifeln und zusätzlich zu sexueller Frustration.

Die Patientin verwendet immer mehr Zeit und Energie, um zu prüfen, ob sich der Vorgesetzte meldet (Kontrollverhalten), sie engt kognitiv und emotional immer stärker auf diese Thematik ein, vernachlässigt auch hierüber soziale Kontakte und angenehme Aktivitäten, was ein Verlust an Verstärkern bedeutet; die Abhängigkeit von dem Mann intensiviert sich, der Selbstwert reduziert sich durch das Gefühl von Abhängigkeit und des Zukurzkommens weiter (Abwärtsspirale). Es besteht die Gefahr der Entwicklung ausgeprägter depressiver Symptomatik, Arbeitsunfähigkeit und einer narzisstischen Krise/Dekompensation. Dem gegenüber steht ein gewisser Krankheitsgewinn insofern, als dass die Affäre mit ihren assoziierten Schwierigkeiten und der Unerreichbarkeit des ausgewählten Mannes die Patientin vor dem Eingehen einer Partnerschaft und damit auch vor Nähe, Verbindlichkeit und der Angst, erneut enttäuscht und verlassen zu werden (wie vom Vater), »schützt«.

Makroanalyse gekürzt und mit Mikroanalyse verknüpft:
Die kindliche Situation der Patientin war insgesamt gekennzeichnet von den Beziehungen zu narzisstisch strukturierten Eltern, von welchen sie zwar sicher und auch empathisch versorgt worden ist, von denen sie sich aber nicht ausreichend wertgeschätzt und als sie selbst gesehen erleben konnte. In der Bindung an die Mutter wurde die Patientin im Vergleich zu den Geschwistern weniger wertgeschätzt; sie war zumindest im pubertären Alter den verbalen Kränkungen und Machtkämpfen der stark, selbstbewusst und aktiv agierenden Mutter ausgesetzt, welcher gegenüber sie sich nicht nur unterlegen, klein und unzulänglich, sondern deren Verletzungen gegenüber auch hilflos ausgeliefert, dominiert und ohnmächtig wütend fühlte. Gleichzeitig steht sie unter Druck, den vermittelten Werten und Idealen der Mutter auch gerecht zu werden. Die Patientin idealisiert die Mutter und identifiziert sich mit deren Eigenschaften, die sie in ihr Ideal-Selbstbild übernimmt, und lernt die Selbstwertregulierung durch Leisten und Aktivität am mütterlichen Modell, erbringt im schulischen Bereich Bestleistungen. In ihrer Rolle als Älteste, Vernünftige muss sie lautere, unvernünftige, aggressive Impulse als unangemessen erleben und zurücknehmen, sich stattdessen angepasst zeigen. Auch dem ruhigen, wenig präsenten, vor allem auch emotional scheinbar kaum erreichbaren, erfolgs- und leistungsbewussten Vater gegenüber, dessen spärliche Anerkennung und Zuwendung an Leistungserbringung gebunden ist, fühlt sich die Patientin unzulänglich, ihm nicht wichtig genug und ist über dessen »Schwäche und Feigheit« massiv enttäuscht, kann zu ihm nicht aufsehen. Im Zuge seines Weggangs zu neuer Frau und Kind kommt es zur Intensivierung der Kränkung, Wut und Verfestigung der narzisstischen Wunde. Insgesamt wurde die Patientin vor dem Hintergrund dieser kindlichen Erfahrungen vor allen Dingen immer wieder in ihrem Bedürfnis nach Selbstwerterhöhung nachhaltig frustriert.
Die Patientin entwickelt selbstunsichere und narzisstische Persönlichkeitsakzentuierungen verbunden mit instabilem, von Erfolg und äußerer Bestätigung abhängigem Selbstwert sowie verinnerlichten hohen Selbstansprüchen in Bezug auf Erfolg, Stärke, Unabhängigkeit, Aktivität. Die Patientin ist einerseits von Selbstzweifeln und Minderwertigkeitsgefühlen geplagt, andererseits wird dies z. T. abgewehrt durch Größenfantasien und -vorstellungen (von eigener Disziplin, Intelligenz, Kompetenz, Extravaganz etc.). Die Patientin kompensiert ihre Selbstwertdefizite mehr oder weniger »erfolgreich« über berufliche Leistungserbringung in einem »besonderen«, angesehenen Beruf, der auch mit Macht ausgestattet ist und hiermit verbundener Anerkennung von außen, durch männliche Bestätigung, körperliche Attraktivität, durch ein großes soziales Netzwerk und viele, z. T. extravagantere, »besondere« Interessen und Hobbys, das Leben in Großstädten verbunden mit entsprechendem Selbstbild. Durch ihre narzisstische Bedürftigkeit aber ist die Patientin übermäßig abhängig von männlicher Bestätigung, wodurch sie sich intensiv verliebt, emotional abhängig macht, sich auch bei unerwiderter Liebe nicht lösen kann (aus der Hoffnung, das begehrte Liebesobjekt doch noch erobern zu können); sie ist in diesem Bereich sehr verletzbar und von Einbrüchen im Selbstwertgefühl/narzisstischen Krisen bedroht. Bei Kränkung und Enttäuschung »muss« sofort der nächste Mann (oder mehrere) als »Ablenkung« gefunden werden; bei »Abstinenz« von männlicher Aufmerksamkeit (Patientin zog sich drei Jahre lang von Männern zurück) muss ersatzweise mehr gegessen werden (15 kg Gewichtszunahme), um die Bedürftigkeit zu »stillen«; weiterhin besteht die Schwierigkeit, eine langfristige Partnerschaft zu etablieren bzw. aufrechtzuerhalten, weil irgendwann die »Luft raus ist«, der Partner zur Gewohnheit geworden ist, nicht mehr begehrt wird und damit nicht mehr als narzisstischer Stabilisator fungieren kann und das eigene »Potenzial behindert«.
So kommt es bereits im Vorfeld der aktuellen Symptomatik durch eine unglückliche Verliebtheit und hiermit verbundene emotionale Abhängigkeit ggü. einem Mann im Jahr 2013

zu ausgeprägten Selbstzweifeln. Durch die aktuelle nachlassende Aufmerksamkeit seitens des Vorgesetzten/des idealisierten, begehrten Liebesobjekts ist die Patientin gekränkt, fühlt sich erneut unzulänglich (primäre Emotion), wie damals v. a. in der Beziehung zum Vater, sodass das instabile Selbstwertgefühl ins Wanken gerät und geschwächt wird. Die hiermit einhergehende Wut wird in Traurigkeit/Freudlosigkeit umgewandelt. Es kommt weiterhin zu Angst und Unruhe inkl. der somatischen Äquivalente und dem Bewältigungsversuch, mehr Kontrolle herzustellen.
Es lässt sich exemplarisch folgende Situation der Problematik darstellen (Mikroanalyse):

- **S:** *Patientin am Samstagvormittag allein zu Hause, es ist ruhig in der Wohnung und im Haus*
- **O:** *narzisstisch-selbstunsichere Persönlichkeitszüge (s. o.)*
- **Rkog:** *»Ob er jetzt an mich denkt? Was macht er jetzt gerade wohl? Vielleicht kommt ja gleich doch eine Nachricht, das wär ja nicht zu viel verlangt, wenn er auch mal an mich denkt. Es dauert ja nur Minuten, einmal eine Nachricht an mich zu schreiben. Er macht es sowieso nicht. Ich bin es ihm nicht wert. Dass ich so ein Verhalten über mich ergehen lassen muss. Was denkt er, wer er ist. Ich bin einfach nicht gut genug. Ich brauche einen anderen Mann, der wird schon sehen, was er ohne mich ist. Ich muss mich ablenken, ich muss hier raus. Aber was soll ich machen? Ohne ihn ist eh alles dunkel. Halte durch bis morgen. Der Montag ist ja nicht mehr weit. Dann kann ich ihn auf der Arbeit mit dem neuen Kleid beeindrucken. Ich behandele ihn einfach gleichgültig, dann wird er wieder ankommen. So mach ich das. Einfach nur durchhalten bis Montag.«*
- **Remo:** *Gefühle innerer Leere, Einsamkeit, Minderwertigkeit, Traurigkeit, Wut*
- **Rphys:** *Magen-Darm-Probleme, Engegefühle in der Brust, abends kann die Patientin nicht einschlafen*
- **Rmot:** *Patientin kontrolliert alle 10 Minuten ihr Handy auf Nachrichten, grübelt intensiv, bleibt zu Hause*
- **K:** *Durch das intensive Grübeln und hierin enthaltende Pläne, Kontrolle über die Situation und den Mann zu erzielen, reduziert sich kurzfristig die Unruhe und Angst (C–/).*

Langfristig führt dies aber zu weiterer Erschöpfung, Antriebsreduktion, sozialem Rückzug und hieraus resultierend weiteren Unzulänglichkeitsgefühlen (Teufelskreis). Das gesamte Kontrollverhalten verhindert die Konfrontation mit den Ängsten, die Angst wird nicht abgebaut, sondern aufrechterhalten und ggf. verstärkt. Die Patientin verwendet immer mehr Zeit und Energie, um zu prüfen, ob sich der Vorgesetzte meldet (Kontrollverhalten), sie engt kognitiv und emotional immer stärker auf diese Thematik ein, vernachlässigt auch hierüber soziale Kontakte und angenehme Aktivitäten, was einen Verlust an Verstärkern bedeutet, die Abhängigkeit von dem Mann intensiviert sich, der Selbstwert reduziert sich durch das Gefühl von Abhängigkeit und des Zukurzkommens weiter (Abwärtsspirale). Verhaltensdefizite in der aktuellen Situation bestehen darin, sich angemessen von Schwierigkeiten mit dem Vorgesetzten abzugrenzen, diesem eigene Bedürfnisse und Grenzen mitzuteilen und sich Entspannung und Ausgleich, eigene Lebensbereiche aufrechtzuerhalten. Es besteht die Gefahr der Entwicklung ausgeprägter depressiver Symptomatik, Arbeitsunfähigkeit und einer narzisstischen Krise/Dekompensation. Dem gegenüber steht ein gewisser Krankheitsgewinn insofern, als dass die Affäre mit ihren assoziierten Schwierigkeiten und der Unerreichbarkeit des ausgewählten Mannes die Patientin vor dem Eingehen einer Partnerschaft und damit auch vor Nähe, Verbindlichkeit und der Angst, erneut enttäuscht und verlassen zu werden (wie vom Vater), »schützt«.

2.3 Von Fehlern lernen: Negativbeispiele Verhaltensanalyse

Nachdem wir uns nun umfangreich auf theoretischer und praktischer Ebene mit der Erstellung gelungener Verhaltensanalysen befasst haben, lohnt es sich zur Verdeutlichung einer gelungenen Vorgehensweise einen Vergleich mit weniger gelungenen Analysen anzustellen.

Bei den folgenden Beispielen handelt es sich um Verhaltensanalysen, die von Ausbildungskandidaten oder approbierten Psychotherapeuten erstellt worden sind.

Bevor die Verhaltensanalysen dargestellt werden, folgt zunächst die Darstellung der Symptomatik, der lebensgeschichtlichen Entwicklung und des psychischen Befunds. Im Anschluss schauen wir uns dann die einzelnen ungünstigen Merkmale der Analyse an und es wird erklärt, was genau an diesen problematisch ist.

2.3.1 Fallbeispiel Verhaltensanalyse 1 – Negativbeispiel

Informationen zur Patientin

Symptomatik

Die Patientin berichtet im Erstgespräch, sie leide unter »Angstzuständen«, einem Gefühl von unerträglicher Enge und Atembeschwerden, wenn sie sich in Situationen befinde, in denen viele Menschen um sie herum sind, wie beim Einkaufen. Auf Nachfrage gibt sie weitere angstbesetzte Situationen an: in der Tiefgarage, im Aufzug, auf der Rolltreppe. Es bestehe Angst vor Enge und Dunkelheit. Die Patientin sei innerlich unruhig und nervös, gleichzeitig reizbar und überfordert. Sie habe gegenüber ihrem neuen Ehemann auch »Wutausbrüche«, mache sich viele Sorgen und habe Schuldgefühle. Immer wieder erleide sie auch »Weinanfälle«. Ein weiteres Problem bestehe darin, dass sie immer versuche, für alle anderen da zu sein.

Lebensgeschichtliche Entwicklung

Die 41-jährige Patientin sei in einer türkischstämmigen Familie in Deutschland mit fünf Geschwistern bei Mutter (+ 28 J., Hausfrau) und Vater (+ 38 J., Arbeiter in einem Automobilkonzern) aufgewachsen. Die Beziehung zur Mutter sei gut gewesen, jedoch sei diese mit den vielen Kindern und dem Vater überfordert gewesen. Auch habe sie sehr streng sein können. Der Vater sei durchgehend sehr streng gewesen, habe »alles« verboten und viel Alkohol getrunken. Die Patientin habe sich immer einen anderen Vater gewünscht. Er sei 1995 an einem Schlaganfall verstorben. Zur Mutter bestehe heute eine sehr gute Beziehung, »ich liebe sie über alles«. Die Mutter lebe in der Türkei und wolle, dass »wir zu ihr ziehen«. Die Beziehung zu den Geschwistern wird als relativ unauffällig beschrieben. Zu einer Schwester bestehe eine sehr innige Beziehung.

Die Patientin sei ein ruhiges Kind gewesen, habe mittelmäßige Leistungen erbracht, sei bei Gleichaltrigen sehr gut integriert gewesen. Auf der Hauptschule habe sie keinen Abschluss erzielt, eine Ausbildung habe sie abgebrochen. Nachdem sie als Bäckereifachverkäuferin tätig gewesen sei und einen Laden gepachtet habe, sei sie nun Filialleiterin einer Bäckerei. Derzeit befinde sie sich in Mutterschutz. Am Arbeitsplatz sei sie grundsätzlich sehr zufrieden, komme mit Kollegen sehr gut zurecht.

Die Patientin habe mit 16 Jahren, nachdem sie von zu Hause »abgehauen« sei, ihren ersten Ehemann kennengelernt, »der größte Fehler meines Lebens«. Dieser Mann habe getrunken, die Patientin eingeengt und sie habe ständig in Angst gelebt, bis sie sich letztendlich getrennt habe. Seit drei Jahren befinde sie sich in neuer Partnerschaft. Sie habe eine Tochter (19 J.) und einen Sohn (20 J.) aus erster Ehe und einen Sohn (8 Monate) aus aktueller Beziehung. Bei Letzterem habe es sich um eine Risikoschwangerschaft gehandelt. Schwierigkeiten gebe es mit der Ex-Frau des neuen Partners und deren Sohn, welcher hyperaktiv sei. Die Mutter vernachlässige diesen und es habe einen Verdacht auf Kindeswohlgefährdung gegeben.

Die Patientin verfüge ansonsten über einen großen Freundes- und Bekanntenkreis, sei sehr gut integriert und kümmere sich um andere.

Krankheitsanamnese: Als Kind schweres Asthma. Keine psychotherapeutischen Vorbehandlungen oder stationär-psychiatrische Aufenthalte.

Psychischer Befund

Mir begegnet eine adipöse Frau, die laut, schnell und tendenziell kindlich mit Hang zur Albernheit spricht. Auffällig sind ihre Ja-Sage-Tendenz und der Wunsch zu gefallen. Es besteht zudem eine Tendenz zur unkritischen Übernahme von Therapeutenempfehlungen.

Die Patientin ist in der Lage, sich differenziert auszudrücken. Die intellektuelle Leistungsfähigkeit scheint durchschnittlich bei einer ausreichend differenzierten Persönlichkeitsstruktur. Krankheitseinsicht, Introspektionsfähigkeit, Therapiemotivation und Veränderungsbereitschaft scheinen hoch ausgeprägt.

Die Patientin ist wach, bewusstseinsklar und zu allen Qualitäten voll orientiert. Es liegen keine Aufmerksamkeits- und Gedächtnisstörungen vor. Keine Störungen der Mnestik. Es gibt keine Anhalte für psychotische Symptomatik. Im Affekt ängstlich, angespannt, labil, innerlich unruhig, erhaltene Schwingungsfähigkeit. Es bestehen Ängste (wie oben beschrieben). Der Antrieb wirkt im Kontakt nicht reduziert. Suizidalität wird glaubhaft verneint. Die Patientin raucht eine Schachtel Zigaretten täglich. Darüber hinaus keine Sucht oder schädlicher Gebrauch weiterer Substanzen. Keine Medikation.

Fallbeispiel
»So besser nicht« – Fallbeispiel Verhaltensanalyse 1
Makroanalyse
Lern- und lebensgeschichtlich bedeutsam erscheinen die instabilen Beziehungserfahrungen sowie die körperlichen und verbalen Gewalterlebnisse, zunächst durch ihren Vater, später auch in ihrer ersten Ehe, hieraus entwickelte sich ein dysfunktionales Selbstwertkonzept. Um negativen Erfahrungen aus dem Weg zu gehen, entwickelte die Patientin eine ausge-

prägte Ja-Sage-Tendenz und den Wunsch, es allen recht machen zu müssen, welche wiederum in der mangelnden Fähigkeit, eigene Bedürfnisse zu artikulieren und einer gering ausgeprägten Fähigkeit zur Selbstfürsorge resultierte. Vertrauen wurde wiederholt enttäuscht. Durch die Flucht aus dem Elternhaus hinein in eine selbstwertschädigende erste Ehe entwickelte die Patientin ein dysfunktionales Beziehungsmuster, erlebte Angst und Unterdrückung in der Hinsicht, dass sie nicht sie selbst sein konnte. Hieraus resultierte eine abhängige Persönlichkeitsstruktur und Angststörung. Fehlende soziale Kompetenzen ermöglichen es ihr nicht, in für sie schwierigen Situationen angemessen zu reagieren.

Selbstwertregulation erfolgte zeitlebens über das Anpassen und die Orientierung an den Bedürfnissen anderer, ihrem Wunsch nach Liebe und Zuneigung versucht die Patientin über den Zwang, es allen recht machen zu müssen, nachzukommen. Gefühlen wie Ärger und Wut wird unreflektiert Ausdruck verliehen, was wiederum in Schuldgefühlen resultiert.

Angesichts der aktuellen Schwellensituation erscheint das Vorliegen des Dekompensationsmusters als plausibel.

Wenn wir uns auf den Inhalt dieser Darstellung konzentrieren (Grammatik und Schreibstil soll hier nicht bewertet werden, vom Original übernommen), so können wir folgende Schwierigkeiten feststellen:

- Insgesamt eine Vermischung von deskriptiven Beschreibungen der kindlichen Situation und deren Auswirkungen auf die Persönlichkeit. Es wird zwischen diesen Ebenen hin- und hergesprungen, außerdem geht es zeitlich vor und zurück. Dadurch ist es insgesamt schwierig, einen roten Faden zu erkennen und die Persönlichkeit und Symptomatik der Patientin zu verstehen. Es kann nicht nachvollzogen werden, wodurch die Patientin wann was entwickelte.
- »Instabile Beziehungserfahrungen« sollen insgesamt vorgeherrscht haben und bedeutsam sein: Dies enthält sicherlich einen wahren Kern insofern, als die Beziehung zum Vater durch dessen Alkoholkonsum und angsteinflößende, strenge, dominante Art nicht als stabil erlebt wurde. Dies scheint jedoch für die Beziehung zur Mutter nicht zu gelten: Die Mutter scheint relativ verlässlich verfügbar, wenn auch überfordert gewesen zu sein. Zudem kann man sich unter der Darstellung »instabile Familienverhältnisse« auch ganz andere Zustände vorstellen: Kinder, die einen häufigen Bezugspersonenwechsel erleben, deren Mutter psychisch schwer krank und immer wieder hospitalisiert ist o. Ä. Wenn man die kindliche Situation als insgesamt »instabil« darstellt, muss man zumindest kurz darlegen, was genau damit gemeint ist, wodurch sich also diese instabilen Beziehungserfahrungen kennzeichnen lassen.
- Insgesamt erfolgt wenig Deskriptives in Bezug auf die kindliche Situation. An deskriptiven Merkmalen werden genannt: körperliche und verbale Gewalterlebnisse durch den Vater, »Vertrauen wurde wiederholt enttäuscht«. Gewalterlebnisse werden scheinbar einfach geschlussfolgert; dass Vertrauen missbraucht wurde, wird nicht konkretisiert, natürlich trifft dies auf die Beziehung zum Vater auch zu, diese Darstellungsweise unter Ausschluss anderer deskriptiver Beschreibungen bleibt jedoch unspezifisch und erinnert wie schon die Darstellung »instabile Beziehungserfahrungen« eher an Standardfloskeln, die diese Patientin und ihre Erfahrungen nicht darzustellen vermögen; es wird sich hier nur auf das Offensichtliche, Markante konzentriert: auf die Beziehung zum »schwierigen« Vater, die zudem ja ebenfalls nicht spezifisch dargestellt wird. Die Einflüsse der Mutter werden ausgeklammert.
- Darstellung von innerpsychischem Niederschlag wird nicht vorgenommen. Hierdurch erhält der Leser wenig Möglichkeit, sich hineinzuversetzen und die Patientin wirklich zu verstehen. Es wird lediglich angedeutet, dass »Vertrauen wiederholt enttäuscht wurde«.

- In Bezug auf die O-Variable/Persönlichkeitseigenschaften:
  - »Dysfunktionales Selbstwertkonzept«: es bleibt hier unklar, ob ein dysfunktionales Selbstkonzept gemeint ist oder der Schwerpunkt dieses Begriffs auf einem schwachen Selbstwertgefühl liegt. Das Konzept wird erneut nicht weiter ausgeführt und mit Inhalten gefüllt.
  - Abhängige Persönlichkeitsstruktur: Diese wird ebenfalls nicht mit Inhalt gefüllt.
  - »Dysfunktionales Beziehungsmuster« wird nicht weiter erklärt. Falsch ist auch die Aussage, dass die Patientin dieses »durch« die destruktive Ehedynamik erst entwickelte. Vielmehr hat sich das Muster der eigenen Unterwerfung im Rahmen dieser Ehe verfestigt, ist jedoch auf Basis der Beziehung zu den Eltern erst erwachsen.
- Es wird von einer selbstwertschädigenden ersten Ehe gesprochen: Das ist eine richtige Darstellung, jedoch ebenso verkürzt und nicht weiter ausgeführt.
- Durch die »selbstwertschädigende Ehe« soll eine abhängige Persönlichkeitsstruktur und Angststörung »resultiert« sein: Falsch ist hier natürlich grundlegend, dass sich eine Persönlichkeitsstruktur durch Erfahrungen im Erwachsenenalter entwickelt. Diese ist ja schon viel früher ausgebildet und wird lediglich weiter verfestigt. Dass sich die aktuelle Angststörung als Folge der Ehe entwickelte, scheint zum einen nicht der Fall zu sein (da aktuell andere Faktoren als Auslösesituation relevant scheinen und die Ehe hier sicherlich im Vorfeld die Widerstandsfähigkeit schwächte und der Entwicklung der aktuellen Symptomatik Vorschub leistete), zum anderen wird hier nicht erklärt, wieso sich nun gerade infolge dieser Ehesituation diese spezifische Angst entwickelt hat.
- Es wird ausgeführt, dass fehlende soziale Kompetenzen es der Patientin nicht ermöglichen, »in für sie schwierigen Situationen angemessen zu reagieren«: Es wird hier nicht klar, ob die fehlenden sozialen Kompetenzen darin bestehen sollen, was in den weiteren Sätzen noch ausgeführt wird. Des Weiteren wird der Eindruck vermittelt, die Patientin verfüge über gar keine sozialen Kompetenzen. Hilfreich wäre gewesen, genau zu beschreiben, welche Kompetenzen fehlen und wozu dies führt. Ebenso ist die Darstellung »in für sie schwierigen Situationen« nicht präzise: Welche Situationen sind in charakteristischer Weise schwierig für die Patientin?
- Die Patientin habe einen »Zwang, es allen recht machen zu müssen«: Diese Darstellung erinnert an eine laienhafte Wortwahl. Fachlich richtig wäre es, den krankheitswertigen Zwang nach ICD-10 abgrenzen zu können von einem inneren Drang/Gebot/Oberplan etc., es den anderen Menschen recht zu machen und damit diesen Drang gerade nicht als Zwang zu betiteln.
- Die Darstellung »… Gefühlen wie Ärger und Wut wird unreflektiert Ausdruck verliehen« ist eine von vielen konkreten Symptombeschreibungen der Reizbarkeit der Patientin dem Partner gegenüber. Es bleibt unklar, wieso dieses eine Symptom nun hier genannt wird und die anderen nicht. Das Zustandekommen des Symptoms wird nicht erklärt.
- Die Aussage »… angesichts der aktuellen Schwellensituation erscheint das Vorliegen des Dekompensationsmusters als plausibel« beinhaltet zum einen die falsche Annahme, dass eine Schwellensituation der Auslöser für die Symptomatik sei. Richtig ist zwar, dass die Geburt des Kindes und die neue Partnerschaft als Schwellensituation angesehen werden können, jedoch macht dies nicht die krankheitswertige Symptomatik aus. Es scheint vielmehr so, dass die Patientin aufgrund der vielfachen aktuellen Anforderungen, nicht nur in Form von Elternschaft, sondern auch von Schwierigkeiten mit der Ex-Partnerin des neuen Partners in Kombination mit ihrer Persönlichkeitsstruktur (es allen recht machen müssen, sich nicht abgrenzen können, Ängstlichkeit etc.) überfordert ist. Vor allem aber wird nicht erklärt, wieso das Vorliegen des Dekompensationsmusters

»plausibel« sein soll. Man kann diese Aussage treffen, wenn man sie erklärt, dies wird hier jedoch nicht getan.

Zutreffende einzelne Darstellungen in dieser Makroanalyse sind:

- In Bezug auf die O-Variable: Ja-Sage-Tendenz, es allen recht machen wollen, mangelnde Fähigkeit zur Bedürfnisartikulation, mangelnde Selbstfürsorge: Dies sind spezifische Merkmale der Persönlichkeitsstruktur der Patientin.
- Flucht aus dem Elternhaus hinein in eine selbstwertschädigende erste Ehe: Es ist zutreffend festgestellt, dass die Patientin regelrecht gedankenlos »geflüchtet« ist.
- Selbstwertregulation erfolgte zeitlebens über Anpassung und Orientierung an den Bedürfnissen anderer, ihr Bedürfnis nach Zuneigung versucht die Patientin über das Muster, es allen recht machen zu müssen, zu befriedigen: Dies ist eine zutreffende Darstellung der Kompensation.
- Die aktuelle Reizbarkeit und »Wutanfälle« der Patienten führen zu Schuldgefühlen: Dies ist ein wichtiger Punkt, da die Patientin ohnehin dazu neigt, leicht Schuld zu empfinden und daher das Symptom der Reizbarkeit besonders belastend für sie ist und möglicherweise andere Symptome zur Folge hat.

Wichtige Aspekte, die fehlen, sind zusammengefasst (hier nur die fehlenden Aspekte, nicht die schon genannten):

- Kindliche Situation:
  - Aufwachsen mit vielen Geschwistern, Überforderung der Mutter; diese auch unruhig, angespannt
  - generell strenge, autoritäre Familienatmosphäre
  - Autorität, Dominanz, Unberechenbarkeit des Vaters
  - mütterliches Modell: ertragen, sich aufopfern, fleißig sein, sich unterordnen
  - fehlende Anerkennung
- innerpsychischer Niederschlag:
  - sich schuldig fühlen, die Mutter zu sehr zu belasten
  - Angst vor Aggressivität und Strafe ggü. Vater (aber auch Mutter)
  - sich nicht ausreichend sicher fühlen
  - sich klein und nicht wertvoll erleben
- kindlicher Umgang:
  - ruhig und brav sein
  - aggressive Impulse zurücknehmen
  - eigene Anlehnungs-/Nähebedürfnisse zurücknehmen
  - mit Mutter identifizieren, Lernen am Modell
- Persönlichkeit:
  - verinnerlichte Ängstlichkeit, Anspannung, Unruhe
  - verinnerlichtes Verantwortungs- und Schuldgefühl
- Kompensation:
  - Arbeitsplatz gibt Sicherheit
  - Kümmern um Kinder: Reduktion verinnerlichter Schuldgefühle reduzieren, verinnerlichtem Verantwortungsgefühl entsprechen, Kraft tanken, Stolz auf Rolle als »gute« Mutter und auf die Kinder
- Schwierigkeiten in Lebensbereichen: / (bereits dargestellt, s. o.)
- Entstehungsgeschichte, aktuelle Auslösesituation, Aktualgenese:
  - Destruktive Ehe führt zu andauerndem Angstgefühl, schwächt die Selbstachtung und den Selbstwert im Vorfeld.

  - Nebenher sorgt die Mutter mit ihren Wünschen subtil für permanentes Schuldgefühl im Hintergrund.
  - Aktuell: Überforderung durch Mutterschaft, Konflikte mit der ehemaligen Familie des Partners inkl. »Kindeswohlgefährdung«. All dies führt vor allem zum Gefühl von Angst, diese wird verschoben in Angst vor Situationen, die durch Unsicherheit gekennzeichnet sind: Einengung durch räumliche Enge, viele Menschen, Dunkelheit (die Enge steht symbolisch dafür, nicht ich selber sein zu dürfen, dafür, dass ich wahrnehme, dass alle anderen etwas von mir wollen, fordern, dass mir alles zu viel ist); durch die Überforderung entsteht neben der Angst auch Wut auf die ständig als fordernd wahrgenommene Umwelt.
- Die Symptome werden hier auf Makroebene nicht dargestellt mit Ausnahme der Reizbarkeit und Schuldgefühle. Es wird nicht darauf hingewiesen, dass es sich um qualitativ neuwertige Symptomatik handelt, die nicht chronifiziert ist.

Bevor wir uns mit der Analyse der Konsequenzen und Verstärkungsbedingungen beschäftigen, schauen wir uns noch die zusätzlich zur dargestellten Makroanalyse vorgenommene Mikroanalyse an:

Mikroanalyse

- S: *Angstgefühle, wenn Stiefsohn mit ungewaschenen Händen das Baby berühren möchte*
- O: *dysfunktionales Selbstwertkonzept, abhängige Grundstruktur, Selbstunsicherheit, Ja-Sage-Tendenz, Gewalterfahrung in der Ursprungsfamilie, mangelnde Fähigkeit, eigene Bedürfnisse zu äußern, gering ausgeprägte Fähigkeit zur Selbstfürsorge, dysfunktionales Beziehungsmuster*
- **Rkog:** *»Ich muss es allen recht machen«, »Mein Baby darf nicht krank werden.«*
- **Remo:** *Aggressivität, Versagensängste, Überforderungsgefühle, Schuldgefühle, Insuffizienzgefühle*
- **Rphys:** *Atembeschwerden, Engegefühle, Schlafstörung, innere Unruhe, Erschöpfung, Nervosität, Anspannung*
- **Rbehav:** *Vernachlässigung der Selbstfürsorge, Weinanfälle, Aggressivität*
- K: *Durch ihr aggressives Reaktionsmuster lindert die Patientin kurzfristig ihre Anspannungsgefühle und gewinnt die Kontrolle wieder und geht somit dem Gefühl der Insuffizienz und Überforderung aus dem Weg, verhindert das Erleben von Verlust, Enttäuschung, Auseinandersetzung und Zurückweisung, beugt somit erneut emotionalen Verletzungen vor und erlebt Erleichterung (¢-). Kurzfristig erfährt sie Zuwendung durch ihren jüngsten Sohn (c+). Langfristig jedoch verschlechtert sich die Beziehung zu ihrem Stiefsohn und zu ihrem Partner, es kommt zu Ehestreitigkeiten und zu einer emotionalen Erschöpfung und die Patientin wird in ihren negativen Selbstannahmen und dysfunktionalen Denk- und Verhaltensmustern bestärkt (c-). Weiterhin führt das aggressive Impulsverhalten zu einem Verlust positiver Verstärker und eigene Bedürfnisse und Wünsche werden vernachlässigt (¢+). Außerdem fehlt langfristig die Möglichkeit, korrigierende selbstwertdienliche Erfahrungen zu machen in Bezug auf die Bewältigung von Konfliktsituationen (¢+), sodass der geschilderte Symptomenkomplex aufrechterhalten wird (c–).*
- Hier können wir folgende Schwierigkeiten feststellen:
- Situation: prinzipiell kann auch eine interne Situation (wie z. B. eine in der Situation schon vorhandene Angst) geschildert werden; in diesem Fall wird hier aber die Reaktion auf emotionaler Ebene vorweggenommen und als situative Variable deklariert, was

nicht zutreffend ist; die ausgewählte Situation des Kontakts mit dem Stiefsohn erscheint hingegen in Bezug auf das Symptom der Wutausbrüche und Reizbarkeit spezifisch und passend, ist konkret genug; jedoch wäre eine Mikroanalyse zur Angstsymptomatik ebenfalls passend gewesen, man müsste hier genau schauen, welches Symptom vorherrschend ist.

- O-Variable: siehe Ausführungen zur Makroanalyse
- Rkog: »Ich muss es allen recht machen« passt überhaupt nicht in diese spezifische Situation, ist nicht zutreffend. Hier wird ein allgemeiner Oberplan als aktuelle Kognition eingesetzt, obwohl dies nicht in die Situation passt. »Mein Baby darf nicht krank werden« ist hingegen passend. Die kognitiven Vorgänge werden durch diese beiden Kognitionen keinesfalls präzise und zutreffend dargestellt; es fehlen die in dieser Situation wahrscheinlich auftretenden Inhalte in Bezug auf Ärger über den Stiefsohn. Auch die ängstlichen Kognitionen kann man noch ausführlicher darstellen.
- Remo: Es fehlt neben der Wut (hier als »Aggressivität« beschrieben und somit nicht passend als Emotion, zudem übertrieben dargestellt) vor allem die Angst. Es werden Versagensängste genannt, diese scheinen hier aber in dieser Situation nicht die Vorherrschenden zu sein, es geht vielmehr um Angst vor etwas »Schlimmem«, Unvorhersehbarem und letztendlich um Angst vor Kontrollverlust; Schuldgefühle sind hier ebenfalls nicht zutreffend, denn diese treten erst später (nach dem aggressiven Verhalten) auf.
- Rphys: Da die Patientin in dieser Situation nicht vorhat, einzuschlafen, können hier auch keine Schlafstörungen vorhanden sein (dies ist ein Beispiel für den im theoretischen Teil angesprochenen Fehler, alle grundsätzlich vorhandenen Symptome in die Mikroanalyse einzubringen, obwohl sie in der Situation nicht vorhanden sind), Erschöpfung tritt vermutlich ebenfalls erst später auf; es wäre weiterhin zu vermuten, dass die Patientin in dieser Situation auch der Wut entsprechende physiologische Symptome erlebt: erhöhter Puls, Herzklopfen, Hitzegefühle.
- Rbehav: Hier wird versäumt, Verhalten konkret darzustellen, es wird global und nicht konkretisierend beschrieben; Vernachlässigung der Selbstfürsorge ist in dieser Situation nicht zutreffend und unpassend; es bleibt unklar, ob die Patientin zunächst »Aggressivität« zeigt und dann weint oder umgekehrt, zu vermuten wäre eher Ersteres; wünschenswert wäre hier eine genaue Darstellung der Aggressivität gewesen, z. B.: »Die Patientin fordert den Stiefsohn mit aggressiv getönter Stimme auf, sich erst die Hände zu waschen, macht ihm Vorwürfe, ob er denn wolle, dass ihr Kind krank wird.«
- Konsequenzen:
  - Es ist zutreffend dargestellt, dass durch das aggressive Verhalten kurzfristig Anspannung und Überforderung gelindert werden kann, übersehen wurde hier aber auch eine Reduktion der Angst. Zutreffend ist auch, dass die Wut unmittelbar ein Kontrollgefühl und Erleichterung zur Folge hat. Inwieweit das Gefühl von Insuffizienz, das ja in dieser Situation nicht im Vordergrund steht, reduziert wird, bleibt fraglich. Dass ein Verlust verhindert wird, ist nicht zutreffend und unpassend; noch unzutreffender ist die Aussage, dass eine Auseinandersetzung vermieden wird, da das Verhalten der Patientin ja eine gewisse »Auseinandersetzung« beinhaltet, wenn auch keine konstruktive Auseinandersetzung. Dass Enttäuschung und Zurückweisung hier vermieden werden, ist ebenfalls nicht erkenntlich.
  - Es ist zutreffend dargestellt, dass es langfristig zu Schwierigkeiten in der Beziehung zum Partner und zum Stiefsohn kommt, ebenso zu emotionaler Erschöpfung. Es wird jedoch nicht erklärt, wieso eine »Bestärkung dysfunktionaler Denk- und Verhaltensmuster, Selbstannahmen, ein Verlust positiver Verstärker, Vernachlässigung eigener

Bedürfnisse« als langfristige Konsequenzen des aggressiven Konfliktverhaltens auftreten sollen. Diese Konsequenzen scheinen wieder nicht spezifisch und werden nicht erklärt. Es ist zudem in dieser Darstellung nicht ausreichend ersichtlich, wieso der beschriebene Symptomenkomplex aufrechterhalten bleibt.

- Bezüglich der langfristigen Konsequenzen fehlen folgende Angaben: Es ist zu vermuten, dass nach der Situation Gefühle von Schuld und Kontrollverlust entstehen, weswegen die Patientin intensiv weint. Um die Schuldgefühle wiederum zu reduzieren, versucht sich die Patientin wieder brav und angepasst zu zeigen, ihre Wünsche und Ängste kommuniziert sie nicht konstruktiv, sodass sich Frustration und Wut immer weiter aufstaut, es kommt dann zum impulsiven Entladen der Wut (Teufelskreis). Langfristiger gesehen kommt es durch das aggressive Verhalten zu Angst vor Verlust der Partnerschaft und damit auch vor Sicherheitsverlust, weiterhin zu Selbstzweifeln.
- Weitere langfristige Konsequenzen, die weder in der Mikro- noch Makroanalyse genannt werden, sind grundsätzlich: Durch das Unterdrücken von eigenen Bedürfnissen und Grenzen intensiviert sich zudem die Angst vor Enge und vor den hiermit verbundenen Situationen (agoraphobische Ängste). Es besteht die Gefahr von Vermeidungsverhalten, hierdurch weiterem Erleben von Insuffizienz und Überforderung sowie Verstärkerverlust durch dann nachlassende Möglichkeiten, andere Menschen zu treffen und angenehmen Aktivitäten nachzugehen.

Zusammenfassend haben wir bei dieser Verhaltensanalyse genau die Schwierigkeit, dass die Patientin in ihrer Persönlichkeit und Problematik und deren Ätiopathogenese nicht spezifisch dargestellt wird.

Nachdem wir uns nun schon ein Negativ-Beispiel angesehen haben, bei dem insgesamt doch recht viele ungünstige Darstellungen und viele fehlende günstige Darstellungen auszumachen sind, schauen wir uns ein Beispiel an, dessen Qualität insgesamt als deutlich höher einzuschätzen ist, bei dem wir aber auch eine Reihe von Schwierigkeiten aufzeigen können. Gerade der Vergleich von vermutlich ausreichend günstigen Verhaltensanalysen und sehr guten Analysen bringt uns in unserem Verständnis für Letztere noch einmal einen Schritt weiter.

2.3.2 Fallbeispiel Verhaltensanalyse 2 – Negativbeispiel

Informationen zur Patientin

Symptomatik

Die 30-jährige Patientin berichtet, unter Selbstwertproblemen und der Angst, nicht gut genug zu sein, zu leiden, weshalb sie oft die Anerkennung anderer Menschen suche und versuche, es »immer allen recht zu machen«. Diese Probleme kenne sie zwar seit der Jugend, jedoch hätten sie sich seit der Trennung von ihrem langjährigen Exfreund im September 2012 verstärkt entwickelt. Häufig müsse sie weinen oder grübeln, mache sich selbst Vorwürfe. Sozial ziehe sie sich immer mehr zurück. Ihre Stimmung sei manchmal auch gereizt. 2012 habe sie in ihrer »Krise« eine 10-wöchige stationäre psychiatrische und psychosomatische Rehabilitation als Selbstzahlerin durchgeführt. In dieser Zeit habe sie auch Suizidgedanken gehabt, die sie »beruhigt« hätten. Sie habe in der Klinik bereits ein gewisses

Verständnis für bestimmte eigene Verhaltensweisen entwickeln können und wolle das Erlernte nun in einer Verhaltenstherapie weiter verfestigen und ausbauen.

Lebensgeschichtliche Entwicklung und Krankheitsanamnese

Die Patientin berichtet, mit einem jüngeren Bruder (– 12 J.) bei ihren leiblichen Eltern aufgewachsen zu sein. Der Vater sei als technischer Zeichner selbstständig, die Mutter habe Metzgereifachverkäuferin gelernt, sie sei ein Jahr nach der Geburt der Patientin wieder arbeiten gegangen. Die Patientin habe daher bis zum Kindergartenalter viel Zeit bei ihrer Tante und ihrer Großmutter verbracht. Diese seien haltgebend für sie gewesen. Der Tod der Großmutter im Jahr 2009 habe sie daher sehr belastet. Ihre Mutter (+ 24 J.) beschreibt sie als sensibel, »gute Seele der Familie«, die jedoch auch oft zurückstecke, alles für die Interessen des Vaters aufgegeben und sich gefügt habe. Als Werte habe sie Rücksichtnahme und Ordnung/Struktur vermittelt. Zudem mache sich die Mutter stets Sorgen, dass die Patientin ihr »Leben nicht in den Griff« bekomme. Der Vater (+ 30 J.) sei ein »Hitzkopf« und sehr leistungsorientiert, habe aber »trotz harter Schale einen weichen Kern«. Er sei bis vor einiger Zeit Alkoholiker gewesen. Die Patientin sei ein »Papa-Mädchen« gewesen, habe ein sehr inniges Verhältnis zu ihrem Vater gehabt, sei viel mit ihm auf Fußballplätzen unterwegs gewesen und habe gemeinsame Arbeiten im Zusammenhang mit der Landwirtschaft mit ihm verrichtet. Heute könne sie ihn aber häufig nicht mehr ernst nehmen. Die familiäre Atmosphäre beschreibt sie als angespannt und konfliktbehaftet, es habe oft Streitigkeiten zwischen den Eltern und mit anderen Familienangehörigen gegeben, selten habe die Patientin auch mal eine Ohrfeige bekommen, »wenn ich frech war«. Auch sei man häufig umgezogen. Die Patientin könne sich kaum an diese Zeit erinnern, jedoch wisse sie, dass sie eingenässt und Nägel gekaut habe. Im Vergleich zum Bruder, nach dessen Geburt die Mutter aufgehört habe zu arbeiten und man dann einen festen Wohnsitz gehabt habe, habe die Patientin schon immer funktionieren und selbstständig sein müssen. Der Bruder habe eine »komplett andere Kindheit erlebt«. Grundsätzlich sei die Beziehung zu ihm innig, zeitweise jedoch angespannt, da sie dazu tendiere, ihn zu bevormunden.

Ihre schulische und berufliche Entwicklung sei recht unauffällig verlaufen, jedoch habe es einige »Neider« gegeben und die Patientin sei auch »ausgeschlossen« worden. Die Leistungen seien gut und sehr gut gewesen. Nach der Grundschule habe sie die mittlere Reife erzielt und eine Ausbildung zur Bankkauffrau abgeschlossen. Sie habe im Anschluss an die Ausbildung die Fachoberschule besucht und ihr Abitur nachgemacht. Anschließend habe sie auf Lehramt studiert und sei bis heute als Studienrätin tätig sowie als Beamtin auf Probe. Aufgrund ihrer Krise im Jahr 2013 sei die Lebenszeitverbeamtung verschoben worden; sie hoffe, dass es Ende dieses Jahres dazu kommen werde. Sie habe ihren Traumberuf gefunden, aber immer wieder das Bedürfnis, sich weiterzubilden, das nächste Ziel zu erreichen, aus Angst, nicht zu genügen. Mit der finanziellen Situation sei sie nicht zufrieden. Zu Kollegen und Vorgesetzten bestehe ein gutes Verhältnis mit z. T. privaten Kontakten.

Ihre Pubertät beschreibt sie ebenfalls als unauffällig. Mit 14 Jahren habe die Patientin ihren ersten Freund kennengelernt, mit dem sie 12 Jahre lang zusammen gewesen sei, sie sei »unglaublich verliebt« in ihn und froh gewesen, dass sie mit ihm zusammen sein könne. Sie hätten sich zwischen 2006 und 2008 einmal getrennt aufgrund eines Seitensprungs seinerseits. Zuletzt sei die Patientin weggezogen, habe sich seiner aber sicher gefühlt, habe sich ein neues Leben aufgebaut, doch er habe sich dann umorientiert. Die Patientin beschreibt im Rahmen dieser Trennung viele emotional aufgeladene Situationen und Kämpfe. Zuletzt sei sie von seinen Freunden als Psychopathin bezeichnet worden, was sie verletzt habe.

Es bestehe ein guter Freundes- und Bekanntenkreis, sie sei ein offener Mensch. Die Patientin gibt als Hobbys Lesen, Radfahren, Fitness und Saunieren an.

Keine bisherige Psychotherapie. 2012 habe sie in ihrer »Krise« bei Suizidalität eine 10-wöchige stationäre psychiatrische und psychosomatische Rehabilitation als Selbstzahlerin durchgeführt: Dies habe Stabilisierung erbracht.

Psychischer Befund

Zum Gespräch erscheint eine überdurchschnittlich attraktive, zunächst arrogant, dann aber brav und labil wirkende zugewandte Patientin, die offen und mit deutlichem Leidensdruck über ihre Symptomatik berichtet.

Die Patientin ist in der Lage, sich differenziert auszudrücken. Die intellektuelle Leistungsfähigkeit scheint durchschnittlich bei einer ausreichend differenzierten Persönlichkeitsstruktur. Krankheitseinsicht, Introspektionsfähigkeit, Therapiemotivation und Veränderungsbereitschaft scheinen hoch ausgeprägt.

Sie ist bewusstseinsklar und allseits orientiert. Keine Beeinträchtigung von Auffassung und Aufmerksamkeit, subjektiv Konzentrations- und Merkfähigkeitsschwierigkeiten. Im Denken vorrangig Selbstzweifel und häufiges Grübeln, ansonsten keine formalen oder inhaltlichen Denkstörungen. Keine Anhalte für psychotische Symptomatik. Die Stimmung erscheint niedergeschlagen und gedrückt, bei gegebener affektiver Schwingungsfähigkeit. Subjektive Antriebsminderung bei gleichzeitig erhöhter innerer Anspannung, Psychomotorik unauffällig. Von Suizidalität ist die Patientin glaubhaft distanziert. Die Patientin raucht 5 – 10 Zigaretten täglich. Ansonsten kein Substanzkonsum, keine Medikation.

Fallbeispiel

»So besser nicht« – Fallbeispiel Verhaltensanalyse 2

Makroanalyse

Es handelt sich um eine langjährige, chronische Problematik, die sich bis in die Jugend zurückverfolgen lässt. Die Patientin war während der gesamten Kindheit viel auf sich allein gestellt, musste seit jeher »funktionieren und selbstständig sein«. Die Patientin neigt dazu, wie auch ihre Mutter, eigene Wünsche und Bedürfnisse zugunsten der Herstellung oder Beibehaltung einer Harmonie zurückzustellen und Konflikte zu vermeiden. Die Patientin handelt nach folgenden kognitiven Grundannahmen: »Ich will es allen recht machen«, »Ich habe Angst, zu versagen, nicht gut genug zu sein.« Sie habe zudem zunehmend Ängste vor einer negativen Bewertung durch andere.

Auslöser für die derzeitige depressive Symptomatik ist die Trennung vom Exfreund nach 12-jähriger Beziehung im September 2013 sowie der darauffolgenden erstmals eigenständigen Lebensführung und den seit jeher bestehenden Ängsten, nicht zu genügen. Aufgrund des ständig erhöhten Arousals wegen dem Druck, nicht negativ aufzufallen, es möglichst allen recht zu machen, und fehlenden Entspannungsmöglichkeiten bleibt die Symptomatik bestehen. Der vermehrte soziale Rückzug und die Vernachlässigung von Interessen dienen immer wieder einer kurzfristigen Entlastung. Langfristig kommt es zu einem Verlust positiver Verstärkerquellen und der Verstärkung der depressiven Symptomatik.
Trotz des sozialen Rückzugs besteht ein kleiner Freundeskreis mit einigen engen Freundinnen und guten privaten Kontakten zu Kolleginnen. Sie berichtet über vielfältige Interessen (Fitness, Lesen, Radfahren, Saunieren), die sie jedoch aufgrund des Rückzugs zunehmend vernachlässigt. Die finanzielle Situation ist gesichert. Sie verfügt über eine durchschnittliche Intelligenz und ein hohes Reflexions- und Introspektionsvermögen.
Wenn wir uns auf den Inhalt dieser Darstellung konzentrieren (Grammatik und Schreibstil soll hier nicht bewertet werden, vom Original übernommen), so können wir folgende Kritik vornehmen:

- Die Analyse enthält manche spezifischen und zutreffenden Darstellungen.
- Sie ist jedoch zu kurz und unvollständig, es fehlen wichtige Aspekte.

Konzentrieren wir uns zunächst auf ungünstige Darstellungen:

- Direkt zu Beginn wird eingeführt, es handele sich um eine langjährige, chronische Problematik. Dies ist nicht zutreffend. Zwar ist richtig, dass die Patientin auffällige, akzentuierte Persönlichkeitseigenschaften aufweist, jedoch scheint die krankheitswertige aktuelle Symptomatik seit der Trennung zu bestehen (seit ca. 2 Jahren), zudem innerhalb dieses Zeitraums in unterschiedlichem Ausmaß: Zunächst krisenhafte Zuspitzung, derzeit bestehen noch Symptome, die Symptomatik ist noch nicht remittiert, sodass man hier keinesfalls von chronischer Symptomatik sprechen kann. Natürlich lässt sich ein Teil der Problematik, auf die wir noch zu sprechen kommen (die Selbstwertproblematik), bis in die Jugend, bis in die Kindheit zurückverfolgen; dies wird hier aber so nicht dargestellt, sondern vielmehr in der Weise, als sei die Patientin chronisch depressiv.
- Nicht zutreffend erscheint auch die Analyse, dass die erstmals eigenständige Lebensführung nach Trennung Auslösesituation sein soll. Die Trennung ist zwar die Auslösesituation, jedoch ist nun in diesem Zusammenhang wichtig zu verstehen, was genau an der Trennung welche Wirkung bei der Patientin erzielt (Aktualgenese). Durch die Trennung und die hiermit einhergehenden Kämpfe und Abwertungen wird vor allem das Selbstwertgefühl der Patientin geschwächt, sie ist gekränkt. Die eigenständige Lebensführung hatte die Patientin ja sogar vor der Trennung so gewählt, hat sich des Partners »sicher« gefühlt. Die Trennung und neue Unabhängigkeit vom Partner geht für sie daher auch mit einem Gefühl von Kontrollverlust einher.
- Nicht zutreffend scheint, dass die Patientin während der gesamten Kindheit viel auf sich allein gestellt war: Zwar sind die Eltern wenig verfügbar, aber Tante und Großmutter sind präsent.

Zutreffende einzelne Darstellungen in dieser Makroanalyse:

- In Bezug auf die kindliche Situation: Patientin musste aufgrund der Berufstätigkeit beider Eltern eine gewisse Eigenständigkeit übernehmen.
- In Bezug auf die O-Variable: Patientin nimmt eigene Bedürfnisse zugunsten von Harmonie und Zuwendung zurück; es bestehen Ängste vor negativer Bewertung durch andere und hiermit verbundene Versagensangst, erhöhtes Arousal und innerer Druck.

- Auslöser ist die Trennung und hier gibt es ein Zusammenspiel mit den grundlegenden Selbstzweifeln.
- Sozialer Rückzug führt kurzfristig zu Entlastung, langfristig zu Verstärkerverlust und damit zu Intensivierung der depressiven Symptomatik.

Wichtige Aspekte, die fehlen, sind zusammengefasst (hier nur die fehlenden Aspekte, nicht die schon genannten):

- Kindliche Situation:
  - Mutter arbeitet und ist zeitlich wenig verfügbar, aber Patientin wird liebevoll von anderen Bezugspersonen (Tante, Oma) versorgt
  - häufige Umzüge und Wechsel der vertrauten Umgebung
  - mütterliches Modell: angepasst, sich selbst zurücknehmend, sensibel, schwach
  - väterliches Modell: leistungsbezogen, Schwäche inkl. Alkoholabhängigkeit
  - sehr enge Beziehung an den Vater (enger als an die Mutter)
  - gemeinsam mit Vater Tätigkeiten durchgeführt, die eher dem gesellschaftlichen Stereotyp männlichen Geschlechts entsprechen (Fußball, Arbeiten)
  - angespannte, konflikthafte Familienatmosphäre, häufige Streitereien der Eltern und mit anderen
  - nach Geburt des Bruders Wegfall der Einzelkindsituation und Mutter hört jetzt erst auf zu arbeiten, keine Umzüge mehr
  - in der Schule z. T. Erfahrungen des Ausgeschlossenwerdens
- innerpsychischer Niederschlag:
  - durch Umzüge Gefühl von Unsicherheit
  - sich für die Mutter nicht wichtig genug erleben, sich zu kurz gekommen und unzulänglich erleben
  - Mutter wenig spürbar, eignet sich nicht als Vorbild und Identifikationsfigur, Enttäuschung
  - dem Vater gefallen wollen, sich für ihn verantwortlich fühlen
  - sich wertvoll, stark und vom Vater geschätzt fühlen
  - Angst vor Trennung der Eltern, Traurigkeit über deren Streit
  - intensiver Neid auf den Bruder, Intensivierung des Gefühls, zu kurz gekommen zu sein
  - in der Schule z. T. Intensivierung von Unzulänglichkeitsgefühlen
- kindlicher Umgang:
  - sich kompensatorisch zur schwachen Mutter eng an den bedürftigen Vater binden, für diesen das liebe Mädchen sein, das er sich wünscht, diesem auch notwendige Zuwendung entgegenbringen
  - Lernen am väterlichen Modell, Identifikation mit dessen Ehrgeiz und Leistungsdenken
  - auch Übernahme von mütterlicher Unterordnung und Anpassung
  - den Bruder bevormunden, aber sich auch eng an diesen binden
- Persönlichkeit:
  - schwaches, von äußerer Bestätigung abhängiges Selbstwertgefühl
  - hohes Leistungs- und Pflichtbewusstsein, Ehrgeiz
  - Ängstlichkeit
- Kompensation
  - Leistung erbringen, neue Ziele anstreben und umsetzen zur Selbstwertregulation
  - Arbeitsplatz als Lehrerin gibt Gefühl von Sicherheit
  - die andauernde Partnerschaft gibt Gefühl von Sicherheit
  - Selbstwertbestätigung durch einen als begehrenswert wahrgenommenen Partner

- Schwierigkeiten in Lebensbereichen:
  - Beruf: Patientin ist nie wirklich zufrieden, strebt immer Höheres an, dadurch intensiviert sich ihre Grundanspannung, die ohnehin auf Basis des niedrigen Selbstwerts bei gleichzeitigem vom Vater übernommenen Ehrgeizes vorhanden ist
- Entstehungsgeschichte, aktuelle Auslösesituation, Aktualgenese:
  - Durch die Trennung und die hiermit einhergehenden Kämpfe und Abwertungen wird vor allem das Selbstwertgefühl der Patientin geschwächt, sie ist gekränkt. Zuvor hatte sie sich des Partners »sicher« gefühlt. Die Trennung und neue Unabhängigkeit vom Partner geht für sie daher auch mit einem Gefühl von Kontrollverlust einher.
  - Es kommt zunächst zu einer narzisstischen Krise mit stationärem Aufenthalt, danach stabilisiert sich die Patientin nach und nach etwas.
- Die Symptome werden hier auf Makroebene nicht dargestellt.

Bevor wir uns mit der Analyse der Konsequenzen und Verstärkungsbedingungen beschäftigen, schauen wir uns noch die zusätzlich zur dargestellten Makroanalyse vorgenommene Mikroanalyse an:

Mikroanalyse

- **S:** *Ein Mann, den sie neu kennengelernt hat, bekundet nicht von Anbeginn seine Liebe und Bereitschaft, mit ihr ein gemeinsames Leben zu starten*
- **O:** *Geringer Selbstwert, Selbstunsicherheit, Verlustangst*
- **Rkog:** *»Hoffentlich blamiere ich mich nicht«, »Alle anderen sind viel hübscher und erfolgreicher als ich.«*
- **Remo:** *Traurigkeit, Verzweiflung, Minderwertigkeitsgefühle, Wutanfälle*
- **Rphys:** *Erschöpfung, Müdigkeit, innere Unruhe, Engegefühle in der Brust*
- **Rbehav:** *Patientin zieht sich zurück, weint, vermeidet den Kontakt, ablehnendes Verhalten gegenüber dem Mann*
- **K:** *Kurzfristige Spannungsreduktion, Erleichterung (C–/); Gefühl von Verzweiflung, Traurigkeit, Scham (C-); Konfliktvermeidung (C+/); Langfristiger Verlust sozialer Kontakte (C+/); Verminderung des Selbstwertgefühls (C+/); soziale Isolation (C-); Symptomatik bleibt bestehen, dies führt zu starker Enttäuschung, Selbstabwertung und Resignation, wodurch die depressive Symptomatik aufrechterhalten wird (C-)*

Hier können wir folgende Kritik vornehmen:
- Situation: Die Situation ist keine sehr konkrete Situation, aber auch nicht unbedingt eine Lebenssituation, von daher kann diese Situation auch für die Mikroanalyse gewählt werden.
- O-Variable: Die relevanten Merkmale sind zutreffend dargestellt.
- Rkog: Die Kognitionen hingegen wirken deplatziert. Die Kognition »hoffentlich blamiere ich mich nicht« wäre ggf. passend vor einem konkreten Date mit einem Mann, jedoch passt diese eben nicht zu der vergleichbar weniger konkreten ausgewählten Situation. Die Kognition »Alle anderen sind viel hübscher und erfolgreicher als ich« passt besser, dennoch wäre es sinnvoll, hier weitere Gedanken anzuführen wie z. B.: »Er spielt nur mit mir. Ich bin ihm nicht wichtig und wertvoll genug. Ich bin nicht gut genug für ihn. Ich muss ihn noch mehr beeindrucken. Oder ich lasse es am besten ganz, ich schaffe es ja sowieso nicht, denn die anderen sind sowieso hübscher und erfolgreicher als ich.«
- Remo: Die Emotionen sind zutreffend dargestellt; lediglich wäre es passender, von Wut statt von Wutanfällen zu sprechen, da ein Wutanfall nicht nur eine emotionale, sondern auch motorische Komponente enthält, aber vor allem auf die Patientin nicht zuzutreffen scheint.

- Rphys: Erschöpfung und Müdigkeit werden hier zusätzlich erschlossen; sinnvoller erscheint aber zumindest, die Unruhe und Engegefühle in der Brust zuerst zu nennen, die Erschöpfung und Müdigkeit folgt vermutlich erst später bei zunehmender Resignation.
- Rbehav: Die Verhaltensweisen sind zutreffend dargestellt; um Unklarheiten zu vermeiden, hätte präzisiert werden sollen, ob sich die Patientin lediglich von dem Mann zurückzieht oder grundsätzlich, wobei letzteres Verhalten nicht so präzise für die Situation mit dem Mann erscheint.
- Konsequenzen:
  - Es ist hier nicht nachvollziehbar, wodurch und inwiefern die Patientin Erleichterung erlebt. Zutreffender erscheint die Reduktion der Anspannung. Vor allem aber vermeidet die Patientin weitere Enttäuschung und Kränkung, was hier nicht dargestellt wird. Konfliktvermeidung ist ebenfalls sehr unspezifisch, zumal die Patientin ohnehin nicht dazu zu tendieren scheint, Konflikte anzuzetteln. Zutreffend dargestellt sind aber auch die negativen kurzfristigen Konsequenzen, denn diese Gefühle treten nicht nur vor dem Verhalten, sondern auch danach auf.
  - Bezüglich der langfristigen Konsequenzen ist unverständlich, wieso hier ein Verlust sozialer Kontakte betont wird, da die Patientin sich ja nicht von allen Menschen aufgrund dieser speziell dargestellten Dynamik zurückzieht, sondern »nur« von Männern. Spezifischer wäre es hier darzustellen, dass die Patientin hierdurch verhindert, eine neue Partnerschaft zu etablieren, ihrer Angst vor Enttäuschung und Kränkung stellt sie sich nicht, die Angst wird nicht abgebaut; dadurch, dass sie das Gefühl hat, dass es wieder nicht geklappt hat, wird der Selbstwert weiter geschwächt, wodurch die depressive Gefühlswelt intensiviert wird.
  - Die Darstellung »Symptomatik bleibt bestehen, dies führt zu starker Enttäuschung, Selbstabwertung und Resignation wodurch die depressive Symptomatik aufrechterhalten wird (C-)« ist unverständlich: Es wird nicht erklärt, wieso »die Symptomatik« bestehen bleibt, welche Symptomatik genau gemeint ist.

Zusammenfassend wurden auch bei dieser Verhaltensanalyse wesentliche Inhalte vernachlässigt, wenngleich auch einige zutreffende Aussagen gemacht wurden. Vor allen Dingen ist hier nicht der Kern der Thematik, nämlich eine Selbstwertproblematik, deutlich dargestellt worden. Ein grober Fehler liegt auch darin, eine chronische krankheitswertige Symptomatik ausmachen zu wollen.

2.4 Übung zum Erstellen der Verhaltensanalyse

»Übung macht den Meister«, sagt ein Sprichwort und beinhaltet wohl die zutreffende Lebenserfahrung, die wir alle schon gesammelt haben: So gut ich mich auch theoretisch mit einer Thematik auskenne und befasst habe, so viele Beispiele, die von einer anderen Person erstellt wurden, ich mir auch angesehen haben mag, so werde ich eine gute Ausführung der Tätigkeit nur lernen können, wenn ich sie selber durchführe, und dies möglichst häufig.

Daher soll im Folgenden explizit dazu Gelegenheit gegeben werden, den vorgestellten Analyseweg am konkreten Beispiel einzuüben. Ein anschließender Vergleich mit einem möglichen Lösungsweg kann dann helfen, eigene Unklarheiten und Unsicherheiten auszuräumen, wobei natürlich zu beachten ist, dass es bei der Analyse der Entstehung und Aufrechterhaltung psychischer Krankheit nicht die eine Königslösung gibt, wie dies z. B. bei einer mathematischen Aufgabe der Fall wäre. Die Analyse hängt auch immer von den eigenen Berufserfahrungen, dem eigenen theoretischen Schwerpunkt und anderen Faktoren ab. Dennoch soll Ihnen dieses Buch ja gerade aufzeigen, dass die Analyse nicht beliebig zu erstellen ist und eine spezifische, auf den Patienten bezogene Analyse möglich und nötig ist.

Die folgende Übung besteht in der Durchführung der Analyse der aufeinanderfolgenden einzelnen Schritte in der Weise, wie es oben in den Fallbeispielen geschehen ist. Sie können diese Analyse stichwortartig durchführen.

Vorab werden, wie oben auch, die Informationen zu den aktuellen Beschwerden, zur lebensgeschichtlichen Entwicklung, Krankheitsanamnese und zum psychopathologischen Befund vorgegeben. Diese Infos dienen Ihnen dann als Basis für die Analyse.

Je häufiger Sie diesen Analyseprozess durchführen, desto mehr wird er Ihnen in »Fleisch und Blut« übergehen. Was zu Beginn vielleicht noch recht mühselig erscheinen mag, wird Ihnen später leicht von der Hand gehen. Dieser Aufwand lohnt sich, denn die Fähigkeit, eine gelungene Verhaltensanalyse zu erstellen, ist ein Kernelement und Fundament psychotherapeutischer Arbeit. Los geht's!

2.4.1 Übung »Ohnmacht gegenüber der verhassten Mutter«

Informationen zur Patientin

Symptomatik

Die 61-jährige Patientin berichtet, in der letzten Zeit, nachdem ihre Mutter nach 15 Jahren Trennung nun den Kontakt wieder aufzunehmen versucht, unter vermehrten Ängsten wie auch dissoziativen Zuständen zu leiden, welche sie von sich schon kenne. So bemerke sie an ihrem Körper Veränderungen, mit denen sie sich daraufhin intensiv beschäftigen müsse. Sie habe Angst vor vaginalem Pilzbefall und den Empfindungen, die dadurch ausgelöst werden. Sie mache sich dann häufig Sorgen über eine Krankheit, aus der ihr niemand helfen könne. Sie müsse für alle Vorgänge in ihrem Körper eine Erklärung finden, auch fühle sie sich gezwungen, für ausreichend Sauberkeit ihres Körpers zu sorgen und elektrische Geräte von Kolibakterien zu reinigen, bevor sie das Haus verlasse. Sie nehme bei sich auch Magen-Darm-Beschwerden, Rückenschmerzen und Muskelverspannungen wahr. Zudem habe sich ihre Stimmung verschlechtert, sie fühle sich häufig freudlos und ziehe sich aus sozialen Kontakten zurück. Sie könne abends nur schwer einschlafen. Auf öffentlichen Plätzen, in Menschenmengen und geschlossenen Räumen halte sie sich auch nur mit großem Unbehagen auf. Wenn sie mit Menschen zusammen sei, von denen »ich nicht weiß, ob sie mich mögen«, schwitze sie sehr stark. Seit dem Versuch der Kontaktaufnahme durch die verhasste Mutter, die ihr jedoch eine beträchtliche Geldsumme nach ihrem Ableben in Aussicht gestellt habe, komme es zu wiederkehrenden Erinnerungen an die Misshandlungen durch die Mutter sowie an sexuelle Missbrauchserlebnisse. In manchen Momenten schalte sie dann einfach ab, so, »als wäre ich woanders.«

Lebensgeschichtliche Entwicklung und Krankheitsanamnese

Die Patientin sei ohne Vater bei ihrer leiblichen Mutter aufgewachsen. Da diese (+ 23 J., Buchhalterin) nach der Geburt gearbeitet habe, sei sie in dieser Zeit von den liebevollen Großeltern versorgt worden. Die Mutter wird als brutale, kaltherzige und machtbesessene Frau beschrieben, die die Patientin geschlagen, als Bestrafung für schlechte Schulnoten im Keller ohne Essen eingesperrt habe und sie, um mehr Geld zu verdienen, ab ihrem 7. Lebensjahr an vier Männer verkauft habe, von denen sie einige Jahre lang jeden Samstag unter Betäubung sexuell missbraucht worden sei. Nach den Vergewaltigungen sei sie mit Schmerzen aufgewacht und habe sich nur unscharf erinnern können und verzweifelt versucht, sich zu erklären, »was mit mir los ist«. Die Mutter habe die Patientin regelmäßig verbal abgewertet: »Du bist ein erbärmlicher Hexenfuß«. Von ihrer Mutter habe sie insgesamt nichts Gutes in Erinnerung und vor vielen Jahren den Kontakt abgebrochen. Nun wende sich die vereinsamte Mutter wieder an sie, verhalte sich erneut bestimmend, befehlend und herrisch. Angesichts der Aussicht auf das Erbe in Millionenhöhe fühle sich die Patientin auf die Mutter angewiesen, zumal sie aktuell keinen Zugriff auf das väterliche Erbe habe. Den Vater (+ 24 J., Busmechaniker) habe sie erst mit 24 Jahren kennengelernt; die Mutter habe erzählt, er sei verstorben, während er jedoch in England gelebt habe. Sie habe ihn vor seinem Tod 1986 ein paar Mal getroffen. Er habe ihr ca. 100 000 Euro vererbt. Die Patientin habe den Kindergarten besucht. Dies habe sie als Freiheit und Ausgleich zu der brutalen Mutter erlebt und sich dort geborgen gefühlt. Die Leistungen in der Schule seien vor dem Missbrauch noch gut gewesen, hinterher jedoch immer schlechter geworden. Nach dem Schulabschluss habe sie eine Lehre absolviert und 10 Jahre lang gearbeitet, sei zwischenzeitlich gekündigt worden. 2004 habe sie schließlich Erwerbsunfähigkeitsrente aufgrund ihrer Beschwerden erhalten. Ihre finanzielle Situation sei auch angesichts des Erbes gut. Sie spare Geld für das Alter. Den ersten sexuellen (freiwilligen) Kontakt habe es mit 21 Jahren gegeben. Mit diesem Mann habe sie eine langjährige Ehe (1967 – 1989) geführt, sei hier jedoch geschlagen und kleingemacht worden und habe sich dann letztendlich von ihm getrennt. Seither lebe sie allein. Zu der Tochter (34-jährig) habe sie einen eher angespannten Kontakt. Ihren Freundeskreis beschreibt sie als klein. Ihre Hobbys seien Sport, Tanzen und Musik. Über sich selbst gibt die Patientin an, einen hohen Anspruch an sich und andere zu haben und perfektionistisch zu sein.

Krankheitsanamnese

Es habe von 1990 bis 2011 wiederholte psychiatrische und psychotherapeutische stationäre Aufenthalte gegeben, v. a. aufgrund von posttraumatischer Belastungsstörung (PTBS): Patientin habe bereits lernen können, besser mit Traumafolgen umzugehen; 2005 bis 2007 Tiefenpsychologisch fundierte Psychotherapie wegen PTBS und Depressivität nach Kündigung und bei Erwerbsminderungsberentung: Patientin erlangte vorübergehende Stabilisierung; Patientin hat seit 2010 Diagnose Polyneuropathie (neurologisch). Medikation: Garbapentin seit 2010, Zopiclon seit 2012 (bei Bedarf, es bestehe keine Abhängigkeit). Die Patientin habe bis vor sieben Jahren versucht, ihre Probleme auch mit Alkohol zu lösen, sei seither abstinent.

Psychischer Befund

Mir begegnet eine gepflegte, normalgewichtige Frau in eher sportlichem, manchmal biederem Kleidungsstil. Sie nimmt freundlich, zugleich unsicher den Kontakt auf und fragt, ob sie wieder Hilfe in Anspruch nehmen darf. Sie kann sich mir jedoch recht schnell anvertrauen.

Die Patientin ist in der Lage, sich differenziert auszudrücken. Die intellektuelle Leistungsfähigkeit scheint durchschnittlich bei einer ausreichend differenzierten Persönlichkeitsstruktur. Krankheitseinsicht, Introspektionsfähigkeit, Therapiemotivation und Veränderungsbereitschaft scheinen hoch ausgeprägt.

Die Patientin ist wach, bewusstseinsklar und zu allen Qualitäten voll orientiert. Es liegen keine Aufmerksamkeits- und Gedächtnisstörungen vor. Im Denken besteht eine Grübelneigung. Es gibt keine Anhalte für psychotische Symptomatik, Patientin berichtet von Dissoziationen (»abschalten«). Im Affekt ängstlich, labil, innerlich unruhig, erhaltene Schwingungsfähigkeit. Der Antrieb wirkt im Kontakt nicht reduziert. Es bestehen Ängste und zwanghafte Verhaltensweisen (wie unter »Symptomatik« beschrieben). Die Patientin berichtet von sozialem Rückzug angesichts der Symptomatik. Suizidalität wird glaubhaft verneint. Kein Substanzkonsum mit Ausnahme der Zopiclon-Medikation bei Bedarf.

Durchführung der Analyse

Versuchen Sie nun, Schritt für Schritt die Verhaltensanalyse durchzuführen. Nehmen Sie hierfür das Übungsblatt (s. Anhang 1) zu Hilfe.

1. Analyse von genetisch oder pränatal bedingten Vulnerabilitätsfaktoren

Lassen sich anhand der vorliegenden Informationen Rückschlüsse auf eine mögliche frühe Vulnerabilität ausmachen? Wenn ja, welche?

___

2. Analyse der kindlichen, biografischen Situation

Welches sind deskriptive Merkmale der kindlichen Situation?

___

Eigenschaften der Mutter:

___

Beziehung der Patientin zur Mutter in der Kindheit:

___

Eigenschaften des Vaters:

Beziehung der Patientin zum Vater in der Kindheit:

Weitere Schlussfolgerungen zu noch nicht genannten Merkmalen der kindlichen Situation:

Gibt es Wechselwirkungen der Erfahrungen in der kindlichen Situation? Wenn ja, welche?

---

3. Analyse der innerpsychischen Auswirkungen der biografischen Situation in der kindlichen Situation (»innerpsychischer Niederschlag«)

und

4. Analyse der Auswirkungen der kindlichen Situation, der hiermit verbundenen Affekte und Bedürfnisfrustrationen auf die kindlichen Verhaltensweisen zum Umgang mit der kindlichen Situation

Übertragen Sie die einzelnen herausgearbeiteten Merkmale der kindlichen Situation in die Tabelle (Tab. 2-11). In einem zweiten Schritt versuchen Sie sich in diese Situation hineinzufühlen und zu verstehen, wie sich die Patientin in dieser Situation gefühlt hat. Als Hilfe können Sie die ätiopathogenetische Tabelle (Kap. 2.1) hinzuziehen. Versuchen Sie jedoch zunächst, sich selbstständig einzufühlen und wirklich zu verstehen, wie sich die Patientin gefühlt haben muss. Überlegen Sie dann, welche Bedürfnisse hier ggf. frustriert worden sind.

Tab. 2-11 Übung: Kindliche Situation, Emotionen, Bedürfnisse, Umgang

Merkmal der kindlichen Situation	Verbundene Affekte, Gefühle, Emotionen	Frustration von Bedürfnissen	Kindlicher Umgang

Im nächsten Schritt rekonstruieren Sie auf Basis der Informationen und eigener Schlussfolgerungen, ob und welchen Umgang die Patientin in dieser Situation gefunden hat.

5. Analyse der Auswirkungen der kindlichen Erfahrungen auf die Entwicklung der Persönlichkeit sowie Auswirkungen auf die Lebensbereiche inkl. Kompensationsmöglichkeiten

Welche übergeordneten spezifischen Persönlichkeitseigenschaften sind bei der Patientin auszumachen?

___

Wie könnten typische Grundannahmen und Glaubenssätze der Patientin lauten?

___

Was sind hiermit verbundene typische Oberpläne der Patientin?

___

Gibt es ich-syntone Verhaltensexzesse auf »trait«-Ebene? Wenn ja, welche?

___

Gibt es grundsätzliche Verhaltensdefizite? Wenn ja, welche?

___

Was wirkte im Leben der Patientin bislang oder in der Vergangenheit auf welche Weise kompensatorisch? Was hat die Patientin (unbewusst oder bewusst) getan, um ihre verinnerlichten kindlichen Mangelerlebnisse und Defizite und hiermit verbundene problematische Persönlichkeitseigenschaften und Schwierigkeiten in Lebensbereichen zu kompensieren? Wie wirkten diese Faktoren kompensatorisch?

___

Welche charakteristischen Schwierigkeiten in den einzelnen Lebensbereichen auf Basis der Persönlichkeit sind bei der Patientin auszumachen? Was genau (welche Problematiken im Bereich der Persönlichkeit) führt zu den einzelnen Schwierigkeiten?

___

Arbeit:

Partnerschaft und Sexualität:

Elternschaft:

Freundschaft:

Freizeitverhalten:

Gesundheitsverhalten:

Wurde durch die Schwierigkeiten in den Lebensbereichen die Schwelle zur späteren Symptomausbildung herabgesetzt? Wenn ja, in welchem Ausmaß, wodurch, auf welche Art und Weise?

Arbeit:

Partnerschaft und Sexualität:

Elternschaft:

Freundschaft:

Freizeitverhalten:

___

Gesundheitsverhalten:

___

6. Identifikation von aktuellen und früheren Auslösebedingungen und deren Auswirkungen auf das Erleben und Verhalten der Patientin (Aktualgenese)
Kann zeitlich gesehen ein Beginn der Symptomatik ausgemacht werden?

___

Ist die Symptomatik eher chronisch? Kam es in jüngerer Vergangenheit zur Intensivierung der Symptomatik?

___

Was sind die zeitlich im Zusammenhang mit der Symptomatik stehenden Ereignisse? Haben diese Ereignisse einen Einfluss auf die Entwicklung der Symptomatik?

___

Wenn ja, welchen Einfluss (wie ist die Wirkungsweise dieser Ereignisse)? Welche primäre(n) Emotion(en) wird/werden ausgelöst?

___

7. Identifikation der Symptomatik auf den Ebenen Kognition, Emotion, Motorik, Physiologie und deren Entwicklungsverlauf
Versuchen Sie, Schritt für Schritt eine grafische Darstellung des Entwicklungsverlaufs der Symptomatik in Anlehnung an die Fallbeispiele darzustellen. Benutzen Sie dazu die Vorlage aus Abb. 2-5.

Kategorisieren Sie alle Symptome in die Verhaltensebenen:

Kognitive Ebene:

___

Physiologische Ebene:

___

Emotionale Ebene:

___

Motorische Ebene:

___

Gibt es in der aktuellen Symptomatik Verhaltensexzesse und Verhaltensdefizite, die als ich-syntone Exzesse und Defizite noch nicht identifizier wurden? Wenn ja, welche?

___

Verhaltensexzesse:

___

Verhaltensdefizite:

___

8. Analyse von Konsequenzen, individueller und interaktioneller Funktionalität, Verstärkung und Aufrechterhaltung des Verhaltens/der Symptomatik

8.1 Analyse von kurzfristigen Konsequenzen, individueller und interaktioneller Funktionalität, Verstärkung und Aufrechterhaltung des Verhaltens/der Symptomatik

Schauen Sie noch einmal auf die erstelle Grafik im vorherigen Schritt und arbeiten Sie Schritt für Schritt heraus, welche Bedingungsanalysen Sie schon vorgenommen haben. Welches Symptom folgt welchem Symptom oder welcher primären Emotion?

Ist in der Bedingungskette ein Verstärkungsprozess auszumachen? Wie lässt sich die Bedingungskette anhand des Kontingenzschemas der operanten Konditionierung einordnen?

Nutzen Sie zur Hilfe eine einfache Tabelle (Tab. 2-12).

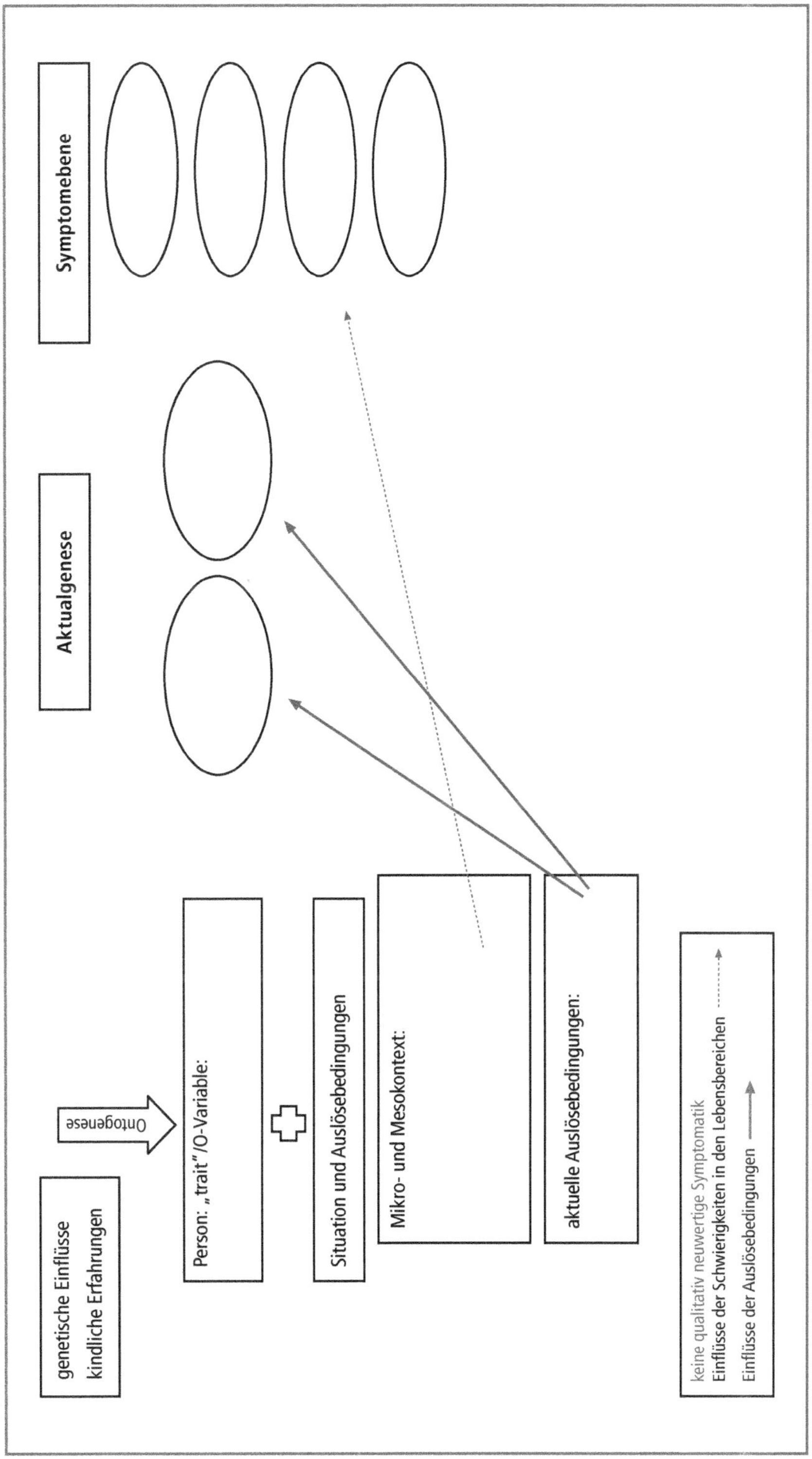

Abb. 2-5 Formblatt zur Aktualgenese

Tab. 2-12 Bislang analysierte Bedingungsketten

Symptom/Verhalten	Kurzfristige Konsequenz	Verstärkungsprozesse (kurzfristig)

Können zusätzlich positive Verstärkungsprozesse identifiziert werden (Tab. 2-13)?

Tab. 2-13 Zusätzliche positive kurzfristige Verstärkungsprozesse

Verhalten/Symptom	Konsequenz und Verstärkungsprozess

8.2 Analyse von langfristigen Konsequenzen, individueller und interaktioneller Funktionalität, Verstärkung und Aufrechterhaltung des Verhaltens/der Symptomatik sowie von Teufelskreisen und Abwärtsspiralen

Haben Sie in den bereits analysierten Bedingungsketten eher langfristige Konsequenzen beschrieben? Wenn ja, welche waren dies? Welche weiteren langfristigen Konsequenzen lassen sich feststellen (Tab. 2-14)?

Tab. 2-14 Bislang analysierte langfristige Konsequenzen

Symptom/Verhalten	Langfristige Konsequenz	Verstärkungsprozesse

Welche zusätzlichen langfristigen Konsequenzen lassen sich finden?

Lassen Sich Teufelskreis und Abwärtsspiralen analysieren?

Nutzen Sie zur Unterstützung erneut die Möglichkeit, sich diese grafisch zu veranschaulichen (s. Übungsblatt, Anhang 3).

Lässt sich ein sekundärer Krankheitsgewinn ausmachen? Wenn ja, worin besteht dieser?

---

9. Identifikation von Verhaltensaktiva, Ressourcen, Selbsthilfemöglichkeiten und -strategien, Bewältigungsfähigkeiten, ungestörten Verhaltensbereichen und subjektivem Krankheitsverständnis

Gibt es über die Kompensation hinaus Ressourcen des Patienten? Wenn ja, welche sind dies und inwiefern wirken diese als hilfreich?

Gibt es Hinweise auf Merkmale des subjektiven Krankheitsverständnisses? Welche sind dies?

Erstellen der Mikroanalyse

Welche typische Symptomatik wollen Sie in einer spezifischen Situation konkret darstellen? Welches ist die im Zentrum stehende Symptomatik?

___

In welchen konkreten Situationen wird diese typischerweise ausgelöst? Welche Situation bzw. ähnliche Situationen sind die zentralen und gehen der Symptomatik am häufigsten voraus?

___

Beschreiben Sie die ausgewählte Situation konkret:

___

Beschreiben Sie nun die in dieser Situation typischerweise ausgelösten Symptome auf den einzelnen Verhaltensebenen (nennen Sie nur die in der Situation typischerweise auftretenden Symptome).

Rkog:

___

Remo:

___

Rphys:

___

Rmot:

___

Identifizieren Sie nun die in dieser Situation und für diese Symptome relevanten Merkmale der Persönlichkeit:

___

Durch welche Reaktionsweisen kommt es zu welchen charakteristischen kurzfristigen Konsequenzen und Verstärkungsbedingungen?

2.4.2 Lösungsvorschlag zur Übung »Ohnmacht gegenüber der verhassten Mutter«

1. Analyse von genetisch oder pränatal bedingten Vulnerabilitätsfaktoren

Lassen sich anhand der vorliegenden Informationen Rückschlüsse auf eine mögliche genetische, pränatal bedingte Vulnerabilität ausmachen? Wenn ja, welche?

Anhand der uns vorliegenden Informationen sind zunächst keine Rückschlüsse auf Vulnerabilitätsfaktoren im genetischen oder präpartalen Sinn zu ziehen.

2. Analyse der kindlichen, biografischen Situation

- Welches sind deskriptive Merkmale der kindlichen Situation?
  - *Aufgewachsen ohne Vater*
  - *sichere, liebevolle Versorgung durch Großeltern*
  - *zwischen 7. und 11. Lebensjahr wiederholte Vergewaltigungen durch vier Männer unter Betäubung mit Folge von körperlichen Schmerzen und Nicht-Einordnenkönnen dieser Beschwerden angesichts teilweisem bis komplettem Erinnerungsverlust*
  - *Geborgenheit, Zeiten von Unbeschwertheit im Kindergarten*
  - *Abfall von Schulleistungen*
- Eigenschaften der Mutter: *brutal, kaltherzig, machtbesessen*
- Beziehung der Patientin zur Mutter in der Kindheit:
  - *Mutter wertet Patientin massiv ab*
  - *harte Bestrafungen in sowohl instrumenteller wie auch sadistischer Form inkl. körperlicher Züchtigung und Gewalt, Freiheitsberaubung, absichtliche Vernachlässigung elterlicher Fürsorgepflicht (Ernährung der Patientin), Mutter dominiert die Patientin*
  - *keine Geborgenheit, Wärme, Zuwendung, Anerkennung*
  - *Mutter verkauft Patientin an Männer*
- Eigenschaften des Vaters: /
- Beziehung des Patienten zum Vater in der Kindheit:
  - *nicht vorhanden, Aufwachsen ohne Vater*
- Weitere Schlussfolgerungen zu noch nicht genannten Merkmalen der kindlichen Situation:
  - *in Bezug auf die Eigenschaften der Mutter: sadistisch-dominante Persönlichkeit, vermutlich persönlichkeitsgestört, an Geld interessiert*
- Gibt es Wechselwirkungen der Erfahrungen in der kindlichen Situation? Wenn ja, welche?
  - *Der Abfall von Schulleistungen steht in engem Zusammenhang mit den kindlichen Erlebnissen von Schutzlosigkeit, Kontrollverlust und Demütigung.*

3. Analyse der innerpsychischen Auswirkungen der biografischen Situation in der kindlichen Situation (»innerpsychischer Niederschlag«)

und

4. Analyse der Auswirkungen der kindlichen Situation, der hiermit verbundenen Affekte und Bedürfnisfrustrationen auf die kindlichen Verhaltensweisen zum Umgang mit der kindlichen Situation

Übertragen Sie die einzelnen herausgearbeiteten Merkmale der kindlichen Situation. In einem zweiten Schritt versuchen Sie sich in diese Situation hineinzufühlen und zu verstehen, wie sich die Patientin in dieser Situation gefühlt hat. Als Hilfe können Sie die ätiopathogenetische Tabelle (Kap. 2.1) hinzuziehen. Versuchen Sie jedoch zunächst, sich selbstständig einzufühlen und wirklich zu verstehen, wie sich die Patientin gefühlt haben muss. Überlegen Sie dann, welche Bedürfnisse hier ggf. frustriert worden sind.

Im nächsten Schritt rekonstruieren Sie auf Basis der Informationen und eigener Schlussfolgerungen, ob und welchen Umgang die Patientin in dieser Situation gefunden hat (Tab. 2-15).

Tab. 2-15 Lösungsmöglichkeiten zur Übung 1: kindliche Situation, Emotionen, Bedürfnisse, Umgang

Merkmal der kindlichen Situation	Verbundene Affekte, Gefühle, Emotionen	Frustration von Bedürfnissen	Kindlicher Umgang
Fehlen von Zuwendung, Geborgenheit, Wärme, Anerkennung durch Mutter	*Patientin fühlt sich haltlos, verlassen, traurig, minderwertig*	*Massive Frustration der Bedürfnisse nach Bindung, Kontrolle/Sicherheit, Selbstwertbestätigung/Wertschätzung*	*Nähe bei Großeltern und im Kindergarten suchen, aber auch eigene Bedürfnisse unterdrücken*
Mutter brutal, dominant, sadistisch, harte Bestrafungen in sowohl instrumenteller wie auch sadistischer Form inkl. körperlicher Züchtigung und Gewalt, Freiheitsberaubung, absichtliche Vernachlässigung elterlicher Fürsorgepflicht (Ernährung der Patientin, verkauft Patientin an Männer)	*Patientin fühlt sich ohnmächtig, ausgeliefert, permanent bedroht und ängstlich, minderwertig, ohnmächtig wütend*	*Massive Frustration der Bedürfnisse nach Kontrolle/Sicherheit, Autonomie/Selbstbestimmung, Selbstwertbestätigung/Wertschätzung*	*Sich unterordnen und möglichst brav zeigen*
Mutter wertet Patientin auch direkt immer wieder ab	*Patientin fühlt sich minderwertig, ohnmächtig wütend*	*Massive Frustration des Bedürfnisses nach Selbstwertbestätigung/Wertschätzung*	

Merkmal der kindlichen Situation	Verbundene Affekte, Gefühle, Emotionen	Frustration von Bedürfnissen	Kindlicher Umgang
Aufwachsen ohne Vater	*Patientin fühlt sich anders als andere Kinder, unzulänglich*	*Frustration des Bedürfnisses nach Selbstwertbestätigung*	
Aufwachsen ohne Vater → es steht keine zweite Bezugsperson zur Mutter zur Verfügung, keine potenziell ausgleichende, unterstützende, beschützende Person vor der mütterlichen Aggression	*Intensivierung des Gefühls, es nicht wert zu sein, keine Hilfe erhalten zu können*	*Frustration des Bedürfnisses nach Selbstwertbestätigung, Sicherheit/ Kontrolle*	
Patientin erhält Zuwendung von Großeltern	• *Patientin erlebt sich in diesem Rahmen als wertvoll und behütet, partiell sicher* • *Gleichzeitig wird aber der Kontrast zum mütterlichen Verhalten schmerzlich spürbar*		
Patientin fühlt sich im Kindergarten sicher, behütet und macht Erfahrungen von Unbeschwertheit	• *Patientin erlebt sich in diesem Rahmen als wertvoll und behütet, partiell sicher* • *Gleichzeitig wird aber der Kontrast zum mütterlichen Verhalten schmerzlich spürbar*		

5. Analyse der Auswirkungen der kindlichen Erfahrungen auf die Entwicklung der Persönlichkeit sowie Auswirkungen auf die Lebensbereiche inkl. Kompensationsmöglichkeiten

Welche übergeordneten spezifischen Persönlichkeitseigenschaften sind bei der Patientin auszumachen?

- *niedriges Selbstwertgefühl*
- *zwanghafte Persönlichkeitseigenschaften, gekennzeichnet durch verinnerlichte Angst, sehr hohes Kontroll- und Sicherheitsbedürfnis, Aggressionshemmung sowie durch perfektionistische Selbstansprüche*
- *keine internalisierte sichere Bindung*

Wie könnten typische Grundannahmen und Glaubenssätze der Patientin lauten?
- *»Die Welt ist gefährlich und unsicher.« »Andere Menschen behandeln mich schlecht«, »Ich bin wertlos.«*

Was sind hiermit verbundene typische Oberpläne des Patienten?
- *»Behalte immer die Kontrolle über alles.« »Sei vorsichtig im Kontakt zu anderen Menschen.«*

Gibt es ich-syntone Verhaltensexzesse auf »trait«-Ebene? Wenn ja, welche?
- *Kontrollieren, in den Körper hineinhören und diesen beobachten, über Körpervorgänge nachdenken, Reinigung von potenziellen Kolibakterien, perfektionistisches Arbeitsverhalten*

Gibt es grundsätzliche Verhaltensdefizite? Wenn ja, welche?
- *Unsicherheit ertragen*
- *in Beziehungen zu anderen eigene Bedürfnisse und Grenzen einfordern*
- *Selbstfürsorge generell*

Was wirkte im Leben der Patientin bislang oder in der Vergangenheit auf welche Weise kompensatorisch? Was hat die Patientin (unbewusst oder bewusst) getan, um ihre verinnerlichten kindlichen Mangelerlebnisse und Defizite und hiermit verbundene problematische Persönlichkeitseigenschaften und Schwierigkeiten in Lebensbereichen zu kompensieren? Wie wirkten diese Faktoren kompensatorisch?

Kompensatorisch wirkte vermutlich im gewissen Maß über einen längeren Zeitraum:
- *die sichere Einbindung in einen Arbeitsplatz*
- *über Funktionieren und Leistungerbringen konnte auch der Selbstwert besser reguliert werden*
- *später: Alkoholmissbrauch, um sich von belastenden Emotionen zu betäuben*

Welche charakteristischen Schwierigkeiten in den einzelnen Lebensbereichen auf Basis der Persönlichkeit sind bei der Patientin auszumachen? Was genau (welche Problematiken im Bereich der Persönlichkeit) führt zu den einzelnen Schwierigkeiten?
- Arbeit:
  - *Berufsunfähigkeit aufgrund der multiplen gesundheitlichen Belastungen bei Selbstüberforderung und Ignorieren eigener Grenzen*
- Partnerschaft und Sexualität:
  - *auf Basis des Minderwertigkeitserlebens ist Patientin lange Zeit nicht in der Lage, sich von einem gewalttätigen und erniedrigenden Mann zu trennen*
  - *danach: Aufgrund des Misstrauens und der Angst vor erneuter Verletzung bleibt Patientin allein und drängt ihre Bindungsbedürfnisse noch weiter zurück, verzichtet hierdurch aber auch auf positive Erfahrungen in Bezug auf Nähe, Geborgenheit, Wertschätzung.*

- Elternschaft:
  - *Patientin scheint hier die Thematik um Strenge und Nachgiebigkeit und Nähe-Distanz aus der eigenen Beziehung zur Mutter auf die Tochter übertragen zu haben, sodass sich die Beziehung »angespannt« gestaltet.*
- Freundschaft:
  - *Patientin scheint aufgrund des verinnerlichten Misstrauens eher auf Distanz zu anderen Menschen zu bleiben, hierdurch nur wenige Freunde und Bindungen, verzichtet hierdurch aber auch auf positive Erfahrungen in Bezug auf Nähe, Wertschätzung.*
- Freizeitverhalten:
  - *Hier sind zunächst keine Schwierigkeiten erkennbar.*
- Gesundheitsverhalten:
  - *Es kommt zu vielfältigen somatischen Problemen auf Basis der verinnerlichten missbräuchlichen und gewalttätigen Erfahrungen.*
  - *Durch Alkoholmissbrauch entstehen vermutlich weiter somatische Probleme.*

Wurde durch die Schwierigkeiten in den Lebensbereichen die Schwelle zur späteren Symptomausbildung herabgesetzt? Wenn ja, in welchem Ausmaß, wodurch, auf welche Art und Weise?

- Arbeit:
  - *Nach Erwerbsunfähigkeit Verschlimmerung von Symptomatik mit anschließender Psychotherapie, da für die Patientin hierdurch ein wichtiger halt-, sinngebender und selbstwertdienlicher Faktor wegfiel.*
- Partnerschaft und Sexualität:
  - *Die gewalttätige und demütigende Ehe schwächt das Selbstwertgefühl der Patientin weiter, ebenso wird ihr ohnehin bestehendes Misstrauen ggü. Menschen intensiviert.*
  - *Durch den Verzicht auf Nähe, Geborgenheit, Wertschätzung durch einen Partner ist die Patientin aber auch permanent und über Jahre von einem Gefühl von Einsamkeit und Frustration bedroht, das immer wieder unterdrückt werden muss, was auch Kraft kostet und depressive Gefühlszustände hervorruft.*
- Elternschaft:
  - *kann auf Basis der vorliegenden Informationen nicht geschlussfolgert werden*
- Freundschaft:
  - *Ebenso wie in Bezug auf das Fehlen einer zufriedenstellenden Partnerschaft gilt für den Bereich Freundschaft: Durch den Verzicht auf Nähe, Geborgenheit, Wertschätzung durch einen Partner ist die Patientin aber auch permanent und über Jahre von einem Gefühl von Einsamkeit und Frustration bedroht, das immer wieder unterdrückt werden muss, was auch Kraft kostet und depressive Gefühlszustände hervorruft.*
- Freizeitverhalten: /
- Gesundheitsverhalten:
  - *Die somatischen Beschwerden bringen die Patientin in Kontakt mit den bedrohlichen Kindheitserfahrungen, der Bedrohlichkeit durch unerklärliche Körpervorgänge/Schmerzen und schwächen so ihr Sicherheitsgefühl.*

6. Identifikation von aktuellen und früheren Auslösebedingungen und deren Auswirkungen auf das Erleben und Verhalten der Patientin (Aktualgenese)
Kann zeitlich gesehen ein Beginn der Symptomatik ausgemacht werden?
- *Nein*

Ist die Symptomatik eher chronisch? Kam es in jüngerer Vergangenheit zu Intensivierung der Symptomatik?
- *insgesamt chronische Symptomatik, wobei jedoch aktuell wieder deutliche Verschlechterung*
- *insgesamt wenig qualitativ neuwertige Symptomatik*

Was sind die zeitlich im Zusammenhang mit der Symptomatik stehenden Ereignisse? Haben diese Ereignisse einen Einfluss auf die Entwicklung der Symptomatik?
- *früher: Erwerbsunfähigkeit, gewalttätige Ehe*
- *aktuell: Kontaktaufnahme durch die Mutter (verbunden mit deren gewohnt herrischen Verhalten in Kombination mit Inaussichtstellen von hohem Erbe – Mutter nutzt Macht erneut aus, unausgesprochene Erpressung)*

Wenn ja, welchen Einfluss (wie ist die Wirkungsweise dieser Ereignisse)? Welche primäre(n) Emotion(en) werden ausgelöst?
- *gewalttätige Ehe, Erwerbsunfähigkeit: siehe oben*
- *Kontaktaufnahme durch die Mutter(verbunden mit deren gewohnten herrischen Verhalten in Kombination mit Inaussichtstellen von hohem Erbe – Mutter nutzt Macht erneut aus, unausgesprochene Erpressung) führt zum Wiedererleben der kindlichen Gefühle von Wut, Verlassenheit, Ohnmacht, Kontrollverlust; insgesamt massive emotionale Überforderung, die durch die Ambivalenz zwischen den aversiven Gefühlszuständen einerseits und der Hoffnung auf nicht nur materielle, sondern auch emotionale Gutmachung noch intensiviert wird; primäre Emotion ist erneut die wütende Ohnmacht.*

7. Identifikation der Symptomatik auf den Ebenen Kognition, Emotion, Motorik, Physiologie und deren Entwicklungsverlauf
Versuchen Sie, Schritt für Schritt eine grafische Darstellung des Entwicklungsverlaufs der Symptomatik in Anlehnung an die Fallbeispiele darzustellen. Benutzen Sie dazu die Vorlage in Abb. 2-6.

Der Entwicklungsverlauf in Worten:
- *Die unerträgliche Wut und das Ohnmachtserleben der Mutter gegenüber verschiebt die Patientin in Angst (C–/) und körperliche Symptome (C–/), welche zunächst ein Stück weit erträglicher erlebt werden als die ohnmächtige Wut. Die Angst jedoch führt wiederum zu Gefühlen von Kontrollverlust, welches wiederum die Angst intensiviert. Außerdem folgen der Angst die somatischen Äquivalente.*
- *Gleichzeitig kommt es insgesamt durch den Kontakt mit der Mutter zu emotio-*

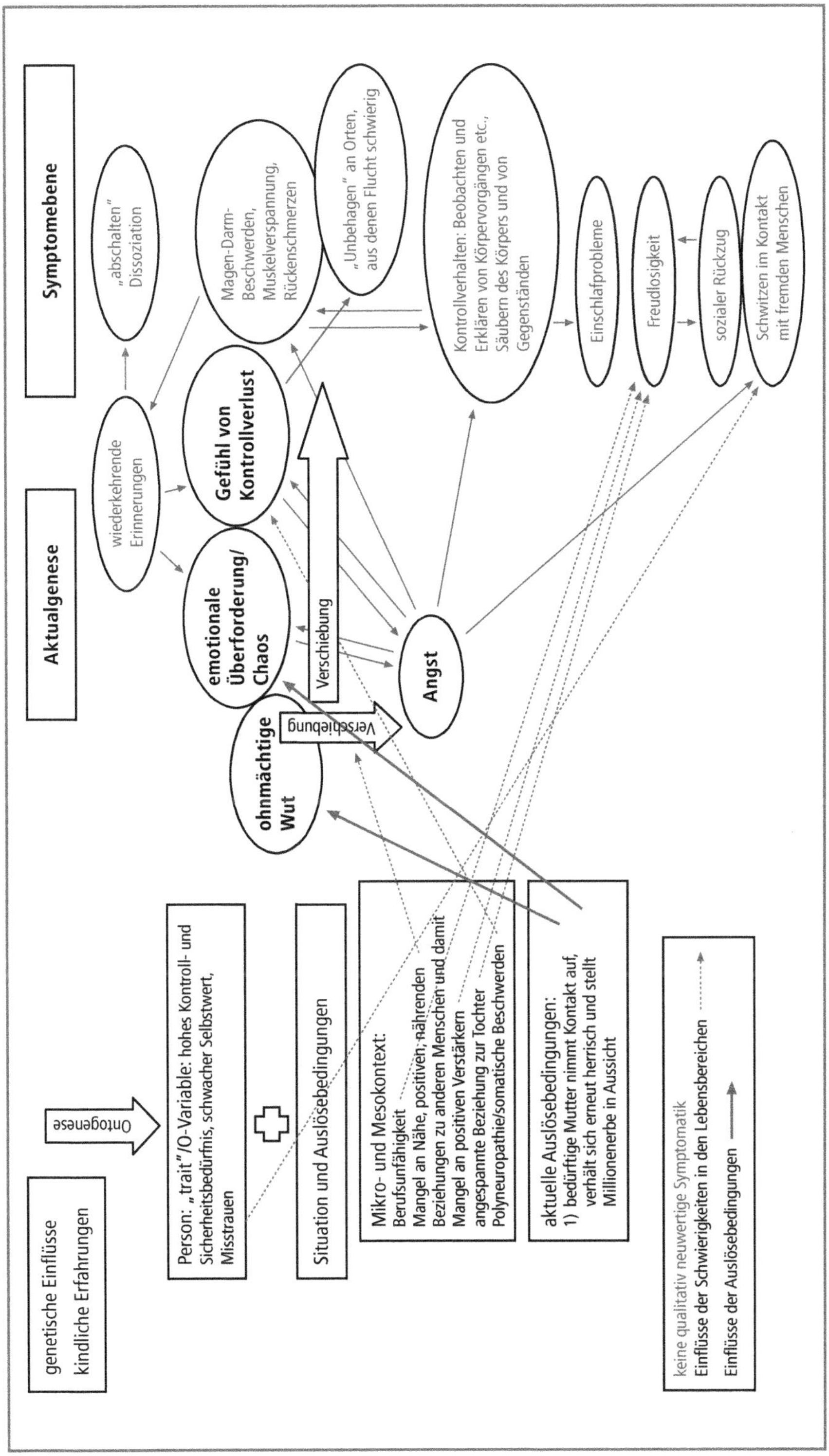

Abb. 2-6 Entwicklungsverlauf der Symptomatik

nalem Chaos mit verschiedenen, intensiven Gefühlszuständen (Verlassenheit, Wut, Ohnmacht), welche wiederum sowohl Angst, Kontrollverlustgefühle und wiederkehrende Erinnerungen an die traumatischen Erlebnisse zur Folge hat, denen mit Dissoziation zu begegnen versucht wird (C–/).

- *Die Angst wird nun weiterhin durch Kontrollverhalten (Beobachten und Erklären vor Körpervorgängen, Säubern des Körpers und von Gegenständen) zu bewältigen versucht (C+). In der weiteren Folge entwickeln sich Einschlafprobleme, Freudlosigkeit und sozialer Rückzug.*

Kategorisieren Sie alle Symptome in die Verhaltensebenen:

- *kognitive Ebene: Nachdenken über Körpervorgänge, Erklärungen suchen, wiederkehrende belastende Erinnerungen, Dissoziation*
- *physiologische Ebene: Einschlafstörungen, Magen-Darm-Probleme, Verspannungen, Rückenschmerzen, Schwitzen*
- *emotionale Ebene: Wut, Ohnmachtsgefühle, Angst, Gefühl von Hilflosigkeit, Freudlosigkeit*
- *motorische Ebene: Kontrollhandlungen, sozialer Rückzug, Dissoziation*

Gibt es in der aktuellen Symptomatik Verhaltensexzesse und Verhaltensdefizite, die als ich-syntone Exzesse und Defizite noch nicht identifizier wurden? Wenn ja, welche?

- *Verhaltensexzesse: Kontrollhandlungen*
- *Verhaltensdefizite: sich angemessen von der Mutter abgrenzen, sich angemessen schonen und angenehmen Aktivitäten nachgehen*

8. Analyse von Konsequenzen, individueller und interaktioneller Funktionalität, Verstärkung und Aufrechterhaltung des Verhaltens/der Symptomatik

8.1 Analyse von kurzfristigen Konsequenzen, individueller und interaktioneller Funktionalität, Verstärkung und Aufrechterhaltung des Verhaltens/der Symptomatik

Schauen Sie noch einmal auf die erstellte Grafik und arbeiten Sie Schritt für Schritt heraus, welche Bedingungsanalysen Sie schon vorgenommen haben. Welches Symptom folgt welchem Symptom oder welcher primären Emotion?

Ist in der Bedingungskette ein Verstärkungsprozess auszumachen? Wie lässt sich die Bedingungskette anhand des Kontingenzschemas der operanten Konditionierung einordnen? Nutzen Sie zur Hilfe eine einfache Tabelle (Tab. 2-16).

Tab. 2-16 Lösungsmöglichkeiten zur Übung: Bislang analysierte Bedingungsketten

Symptom/Verhalten	Kurzfristige Konsequenz	Verstärkungsprozesse (kurzfristig)
Wut	*Angst, somatische Symptome*	*Wut wird weniger spürbar:* **negative Verstärkung**
Angst	*Gefühl von Kontrollverlust, emotionale Überforderung*	*Als negative Konsequenz/Bestrafung, keine Verstärkung*
Gefühl von Kontrollverlust, emotionale Überforderung	*Angst*	*Als negative Konsequenz/Bestrafung, keine Verstärkung*
Angst	*Kontrollverhalten*	*Angst wird reduziert:* **negative Verstärkung**
Gefühl von Kontrollverlust	*Agoraphobische Ängste*	*Als negative Konsequenz/Bestrafung, keine Verstärkung*
Emotionale Überforderung	*Wiederkehrenden Erinnerungen*	*Als negative Konsequenz/Bestrafung, keine Verstärkung*
Emotionale Überforderung	*Gefühl von Kontrollverlust*	*Symptome als negative Konsequenz/Bestrafung, keine Verstärkung*
Wiederkehrende Erinnerungen	*Dissoziation*	*Reduktion der mit den Erinnerungen verbundenen unerträglichen Gefühle:* **negative Verstärkung**
Somatische Symptome	*Kontrollverhalten*	
Kontrollverhalten	*Somatische Symptome*	*Symptome als negative Konsequenz/Bestrafung, keine Verstärkung*
Kontrollverhalten	*Einschlafprobleme*	*Symptome als negative Konsequenz/Bestrafung, keine Verstärkung*
Freudlosigkeit	*Sozialer Rückzug*	*Symptome als negative Konsequenz/Bestrafung, keine Verstärkung*
Sozialer Rückzug	*Freudlosigkeit*	*Symptome als negative Konsequenz/Bestrafung, keine Verstärkung*

Können zusätzlich positive Verstärkungsprozesse identifiziert werden (Tab. 2-17)?

Tab. 2-17 Lösungsmöglichkeiten zur Übung: Zusätzliche positive kurzfristige Verstärkungsprozesse

Verhalten/Symptom	Konsequenz und Verstärkungsprozess
Kontrollverhalten inkl. Grübeln	*Gefühl von Kontrolle und Sicherheit:* **positive Verstärkung**

8.2 Analyse von langfristigen Konsequenzen, individueller und interaktioneller Funktionalität, Verstärkung und Aufrechterhaltung des Verhaltens/der Symptomatik sowie von Teufelskreisen und Abwärtsspiralen

Haben Sie in den bereits analysierten Bedingungsketten eher langfristige Konsequenzen beschrieben? Wenn ja, welche waren dies? Welche weiteren langfristigen Konsequenzen lassen sich feststellen (Tab. 2-18)?

Tab. 2-18 Lösungsmöglichkeiten zur Übung: Bislang analysierte langfristige Konsequenzen

Symptom/Verhalten	Langfristige Konsequenz	Verstärkungsprozesse
Sozialer Rückzug	*Freudlosigkeit*	*Symptome als negative Konsequenz/Bestrafung, keine Verstärkung*

Welche zusätzlichen langfristigen Konsequenzen lassen sich finden?

Das gesamte Kontrollverhalten verhindert die Konfrontation mit den Ängsten, die Angst wird nicht abgebaut, sondern aufrechterhalten und ggf. verstärkt. Ebenso wird die Auseinandersetzung mit der Wut vermieden, diese wird langfristig ihren Ausdruck mehr und mehr in somatischen Beschwerden und Depressivität finden

Lassen sich Teufelskreise und Abwärtsspiralen analysieren? Nutzen Sie zur Unterstützung erneut die Möglichkeit, sich diese grafisch zu veranschaulichen.

- Teufelskreise:
  - *Durch das Kontrollverhalten und die hiermit verbundene Aufmerksamkeit auf den Körper wird jedoch nicht nur die Angst reduziert, sondern es werden vermehrt Schmerzen, unangenehme Empfindungen wahrgenommen. Diese erinnern die Patientin wiederum an die belastenden Erlebnisse und Schmerzen bei den Misshandlungen der Mutter und nach den Missbräuchen und führen wiederum zum Gefühl von Kontrollverlust, zu Angst, emotionaler Überforderung und somit erneut zu somatischen Symptomen und wiederkehrenden Erinnerungen.*
- Abwärtsspiralen:
  - *keine weiteren spezifischen, bislang nicht analysierten zu erkennen*

Lässt sich ein Krankheitsgewinn ausmachen? Wenn ja, worin besteht dieser?

- *Durch die Symptomatik (v. a. die somatische) findet die Patientin einen »Grund«, sich von der Mutter abzugrenzen und den Kontakt zu reduzieren.*
- *Ebenso kann sie über die Symptomatik aus »wichtigen Gründen« den Kontakt zu anderen Menschen reduzieren.*
- *Das Kontrollverhalten schützt vor einer emotionalen Überforderung und ausgeprägten Dekompensation und ggf. erneuten Psychiatrieaufenthalten.*

9. Identifikation von Verhaltensaktiva, Ressourcen, Selbsthilfemöglichkeiten und -strategien, Bewältigungsfähigkeiten, ungestörten Verhaltensbereichen und subjektivem Krankheitsverständnis

Gibt es über die Kompensation hinaus Ressourcen der Patientin? Wenn ja, welche sind dies und inwiefern wirken diese als hilfreich?

- Die Patientin verfügt über Geld, was ihr ein Stück weit innere Sicherheit vermittelt; ebenso ist sie hierdurch in der Lage, positive Verstärker zu etablieren.
- Hobbys und Interessen: Sport, Tanzen, Musik.

Gibt es Hinweise auf Merkmale des subjektiven Krankheitsverständnisses? Welche sind dies?

- Die Patientin hat bereits Therapieerfahrung und verfügt daher bereits über Wissen in Bezug auf ihre Erkrankung inkl. psychogenetischem Krankheitsverständnis.

Erstellen der Mikroanalyse

Welche typische Symptomatik wollen wir in einer spezifischen Situation konkret darstellen? Welches ist die im Zentrum stehende Symptomatik?

Die im Zentrum stehende Symptomatik ist die Angst sowie das hiermit verbundene Kontrollverhalten der Patientin.

In welchen konkreten Situationen wird diese typischerweise ausgelöst? Welche Situation bzw. ähnliche Situationen sind die zentralen und gehen der Symptomatik am häufigsten voraus?

- *Situationen, die auf Basis der bislang erhobenen Informationen infrage kommen:*
  - *Mutter verhält sich dominant und fordernd.*
  - *Patientin ist mit fremden Menschen zusammen und sich nicht sicher, ob sie gemocht wird.*
- *Von den zwei möglichen Situationen scheinen Situationen rund um die Mutter charakteristisch. So ist die Kontaktaufnahme durch die Mutter hier nicht nur die Auslösesituation auf Ebene einer Lebenssituation, sondern es kommt auch in konkreten Situationen im Umgang mit der Mutter zu einigen der Symptome.*

Beschreiben Sie die ausgewählte Situation konkret:

Die folgende Situation scheint eine typische konkrete Situation darzustellen: Mutter ruft bei der Patientin an und gibt zu verstehen, dass sie angesichts ihrer Schwäche Hilfe benötigt, fordert die Patientin dazu auf, später bei ihr zu erscheinen.

Beschreiben Sie nun die in dieser Situation typischerweise ausgelösten Symptome auf den einzelnen Verhaltensebenen (nennen Sie nicht alle Symptome, wenn diese in der konkreten Situation nicht auftreten).

- *Rkog: »Sie könnte auch einmal netter fragen. Ich muss ihr ja nicht helfen. Sie hat mir ja auch nie geholfen. Was sie mir alles angetan hat. Vielleicht liebt sie mich ja doch und kann es nur nicht zeigen. Immerhin sucht sie den Kontakt zu mir. Ich will nicht. Einfach Augen zu und durch. Das Erbe wird mir später helfen, durch das Geld kann ich mich dann endlich richtig sicher fühlen. Ich sollte hingehen.«*
- *Remo: Wut, Traurigkeit, Sorge, Angst, Ambivalenz*
- *Rphys: Die Muskeln verspannen sich. Der Darm beginnt zu rumoren und zu grummeln. In der Brust verspürt die Patientin ein Engegefühl.*
- *Rmot: Die Patientin hört in ihren Körper hinein, sucht nach Erklärungen für die körperlichen Symptome; später sagt die Patientin das Treffen mit der Mutter ab, weil es ihr körperlich zu schlecht geht.*

Identifizieren Sie nun die in dieser Situation und für diese Symptome relevanten Merkmale der Persönlichkeit:

In dieser Situation sind für die Reaktionsweisen der Patientin folgende zeitlich überdauernde Organismusvariablen relevant: verinnerlichte Aggressionshemmung und Angst, schwaches Selbstwertgefühl, strenge und perfektionistische Selbstansprüche.

Durch welche Reaktionsweisen kommt es zu welchen charakteristischen kurzfristigen Konsequenzen und Verstärkungsbedingungen?

Wir müssen hier die Konsequenzen zweier voneinander trennbarer Reaktionsweisen beachten: die Beschäftigung mit den körperlichen Vorgängen und das Absagen des Treffens. Durch die Beschäftigung mit den körperlichen Vorgängen werden die Gedanken und Gefühle in Bezug auf die Mutter zunächst weniger spürbar (C–/), auch die Angst vor den somatischen Symptomen lässt im Verlauf durch das Grübeln etwas nach (C–/), das Absagen des Treffens mit Begründung reduziert die multiplen aversiven Gefühle der Mutter gegenüber sowie die innere Ambivalenz (C–/).

Fallbeispiel

Lösungsmöglichkeit zu Übung: Ausformulierte Verhaltensanalyse

Ätiologisch relevant für die aktuelle Symptomatik sind vor allem die kindlichen Erfahrungen von emotionaler Entbehrung und Ohnmacht durch massiven Machtmissbrauch durch die Mutter bei gleichzeitigem Aufwachsen ohne Vater.

Die dominante, harte, empathielose, bestrafende Mutter mit sadistischen Tendenzen brachte der Patientin vermutlich keine Zuwendung, Geborgenheit, Wärme und Anerkennung entgegen, sondern demonstriert ihre Macht immer wieder durch körperliche Züchtigung, Gewalt, Abwertung, Freiheitsberaubung und Aussetzen von Nahrungsversorgung. Dies führte bei der Patientin neben ausgeprägten Gefühlen von Verlassenheit, Einsamkeit, Haltlosigkeit, Traurigkeit und Minderwertigkeit auch zum Erleben von Ohnmacht, Bedrohung, Angst und Wut. Zugleich wächst die Patientin ohne Vater auf, wodurch ihr keine weitere, möglicherweise ausgleichende und beschützende Bezugsperson zur Verfügung steht. In einem gewissen Ausmaß wirken hier scheinbar die Großeltern und Bezugspersonen im Kindergarten kompensatorisch, bei denen sich die Patientin partiell sicher, behütet und wertvoll erlebt. Die wiederholten sexuellen Missbrauchserlebnisse durch vier Männer unter Betäubung führen zu einer Intensivierung des Gefühls von hilfloser Auslieferung und Ohnmacht vor allem angesichts nur diffus einzuordnender körperlicher Schmerzen und diffuser Erinnerungen und die in jeglicher Hinsicht unerreichbare Mutter.

Insgesamt ist die Patientin in ihren Bedürfnissen nach Bindung, Kontrolle/Sicherheit und Wertschätzung massiv frustriert worden. Auch standen ihr nur begrenzt Möglichkeiten zur Kompensation bzw. zum Umgang mit dieser belastenden Situation zur Verfügung.

Vor diesem Hintergrund war es der Patientin nicht möglich, eine sichere Bindung zu internalisieren und ein stabiles Selbstwertgefühl zu entwickeln. Sie entwickelte zwanghafte Persönlichkeitseigenschaften, gekennzeichnet durch verinnerlichte Angst, ein sehr hohes Kontroll- und Sicherheitsbedürfnis, Aggressionshemmung sowie durch perfektionistische Selbstansprüche. Grundannahmen und Oberpläne der Patientin beinhalten z. B.: »Die Welt ist gefährlich«, »Ich bin wertlos« »Sei vorsichtig im Kontakt zu anderen Menschen«, »Behalte immer die Kontrolle über alles.« Ich-syntone Verhaltensexzesse bestehen in Kontrollieren (z. B. in Form von: in den Körper hineinhören und diesen beobachten, über Körpervorgänge nachdenken) sowie in perfektionistischem Arbeitsverhalten. Verhaltensdefizite hingegen bestehen darin, Unsicherheit zu ertragen, in Beziehungen zu anderen Menschen eigene Bedürfnisse und Grenzen einzufordern sowie grundsätzlich im Bereich der Selbstfürsorge. Kompensatorisch wirkte vermutlich in gewissem Maß über einen längeren Zeitraum die sichere Einbindung in einen Arbeitsplatz; über Funktionieren und Leistungerbringen konnte auch der Selbstwert besser reguliert werden. Später nutzte die Patientin Alkohol, um sich von belastenden Emotionen zu betäuben.

Aufgrund der multiplen gesundheitlichen Belastungen, die zurückzuführen sind auf die verinnerlichten missbräuchlichen und gewalttätigen Erfahrungen verbunden mit Schmerzen sowie auf den Alkoholmissbrauch, bei gleichzeitiger Selbstüberforderung und Ignorieren eigener Grenzen kommt es letztendlich zu Berufsunfähigkeit, was eine Verschlimmerung der Symptomatik mit anschließender Psychotherapie zur Folge hatte, da für die Patientin hierdurch ein wichtiger halt-, sinngebender und selbstwertdienlicher Faktor wegfiel. Auf Basis des Minderwertigkeitserlebens ist die Patientin lange Zeit nicht in der Lage, sich von einem gewalttätigen und erniedrigenden Mann zu trennen; dies schwächt das Selbstwertgefühl der Patientin weiter, ebenso wird ihr ohnehin bestehendes Misstrauen ggü. Menschen intensiviert. Nach der Trennung geht sie aufgrund des Misstrauens und der Angst vor erneuter Verletzung keine neue Partnerschaft ein und drängt ihre Bindungsbedürfnisse noch weiter zurück, verzichtet hierdurch aber auch auf positive Erfahrungen in Bezug auf Nähe, Geborgenheit und Wertschätzung, wodurch die Patientin aber auch permanent und über Jahre von einem Gefühl von Einsamkeit und Frustration bedroht ist, das immer wieder unterdrückt werden muss, was Kraft kostet und depressive Gefühlszustände hervorruft. Ähnliches gilt für den Bereich der Freundschaft. Auch die sich entwickelnden somatischen Beschwerden bringen die Patientin in Kontakt mit den Kindheitserfahrungen der Bedrohlichkeit durch unerklärliche Körpervorgänge/Schmerzen und schwächen so ihr Sicherheitsgefühl bereits im Vorfeld der aktuellen Symptomatik. Es besteht insgesamt eine eher chronische Symptomatik mit unterschiedlicher Intensität, wobei es jedoch aktuell seit Kontaktaufnahme durch die Mutter wieder zu einer deutlichen Verschlechterung kommt. Diese (verbunden mit emotionalem Erpressungsversuch und erneuter Machtdemonstration) führt zum Wiedererleben der kindlichen Gefühle von Wut, Verlassenheit, Ohnmacht und Kontrollverlust. Es kommt insgesamt zu einer massiven emotionalen Überforderung, die durch

die Ambivalenz zwischen den aversiven Gefühlszuständen einerseits und der Hoffnung auf nicht nur materielle, sondern auch emotionale Gutmachung noch intensiviert wird.
Die unerträgliche Wut und das Ohnmachtserleben der Mutter gegenüber verschiebt die Patientin in Angst (C–/) und körperliche Symptome (C–/). Die Angst jedoch führt wiederum zu Gefühlen von Kontrollverlust und somatischen Äquivalenten. Das gleichzeitig entstehende »emotionale Chaos« mit den verschiedenen, intensiven Gefühlszuständen wird mit Dissoziation zu begegnen versucht (C–/). Die Angst wird nun weiterhin durch Kontrollverhalten (Beobachten und Erklären vor Körpervorgängen, Säubern des Körpers und von Gegenständen) zu bewältigen versucht (C+). In der weiteren Folge entwickeln sich Einschlafprobleme, Freudlosigkeit und sozialer Rückzug.
Es lässt sich exemplarisch folgende Situation der Problematik darstellen (Mikroanalyse):

- **S:** *Mutter ruft bei der Patientin an und gibt zu verstehen, dass sie angesichts ihrer Schwäche Hilfe benötigt, fordert die Patientin dazu auf, später bei ihr zu erscheinen.*
- **O:** *Verinnerlichte Aggressionshemmung und Angst, schwaches Selbstwertgefühl, strenge und perfektionistische Selbstansprüche.*
- **Rkog:** *»Sie könnte auch einmal netter fragen. Ich muss ihr ja nicht helfen. Sie hat mir ja auch nie geholfen. Was sie mir alles angetan hat. Vielleicht liebt sie mich ja doch und kann es nur nicht zeigen. Immerhin sucht sie den Kontakt zu mir. Ich will nicht. Einfach Augen zu und durch. Das Erbe wird mir später helfen, durch das Geld kann ich mich dann endlich richtig sicher fühlen. Ich sollte hingehen.«*
- **Remo:** *Wut, Traurigkeit, Sorge, Angst, Ambivalenz*
- **Rphys:** *Die Muskeln verspannen sich. Der Darm beginnt zu rumoren und zu grummeln. In der Brust verspürt die Patientin ein Engegefühl.*
- **Rmot:** *Die Patientin hört in ihren Körper hinein, sucht nach Erklärungen für die körperlichen Symptome; später sagt die Patientin das Treffen mit der Mutter ab, weil es ihr körperlich zu schlecht geht.*
- **K:** *Durch die Beschäftigung mit den körperlichen Vorgängen werden die Gedanken und Gefühle in Bezug auf die Mutter zunächst weniger spürbar (C–/), auch die Angst vor den somatischen Symptomen lässt im Verlauf durch das Grübeln etwas nach (C–/), das Absagen des Treffens mit Begründung reduziert die multiplen aversiven Gefühle der Mutter gegenüber sowie die innere Ambivalenz (C–/).*

Das Kontrollverhalten schützt die Patientin also zunächst vor einer weiteren emotionalen Überforderung und ausgeprägten Dekompensation und ggf. erneuten Psychiatrieaufenthalten. Langfristig verhindert es jedoch die Konfrontation mit den Ängsten, die Angst wird nicht abgebaut, sondern aufrechterhalten und ggf. verstärkt. Ebenso findet eine Auseinandersetzung mit den Wutaffekten nicht statt; diese finden langfristig gesehen mehr und mehr ihren Ausdruck in somatischen Beschwerden und Depressivität. Auch werden durch die vermehrte Aufmerksamkeitslenkung auf den Körper vermehrt Schmerzen und unangenehme Empfindungen wahrgenommen. Diese erinnern die Patientin wiederum an die belastenden Erlebnisse und Schmerzen bei den Misshandlungen der Mutter und nach den Missbrauchserlebnissen und führen wiederum zum Gefühl von Kontrollverlust, Angst, emotionaler Überforderung und somit erneut zu somatischen Symptomen und wiederkehrenden Erinnerungen (Teufelskreis). Ressourcen der Patienten bestehen vor allem darin, dass sie über Geld verfügt, was ihr ein Stück weit innere Sicherheit vermittelt; ebenso ist sie hierdurch in der Lage, positive Verstärker zu etablieren. Sie hat Interessen (Sport, Tanzen, Musik). Die Patientin hat bereits Therapieerfahrung und verfügt daher bereits über Wissen in Bezug auf ihre Erkrankung inkl. psychogenetischem Krankheitsverständnis.

3 Fallbeispiele zur Verhaltensanalyse

Im theoretischen Teil des Buches haben wir schon einige praktische Anwendungen vollzogen. Im folgenden Praxisteil werden fünf komprimierte Patientenbeispiele gezeigt, bei denen zunächst eine kurze Zusammenfassung zu demografischen Faktoren, zur Lebensgeschichte, zur Symptomatik, zum psychischen Befund und zur Diagnose dargestellt und im Anschluss eine kompakte fertiggestellte Verhaltensanalyse aufgezeigt wird.

Im Beispiel 1 (Kap. 3.1) erfolgt im Anschluss noch eine kurze Kommentierung.

Die Beispiele dienen als Orientierungshilfe für die praktische Umsetzung. Sie sollen nicht verstanden werden als perfekte oder einzige Möglichkeit, die Verhaltensanalyse für genau diesen Patienten oder diese Patientin zu erstellen. Es mag sein, dass manchen Kolleginnen und Kollegen noch andere relevante Aspekte der Lerngeschichte oder Funktionalität der Symptomatik auffallen.

3.1 Beispiel 1: Selbstaufgabe

Relevante soziodemografische Daten

52-jährige Grundschullehrerin, ledig, lebt in einer partnerschaftsähnlichen Beziehung zu einem verheirateten Mann, hat einen Sohn (17 J.), mit dem sie gemeinsam eine Wohnung teilt.

Symptomatik und psychischer Befund

Die Patientin berichtet, sie habe nach einer langen Zeit voller Schmerzen im Nacken- und Schulterbereich, verbunden mit einem Bandscheibenvorfall HWS, Kopfschmerzen, Schwindel und wenig Schlaf, seit Sommer zunehmend erneut auch seelische Beschwerden entwickelt, welche sie in ausgeprägterer Form bereits 2013 erlebt habe. Es komme aktuell dazu, dass sie sich allem nicht mehr gewachsen fühle. Die Patientin sei vor allem kraftlos, müde, erschöpft, gleichzeitig innerlich unruhig, ängstlich, mut- und lustlos, könne den Alltag nur noch schwer bewältigen, denke permanent über ihre Probleme und ihren Zustand nach. Auch habe sie das Gefühl, ihre Konzentrations- und Gedächtnisfähigkeit sei beeinträchtigt. Berichtet des Weiteren über Gewichtszunahme durch vermehrtes Essen, auch in Form von Essanfällen, erlebe sich selbst als »zu dick und unattraktiv«, berichtet daneben auch von klaustrophobischen Ängsten ohne ausgeprägtes Vermeidungsverhalten.

Adipöse (1,79 m, ca. 99 kg, BMI = 31), angespannt wirkende Patientin, begegnet mir sehr angepasst, zeigt ein ausgeprägtes Rede- und Anlehnungsbedürfnis. Krankheitseinsicht gegeben und psychosomatische Aspekte integrierend. Im Denken etwas eingeengt auf ihre reduzierte Leistungsfähigkeit, ausgeprägte Grübelneigung. Im Affekt dominiert eine ängstlich-niedergeschlagene Stimmung bei erhaltener emotionaler Schwingungsfähigkeit. Antrieb wirkt regelrecht. Suizidalität wird glaubhaft verneint. Der sonstige psychopathologische Befund weist keine Auffälligkeiten auf.

Somatischer Befund

Laut Patientin bestehende epileptische Erkrankung und diesbzgl. Medikation (Lamotrigin). Keine Sucht, Alkoholkonsum sehr selten. Keine Psychopharmaka-Medikation.

Diagnose(n)

ICD-10 F41.2 G Angst und depressive Störung gemischt, F50.4 G Essattacken bei anderen psychischen Störungen

Lebensgeschichtliche Informationen

- Mutter: (+25 J., verstorben 2009, Hausfrau, Reinigungsaushilfe): eine »warmherzige, zugewandte Frau, offen und fröhlich, sehr enge Beziehung«, Mutter habe eigene Bedürfnisse zurückgestellt.
- Vater (+43 J., Maschinenschlosser, verstorben 1999): häufig strafend, habe die Patientin aber »niemals« geschlagen, viel gearbeitet, »schweigsam«, aber bei Konflikten immer auch schnell versöhnlich, vor allem stolz auf die Patientin, die gute schulische Leistungen erbracht und »anständige Freunde« gehabt habe, aus diesem Grund sei Bruder (+6 J.) auch neidisch auf die beim Vater bevorzugte Patientin gewesen.
- Berufliche Entwicklung: Studium Lehramt, Ausbildung Werbekauffrau, derzeit als Grundschullehrerin zufrieden.
- Gesundheitlich: 2013 »Zusammenbruch« (depressive, somatoforme [Krampf- und Schwindelanfälle] und [v.a. klaustro-]phobische Symptomatik) mit 10-wöchigem psychosomatischem Reha-Aufenthalt sowie zwischen 2013 und 2015 Sitzungen bei einer psychotherapeutischen Fachärztin, vermutlich TfP (Therapeutin als zu passiv und z.T. auch wenig empathisch empfunden).

Verhaltensanalyse

Ätiologisch relevant für die vorliegende Problematik ist v.a. das Lernen von Anpassung, Funktionsbereitschaft und Unterordnung am mütterlichen Modell und durch die gleichzeitig dominante und strafende Art des Vaters. In der Beziehung zum Vater dominierte das Erleben: väterl. Aggressionen abmildern, seinen Stolz/seine Anerkennung erhalten, wenn Patientin sich angepasst, pflegeleicht, aber auch leistungsstark zeigt.

- **O:** Entwicklung entsprechend pflichtbewusster, leistungsbezogener Schemata und Oberpläne (»Immer funktionieren, aktiv sein, leisten«) sowie hiermit verbundene Verhaltensexzesse des Überarbeitens. Unterentwickelt blieben Kompetenzen im Bereich der Selbstbehauptung und Konfliktfähigkeit sowie die Umsetzung eigener Wünsche und Bedürfnisse (Verhaltensdefizite). Regulierung des Selbstwertgefühls blieb übermäßig stark abhängig von den entsprechenden Verhaltensweisen. In diesem Sinne wirkte v.a. die berufliche Entwicklung kompensatorisch. Ressourcen der Patientin liegen vor allem in ihrer Zuverlässigkeit und ihren sozialen Kompetenzen in dem Sinne, dass sie von anderen Menschen in der Regel gemocht wird.

- **S**: Symptomatik in der Vergangenheit wie auch aktuell ausgelöst durch Situationen, in denen Patientin auch angesichts ihrer Selbstüberforderung und nicht gelebter Selbstfürsorge an die Grenzen ihrer Kräfte und Leistungsfähigkeit gelangt und eigene Bedürfnisse über das kompensatorisch wirkende Ausmaß zurückstellen muss: vor einigen Jahren u. a. Leben in einer Ehe mit einem passiven unselbstständigen Ehemann, 2013 »Zusammenbruch« (depressive, somatoforme [Krampf- und Schwindelanfälle] und [v.a. klaustro-]phobische Symptomatik), aktuell Schwierigkeiten mit der »geltungssüchtigen« Vorgesetzten in Kombination mit Unzufriedenheit in der Partnerschaft mit einem ebenfalls ichbezogen, geltungssüchtig erlebten verheirateten Familienvater auf dem Boden der nicht bewältigten Trauer um den Tod der Mutter, wodurch v. a. die Regulierung des Selbstwertgefühls bedroht ist. Darüber hinaus besteht eine Verzichtsituation, in welcher bei der Patientin Bedürfnisse nach Unterstützung und Zuwendung durch andere Menschen andrängen, welche weitestgehend versagt bleiben.
- **C**: Symptomatik wird aufrechterhalten durch die mangelnde Fähigkeit zur Schonung und dadurch, dass die Patientin bei nachlassenden Kräften umso mehr versucht, weiter zu funktionieren, was kurzfristig ihre Ängste reduziert (C–/) und ein Gefühl von Kontrolle, Selbstwirksamkeit und Beeinflussbarkeit bewirkt (C+), langfristig aber im Sinne eines Teufelskreises zu weiterer Überforderung, Erschöpfung, Selbstzweifeln und (psycho-)somatischen Problemen führt (C-). Durch das vermehrte Essen kann sich die Patientin kurzfristig beruhigen, sich etwas gönnen (C+), langfristig kommt es zu Übergewicht und hiermit verbundenen Selbstzweifeln (C-).

Kommentierung

- In der *Ätiologie* werden neben der Beschreibung der kindlichen Situation auch der *innerpsychische Niederschlag* und der *kindliche Umgang* prägnant zusammengefasst (»Lernen von Anpassung, Funktionsbereitschaft und Unterordnung am mütterlichen Modell«, »väterl. Aggressionen abmildern, seinen Stolz/seine Anerkennung erhalten, wenn Patientin sich angepasst, pflegeleicht, aber auch leistungsstark zeigt.«).
- Die berufliche Entwicklung wurde als *Kompensationsmöglichkeit* in der *Gestaltung der Lebensbereiche* integriert.
- Die *Krankheitsanamnese* wurde in die Darstellung der S-Variable integriert, ebenso Aspekte der *partnerschaftlichen Anamnese* insoweit, als sie von Rele-

vanz sind (bei der Patientin war in der Vergangenheit eine lange, schwierige Ehe von hoher Relevanz für die Entstehung und damalige Aufrechterhaltung der Symptomatik, aktuell ist die entbehrende Partnerschaft zum verheirateten Mann relevant).
- Bei den *Konsequenzen* der Symptomatik wird nicht nur die Aufrechterhaltung der Überforderungsthematik, sondern auch die Essproblematik kurz und prägnant aufgegriffen, sodass die Verhaltensanalyse beide diagnostizierte Störungsbilder aufgreift und in diesem Sinne vollständig ist.

3.2 Beispiel 2: Ohnmächtig

Relevante soziodemografische Daten

55-jährige selbstständig tätige Psychotherapeutin, in Partnerschaft mit einem Pädagogen lebend. Keine Kinder.

Symptomatik und psychischer Befund

Die Patientin berichtet, sie stehe »mit dem Rücken zur Wand«, sei kurz davor, »verrückt« zu werden und zusammenzubrechen. Ihre Kräfte ließen nach, was bei ihr zu einem Gefühl von Kontrollverlust führe. Immer wieder bereite ihr Körper ihr Probleme; sie leide unter Acne inversa, hier stehe eine Operation einer Fistel bevor, vor welcher die Patienten angesichts der Narkose und hiermit einhergehender Regression panische Angst habe. Sie sei massiv angespannt und leide auch unter Schmerzen, schneidenden Empfindungen an den Gelenken, Jucken am Hals und einem Gefühl panischer Enge. Immer wieder komme es seit einiger Zeit zu schlimmen Erinnerungen und sich aufdrängenden Bildern an vermutlich erlittenen sexuellen Missbrauch im Kindesalter und an einen schweren Autounfall. Hiervon fühle sie sich regelrecht »überschwemmt«. Ein Beispiel sei, dass sie bei einem Bild von »spritzender Flüssigkeit« an den erzwungenen Oralverkehr in der Kindheit denken müsse. Es komme dann zu intensiven Wutgefühlen, verbunden mit selbstabwertenden und beschimpfenden inneren Dialogen. Es komme auch nachts immer wieder zum Wiedererleben dieser Erfahrungen. Die Patientin schwanke zwischen dem Wissen um diese schlimmen geschehenen Dinge und dem Gedanken, dass dies nicht sein könne, nicht geschehen sei. Sie fühle sich »wattig und nebelig«, neben sich stehend. Darüber hinaus bemerke sie bei sich »selbstzerstörerische« Impulse. Sie rauche, obwohl dies für ihre Hautkrankheit nachteilig sei. Auch versuche sie immer häufiger, sich mittels Alkoholkonsum zu beruhigen, was aber nun aufgrund von Antibiotikaeinnahme und der bevorstehenden Operation nicht mehr möglich sei. Die Patientin funktioniere »äußerlich« noch, ihre Arbeit gebe ihr Halt und lenke sie »vom Leben ab«.

Sportlich wirkende, lächelnde, freundliche Frau, mir einerseits Kompetenz zuschreibend, andererseits fordernd und abwertend-kritisierend, nimmt Kritik dann mit Humor wieder zurück. Die Patientin läuft zwischenzeitlich im Raum umher, um dissoziative Zustände zu kontrollieren. Patientin wach, bewusstseinsklar, zu allen Qualitäten voll orientiert. Im Affekt vorwiegend ängstlich, emotional schwingungsfähig, dahinter auch depressiv verstimmt wirkend, Antrieb wirkt normal bei motorischer Unruhe, Agitiertheit. Ich-Störungen in Form von Dissoziationen und Derealisation, darüber hinaus Intrusionen, Flashbacks, Albträume mit Traumabildern, Suizidalität wird glaubhaft verneint. Krankheitseinsicht gegeben bei psychotherapeutischen Kenntnissen.

Somatischer Befund und Krankheitsanamnese

Derzeit kein Alkoholkonsum, sonst zuletzt phasenweise abends zur Beruhigung. Stark schwankender Nikotinkonsum. In der Vergangenheit »typische Unfallpersönlichkeit«; bereits mehrere OPs erlebt, hierbei auch einmalig Erfahrung, während Narkose aufgewacht zu sein bei fehlender Möglichkeit, sich bemerkbar zu machen. Immer wieder auch im Zusammenhang mit »Stress« stehende Entzündungen bei Acne inversa, auch orthopädische Probleme. Im Jugendalter psychiatrische Behandlung bei Kopfschmerzen ohne organische Ursache, im Studium Inanspruchnahme von psychologischer Beratung, 1995–1997 VT, 2000–2003 TfP, 2006 psychosomatische Reha bei jeweils depressiven Verstimmungen, Somatisierungen, Überforderungserleben, Beziehungsproblemen mit jeweils stabilisierendem Effekt.

Diagnose

ICD-10 F43.1 G Posttraumatische Belastungsstörung im Sinne einer komplexen Symptomatik

Lebensgeschichtliche Informationen

- Mutter (+29 J.): Arbeiterin, Gastwirtin, »belastet, unausgeglichen«, 2 Suizidversuche, ambivalente Beziehung mit häufigem Rollentausch und Kümmern um Mutter, wie auch seitens der Patientin wiederum Ablehnung, »Härte« der Mutter gegenüber, Mutter sei einerseits »eindringlich sentimental« gewesen, habe die Patientin aber oft im Stich gelassen.
- Vater (+30 J., Lagerleiter): »unnahbar und phlegmatisch«, habe die Patientin im schätzungsweise Alter zwischen 7 und 9 J. anderen Männern für sexuelle Handlungen zur Verfügung gestellt; die Patientin erinnere sich, an einem Tisch festgebunden zu Oralsex gezwungen worden zu sein (»Ich hoffe, er schmort in der Hölle«), Mutter habe weggeschaut. Patientin habe sich insgesamt häufig einsam und nicht zugehörig gefühlt, habe in ihrer »eigenen Welt« gelebt.
- Trennung der Eltern, als die Patientin 10 Jahre alt war.
- Auch Schwester (+3 J.) und Bruder (+1 J.) seien jeweils als herablassend und unnahbar erlebt worden.
- Berufliche Entwicklung: Nach dem Abitur Studium der Psychologie, in verschiedenen Anstellungen, seit 2011 selbstständig.

- Partnerschaftliche und sexuelle Entwicklung: Partnerschaften seien bislang entweder zu »langweilig« oder (meistens) »emotionale Dramen« gewesen. Seit 2005 sei sie mit dem jetzigen Partner liiert, dieser sei unkompliziert und fürsorglich. Die Patientin leide unter ausgeprägten Verlustängsten. Sexualität sei immer schon »gestört« gewesen (entweder als »Freiwild« oder »Königin der Nacht« erlebt, Schwierigkeiten, sich hinzugeben).

Verhaltensanalyse

Die Patientin erlebte sich als Kind insgesamt vor allem immer wieder nicht zugehörig, nicht sicher gehalten von einer emotional nicht ausreichend stabilen Mutter, in ihren kindlichen Bedürfnissen überhaupt nicht wahrgenommen, sondern fungierte eher als haltgebend für die bedürftige und emotional instabile Mutter. Hinzu trat die emotionale Unerreichbarkeit des Vaters und später dessen Machtmissbrauch verbunden mit den traumatisierenden Erfahrungen des sexuellen Missbrauchs. Die Patientin erlebte sich vermutlich in diesem Rahmen ohnmächtig ausgeliefert, mit überbordender Wut und intensiven Gefühlszuständen von Scham und Ekel konfrontiert, fühlte sich gleichzeitig auch in diesem Rahmen von der Mutter »im Stich gelassen«, nicht gehalten, schutzlos ausgeliefert.

Um dem Gefühl von Hilflosigkeit beizukommen, entwickelte die Patientin bereits als Kind kompensatorisch eine verantwortliche, aktive Art, zog sich in sich selbst zurück, fokussierte sich auf die Leistungserbringung im schulischen Rahmen, was vor allem das Selbstwirksamkeits- und Kontrollerleben erhöhte. Im beruflichen Rahmen wirken die stellvertretende Versorgung bedürftiger Menschen und ein hiermit einhergehendes Kontrollerleben in dieser helfenden und einflussnehmenden Rolle bei Abwehr eigener Bedürftigkeit und Wunden stabilisierend (O). Auch die stabile Partnerschaft wirkt haltgebend.

In der Vergangenheit immer wieder Leidensdruck durch Symptomatik. Aktuell (S) kommt die Patientin im Rahmen einer Ausbildung in MBSR in Kontakt zur eigenen Gefühlswelt und Bedürftigkeit, ihr Kontrollerleben reduziert sich. Hinzu kommt die körperliche »Schwächung«. Die Patientin wird in dieser Situation »überrannt« von den schlimmen Erinnerungen, welche wiederum ein Gefühl von Kontrollverlust (C–) bewirken. Die Patientin kann ihre sonst mühsam bzw. unter Kraftaufwand betriebene Kontrollhaltung nicht mehr aufrechterhalten. Sie versucht dem durch aktive Bewältigung (Arbeiten, Ablenkung) sowie auch Alkoholkonsum entgegenzuwirken, was kurzfristig das Kontrollerleben erhöht (C+) und Ängste reduziert (C–/).

Es lässt sich exemplarisch folgende Situation der Problematik darstellen (**Mikroanalyse**):

- **S:** Patientin ist allein zu Hause, es ist ruhig in der Wohnung und im Haus
- **O:** hoch ausgeprägtes Bedürfnis nach Sicherheits- und Kontrollerleben, reduzierte Gefühlswahrnehmung und -toleranz, Traumatisierung
- **Rkog:** »Ich fühle mich wieder komisch. Gleich kommen wieder die Erinnerungen. Ich muss etwas tun. Reiß dich zusammen. Ich halte es nicht mehr aus.«

- **Remo:** vor allem Angst
- **Rphys:** Anspannung mit erhöhtem Muskeltonus, schneidende Empfindungen an den Gelenken, Jucken am Hals, Luftnot
- **Rmot:** Die Patientin raucht eine Zigarette, trinkt Alkohol
- **K:** Kurzfristig Reduktion der Angst (C–/), Gefühl von mehr Sicherheit (C+)

Langfristig gesehen wird die Problematik nicht bearbeitet, die Patientin muss immer mehr Anstrengung aufwenden, um ihr Funktionsniveau aufrechtzuerhalten und ihre Bedürftigkeit und Emotionalität abzuwehren. Es besteht die Gefahr der Entwicklung einer Substanzabhängigkeit sowie einer Erschöpfung ihrer Kräfte.

Ressourcen der Patientin sind ihre kognitiven Fähigkeiten und ihr Durchhaltevermögen. Ihr Beruf gibt ihr grundsätzlich Halt.

3.3 Beispiel 3: Mit dem Ehemann alleingelassen

Relevante soziodemografische Daten

59-jährige Hausfrau, gelernte Zahnarzthelferin, zusammenlebend mit Ehemann (in Berentung).

Symptomatik und psychischer Befund

Die Patientin komme nach psychosomatischem Krankenhausaufenthalt. Dort sei sie wegen »Depressivität und Krankheitssorgen« behandelt worden und habe sich in diesem Rahmen für eine ambulante Therapie im Anschluss entschlossen. Sie fühle sich nach wie vor müde, erschöpft, lustlos, leide unter Schmerzen in Armen und Beinen, für welche keine Ursache gefunden worden sei. Ihre Gedanken kreisten häufig um körperliche Symptome und Krankheitsängste. Eine geregelte Tagesstruktur existiere nicht mehr, häufig bleibe die Patientin im Bett liegen. Sie berichtet weiter über klaustro- und agoraphobische Ängste. In der Beziehung zum Ehemann komme es sehr häufig zu Streitereien; es gebe keine Gemeinsamkeiten. Die Patientin habe zuvor jahrelang in einem »24-Stunden-Dienst« ihre Mutter gepflegt.

Offen in Kontakt tretende Frau. Im Affekt depressiv verstimmt wirkend, Antrieb wirkt reduziert bei erhaltener emotionaler Schwingungsfähigkeit. Suizidalität wird glaubhaft verneint. Krankheitseinsicht vorhanden, auch in Bezug auf psychosomatische Zusammenhänge bei dennoch vorhandener Tendenz zur Suche nach somatischen Ursachen. Keine weiteren psychopathologischen Auffälligkeiten.

BDI: mittelschwere depressive Symptomatik.

Somatischer Befund und Krankheitsanamnese

Kein Konsum von psychotropen Substanzen, Alkohol oder Nikotin. Keine bisherige Behandlung mit Ausnahme der psychosomatischen Reha im Vorfeld der ambulanten Therapie, welche einen mäßigen Erfolg erbracht habe.

Diagnose

ICD-10 F32.1 G Mittelgradige depressive Episode

Die Kriterien für eine hypochondrische Störung sind nicht erfüllt. Ebenso besteht bzgl. der agoraphobischen Ängste kein krankheitswertiges Vermeidungsverhalten.

Lebensgeschichtliche Informationen

- Mutter: kaufmännische Angestellte, »dominant und bedürftig«, habe immer Hilfe eingefordert, habe bei schlechten Noten »Stress gemacht«, die Patientin sei von ihr sowohl geschlagen als auch eingesperrt worden.
- Vater: habe sie nie kennengelernt, er habe die Mutter wohl geschlagen.

Verhaltensanalyse

Ätiologisch relevant ist das Aufwachsen bei einer »dominanten«, aber auch »bedürftigen« Mutter, welche zeitlebens Hilfe von der Patientin einforderte, sodass diese bereits in Kindheitsjahren im Sinne einer Parentifizierung unangemessen hohe Verantwortung übernehmen musste. Durch die Gewalt der Mutter fühlte sich die Patientin immer wieder hilflos und unzulänglich und litt als Kind bereits unter Einnässen, Verlustängsten und Stottern. Auch die soziale Integration gelang auf dieser unsicheren Bindungsbasis nur mäßig.

Kompensatorisch wirkte in der Vergangenheit die Ausübung des Berufs (Zahnarzthelferin nach Realschulabschluss) als wichtige Ressource der Patientin. Dieser positive Verstärker fiel jedoch 2011 weg, nachdem die Patientin die Vollzeit-Pflege für ihre Mutter übernahm und hierbei zeitgleich mit den Forderungen dieser und ihren ambivalenten Gefühlen ihr gegenüber konfrontiert war. Gleichzeitig erlebt sie einen »ruhigen, konfliktvermeidenden«, zeitweise Alkohol konsumierenden Ehemann, der sich aus dem Familienleben heraushalte. Die Symptomatik wird ausgelöst bei Unzufriedenheit in der ehelichen Beziehung, insbesondere nach Berentung des Ehemanns (zuvor Industriekaufmann; Ehe seit 31 Jahren) und nach jahrelanger Überforderung durch intensive Pflege der kranken Mutter, zu welcher eine ambivalente Beziehung besteht. Hinzu kommt ein ausgeprägter Mangel an positiven Verstärkern bei Schwierigkeiten in mehreren Lebensbereichen und sozialen Beziehungen (S).

Die Patientin kann aktuell den Anforderungen ihrer Umwelt nicht mehr gerecht werden, was zu Schuld- und Schamgefühlen führt. Ebenso ist die erwachsene Tochter (25 J., Beamtin) »aus dem Haus« und kann von der Patientin nicht mehr versorgt werden (S). Es kam somit in den letzten Jahren zum Verlust mehrerer Kompensationsmöglichkeiten und Verstärker sowie zu Überforderung auf Basis eines instabilen Selbstwertgefühls und perfektionistischer, rigider Oberpläne mit einem verinnerlichten hohen Verantwortungsgefühl unter Vernachlässigung eigener Bedürfnisse (O).

Die aktuelle »Passivität« wirkt dabei für die Patientin kurzfristig entlastend (C–/), führt jedoch langfristig zu weiteren Schuldgefühlen und hält Depressivität aufrecht (C–). Bezüglich der Sorgen um körperliche Erkrankung wirkt das Grübeln und die Kontrolle von Körpervorgängen kurzfristig beruhigend (C+) und vermindert Ängste (C–/). Langfristig gesehen erfolgt jedoch eine Verschiebung der eigentlichen Problematik und Gefühlszustände auf den körperlichen Bereich, was eine Auseinandersetzung mit der eigentlichen Problematik, v. a. in Bezug auf die Eheprobleme, verhindert. Es besteht zudem die Gefahr der Entwicklung einer hypochondrischen Symptomatik (C–).

3.4 Beispiel 4: Verharren in Passivität

Relevante soziodemografische Daten

22-jähriger Student (Kommunikationsdesign), alleinlebend.

Symptomatik und psychischer Befund

Der Patient fühle sich lustlos und schiebe Dinge, die er zu erledigen habe (v. a. in Bezug auf sein Studium), immer wieder auf und lenke sich mit anderen Dingen ab (Musik hören, Computerspiele). Danach sei er jedoch traurig und schäme sich dafür, es wieder nicht »geschafft« zu haben. Er wisse nicht einmal, ob das Studium das Richtige für ihn sei. Er sei müde, könne sich schlecht aufraffen und auch die Konzentrationsleistung habe abgenommen.

Leger wirkender, offener junger Mann, spricht schnell und viel. Im Affekt dysphorisch, depressiv verstimmt wirkend, Antrieb wirkt reduziert bei erhaltener emotionaler Schwingungsfähigkeit. Suizidalität wird glaubhaft verneint. Krankheitseinsicht vorhanden. Keine weiteren psychopathologischen Besonderheiten.

Somatischer Befund

Patient konsumiere in Gesellschaft Cannabis, Abstinenzvertrag wird nach psychoedukativen Elementen geschlossen, Patient willigt ohne zu zögern ein. Keine bisherigen Behandlungen.

Diagnose

ICD-10 F32.1 G Mittelgradige depressive Episode

Lebensgeschichtliche Informationen

- Mutter: Pädagogin, arbeitslos, »an die 50 Jahre alt«, habe schwere Depressionen gehabt
- Aufwachsen in einer von elterlichem Streit geprägten Familienatmosphäre; die liebevolle Mutter, die über wenig Kontakte verfügt habe, habe sich vor dem Vater geängstigt.
- Vater: »Mechaniker oder so«, »an die 60 Jahre alt« habe regelmäßig Alkohol getrunken, habe auch geschlagen, sei impulsiv, reizbar, »dickköpfig«. Er habe kaum etwas mit dem Patienten unternommen. Heute sei die Beziehung zu ihm aber sehr gut.
- Die Eltern hätten sich getrennt, als der Patient ca. 14 Jahre alt war.

Verhaltensanalyse

Ätiologisch relevant neben vermutlich genetischen Faktoren ist das Aufwachsen in einer von elterlichem Streit geprägten Familienatmosphäre. Der Patient erlebte so eine insgesamt bedrückende, in Teilen bedrohliche, dann aber wieder auch eine reizarme Atmosphäre, seine kindlichen Bedürfnisse nach Anerkennung und liebevoller Zuwendung seitens des Vaters, aber auch nach Lustgewinn, Lebendigkeit, Exploration wurden massiv frustriert. Depressive Denk- und Verhaltensmuster wurden vermutlich auch am mütterlichen Modell gelernt.

Auf Basis von Selbstunsicherheit (O) wird der Patient im schulischen Rahmen zum Opfer von Mobbing (hier erstmals depressive Symptomatik, medikamentös behandelt mit Medikinet, Fluoxetin), eine soziale Integration gelingt nur unzureichend. Bislang auch lediglich zweifach kurze Erfahrungen im Bereich von Liebesbeziehungen, die unzureichende soziale Integration hält die Selbstwertproblematik aufrecht. Zu vermuten ist darüber hinaus auch eine Ätiologie in Richtung erlernter Hilflosigkeit durch wiederholtes Erleben väterlicher Dominanz und Grenzüberschreitungen. Ebenso war kein geeignetes männliches Rollenvorbild vorhanden, die Bindung an bedürftige Mutter blieb eng, eine angemessene Ablösung und Entwicklung von Autonomie fand nicht statt. Ein stabiles Selbstwert-, aber auch Identitätsgefühl konnte nicht entwickelt werden.

Patient daher im aktuellen Studium (S; nach Schulabschluss Abitur mit mäßigen Leistungen) »orientierungslos«, kann nicht spüren, was er möchte, was ihn antreibt.

Mikroebene: Wenn der Patient beispielsweise eine Hausarbeit erstellen soll und sich an den Schreibtisch setzt (S), kommt es zu dysfunktionalen und depressogenen Gedanken wie »Ich schaffe eh nichts. Wozu das alles. Hat alles keinen Sinn« (Rkog) und Gefühlen von Frustration, Scham, Unzulänglichkeit wie auch Hilflosigkeit (Remo). Auf der physiologischen Ebene (Rphy) reagiert der Patient in derartigen Situationen typischerweise mit erhöhtem Muskeltonus. Er lässt die Hausarbeit liegen und beginnt ein PC-Spiel (Rmot). Hierdurch erlebt er kurzfristig eine Reduktion der Anspannung und negativer Gefühle (C–/) und Erfolgserlebnisse mit einhergehender Anhebung des Selbstwirksamkeitserlebens (C+).

Langfristig bleibt depressive Stimmung aufrechterhalten durch das Gefühl des Versagens (C–), weil Aufgaben immer wieder aufgeschoben werden, Identitätsdiffusion, weitere Selbstunsicherheit (C–).

Ressourcen derzeit wenige vorhanden. Der Patient interessiert sich für IT, was er auch so spüren kann. Trotz seiner vielfältigen Problematiken hat er sein Abitur erreichen können, was ihm ein gewisses Sicherheiterleben gibt.

3.5 Beispiel 5: Fassungslos

Relevante soziodemografische Daten

18-jähriger Abiturient, lebt im mütterlichen Haushalt.

Symptomatik und psychischer Befund

Der Patient sei an einem Sommerabend mit seiner Tante auf einer Brücke in einer Hauptstadt gewesen, die außer ihnen beiden menschenleer gewesen sei. Plötzlich habe er einen Lieferwagen auf sie beschleunigen sehen, er habe zur Seite springen können und habe, als er sich umgesehen habe, die Tante durch die Luft fliegen gesehen. Er habe dann die blutende Wunde der Tante zu stillen versucht und gemeinsam mit Hilfe von Passanten die Ambulanz gerufen, die aber erst 50 Minuten später gekommen sei, da das gezielte Töten der Terroristen Vorrang gehabt habe. Die schwer verletzte Tante habe er in die Klinik begleitet, die in ein künstliches Koma versetzt worden sei und erst jetzt aus diesem zurückgeholt wurde. Seitdem komme es bei dem Patienten nun zu wiederkehrenden Erinnerungen an dieses Ereignis, insbesondere im Zusammenhang mit dem Erleben von Motorgeräuschen oder schnell fahrenden Autos, beim Benutzen öffentlicher Verkehrsmittel sowie auch abends und er befinde sich in einem emotionalen Ausnahmezustand, in welchem er schreckhaft, wachsam, nervös und angespannt, aber auch erschöpft sei, begleitet von häufigem Herzrasen und Engegefühlen auf der Brust. Es bestünden Durchschlafprobleme. Abends breche er häufig weinend zusammen, während er am Tage wohl »nicht traurig genug« sei. Er mache sich Vorwürfe, wisse aber, dass diese »irrational« seien. Zudem bestehe bei ihm eine gedrückte Stimmung verbunden mit einem Gefühl innerer Leere. Der Patient fühle sich lustlos, zum Teil verzweifelt und auch sehr wütend. Es komme dann zu Wutausbrüchen mit »lautem Beleidigen« anderer. Auch habe der Patient schon daran gedacht, nicht mehr leben zu wollen.

Mir begegnet ein schlanker, jungenhaft wirkender Mann, deutlich angespannt, teilweise starr wirkend. Es vermittelt sich eine niedergeschlagene, zum Teil anhedonische Stimmungslage, immer wieder wirkt der Patient wie fassungslos. Wach, bewusstseinsklar, zu allen Qualitäten voll orientiert. Antrieb wirkt reduziert bei zum Teil eingeschränkter emotionaler Schwingungsfähigkeit. Suizidale Gedanken selten, Patient deutlich distanziert und absprachefähig. Krankheitseinsichtig. Keine weiteren psychopathologischen Auffälligkeiten.

Somatischer Befund

Keinerlei Substanzkonsum. Keine Vorbehandlungen. In der Kindheit Pfeiffersches Drüsenfieber verbunden mit Erschöpfung.

Diagnose

ICD-10 F43.1 V Posttraumatische Belastungsstörung

Der Patient zeigt die Symptomatik einer PTBS, lediglich das zeitliche Kriterium ist noch nicht erfüllt.

Lebensgeschichtliche Informationen

- Vater (+ 31 J.): Ingenieur, leistungsbezogen, impulsiv, sensibel
- Mutter (+ 34 J.): Grundschullehrerin, gute Beziehung, liebevoll
- Der Patient absolvierte sein Abitur mit einem Notendurchschnitt von 1,0 und sei auch sozial immer »sehr gut« integriert gewesen. Ein Studium in einer europäischen Großstadt sei geplant gewesen.

Verhaltensanalyse

Die Symptomatik wurde ausgelöst durch das Erleben eines terroristischen Anschlags (S), bei welchem der Patient »um ein Haar« der eigenen Verwundung entkommen konnte. Prädisponierend wirken anankastische Persönlichkeitszüge (O), welche zu verstehen sind vor dem Hintergrund des Aufwachsens in einer von Konflikten der Eltern geprägten Familienatmosphäre (vor deren Trennung) sowie der »mäßigen« Beziehung zum leistungsbezogenen, zum Teil impulsiven Vater. Der Patient lernte, sich gehorsam und ruhig zu verhalten, um die angespannte Situation nicht noch zu verschärfen und die »gute« Beziehung zur Mutter aufrechtzuerhalten.

Vor diesem Hintergrund verinnerlichte der Patient ein hohes Bedürfnis nach Kontrollierbarkeit und Sicherheit (O), Verhaltensdefizite bestehen im Bereich von Konflikt- und Selbstbehauptungsfähigkeiten sowie im emotionalen Bereich (Gefühlswahrnehmung und -äußerung). Auch die Mutter sei fleißig gewesen, sodass diesbzgl. Werte (von Fleiß, Leistungsbereitschaft und »Minimalismus«) in der Familie einen hohen Stellenwert hatten und vom Patienten als Schemata und Oberpläne verinnerlicht wurden.

Ein Studium in London sei geplant gewesen und derzeit sei nun unklar, ob er es auch antreten werde, sodass die vormals »sehr gute«, sichere Welt des Patienten ins Wanken gerät und er sich nicht mehr sicher fühlen kann. Hinzu kommen auf der Basis eines hohen Verantwortungsgefühls (O) noch Schuldgefühle der Tante gegenüber. Der Patient reagiert mit dem Versuch, wie gewohnt weiter zu funktionieren und wendet viel Kraft auf, seine Traurigkeit, Wut und Angst zu unterdrücken, was kurzfristig das Kontrollerleben wiederum erhöht (C+), aber mehr und mehr dazu führt, dass sich eine depressive Symptomatik entwickelt und sich die Gefühlszustände immer wieder entladen (Wein- und Wutanfälle), was den Patienten wiederum ängstigt (C-). Hinzu kommt noch die Situation der Partnerlosigkeit (S), welche der Patient als belastend erlebe, aber aus Gründen der »Vernunft« bei Beendigung der Schullaufbahn selbst wünsche (zuvor nur kurze Beziehungen, über seine Sexualität wolle er nicht sprechen, »zu privat«).

Ressourcen: Der Patient ist sehr intelligent, motiviert, zuverlässig und verfügt über soziale Kontakte.

Nachwort

Glückwunsch! Nach der Lektüre dieses Buches sind Sie ein gewiefter Kenner der Verhaltensanalyse und deren Erstellung.

All die in diesem Buch vorgestellten Methoden sind Vorschläge und Anregungen. Sie sollen nicht verstanden werden als die einzige mögliche und beste Vorgehensweise. Dennoch hoffe ich, dass Sie die Methode in der Praxis anwenden und von ihr profitieren werden.

Mir war es ein wichtiges Anliegen, die spärliche und wenig detaillierte Literatur zum Thema zu ergänzen bzw. sich dem Thema ausführlicher zu widmen und der praktischen Relevanz der Thematik entsprechend angemessenen Raum zur Verfügung zu stellen.

Ich wünsche Ihnen abschließend viel Freude und Erfolg bei der praktischen Umsetzung Ihrer gewonnenen Erkenntnisse. Und behalten Sie immer im Hinterkopf: Es ist noch kein Meister vom Himmel gefallen. Geben Sie sich selber die Zeit, die notwendig ist, um durch mehr und mehr praktische Übung zum routinierten und vor allem effizienten Analytiker der Patientenproblematik zu werden.

Alles Liebe, Esther Bockwyt

Literaturverzeichnis

Adler, A. (1981). *Neurosen: Fallstudien. Zur Diagnose und Behandlung.* Frankfurt: Fischer TB.

Ainsworth, M. D. S. & Bell, S. M. (1970). Attachment, exploration and separation: Illustrated by behavior of one-year-olds in a strange situation. *Child Development, 41*, 49 – 67.

American Psychiatric Association (2013). *Diagnostic and statistical manual of mental disorders, fifth edition: DSM-5.* Washington: APA.

Bartling, G., Echelmeyer, L., Engberding, M. & Krause, R. (2004). *Problemanalyse im therapeutischen Prozeß* (5. Aufl.). Stuttgart: Kohlhammer.

Batra, A., Wassmann, R. & Buchkremer, G. (2000). *Verhaltenstherapie: Grundlagen – Methoden – Anwendungsgebiete.* Stuttgart: Thieme.

Beck, A. T. (1979). *Wahrnehmung der Wirklichkeit und Neurose: kognitive Psychotherapie emotionaler Störungen.* München: Pfeiffer.

Beck, A. T., Rush, A. J., Shaw, B. F. & Emery, G. (1979). *Cognitive Therapy of Depression.* New York: Guilford Press.

Beutler, L. E., Malik, M. L., Alimohamed, S., Harwood, T. M., Talebi, H. & Nobel, S. (2003). Therapist variables. In M. J. Lambert (ed.), *Handbook of psychotherapy and behavior change* (pp. 227 – 306) (5th ed.). New York: John Wiley & Sons.

Bowlby, John (2010). *Bindung als sichere Basis – Grundlagen und Anwendung der Bindungstheorie* (2. Aufl.). München: Reinhardt.

Brisch, K. H. (2011). *Bindungsstörungen – Von der Bindungstheorie zur Therapie* (11. Aufl.). Stuttgart: Klett-Cotta.

Bruder, K.-J. (2003). *Die biografische Wahrheit ist nicht zu haben – Psychoanalyse und Biografieforschung.* Gießen: Psychosozial.

Caspar, F. (2007). *Beziehungen und Probleme verstehen. Eine Einführung in die psychotherapeutische Plananalyse* (3. Aufl.). Bern: Huber.

Deckers, L. (2013). *Motivation: Biological, psychological, and environmental* (4th ed.). Oxford: Psychology Press.

Dornes, M. (1993). *Der kompetente Säugling. Die präverbale Entwicklung des Menschen.* Frankfurt a. M.: Fischer.

Ekman, P. & Friesen, W. V. (1971). Constants across cultures in the face and emotion. *Journal of Personality and Social Psychology, 17*, 124 – 129.

Gahleitner, S. B. (2005). *Neue Bindungen wagen. Beziehungsorientierte Therapie bei sexueller Traumatisierung.* München, Basel: Ernst Reinhardt.

Gloger-Tippelt, G. & König, L. (2009). *Bindung in der mittleren Kindheit – Das Geschichtenergänzungsverfahren zur Bindung 5 – 8-jähriger Kinder (GEV-B).* Weinheim, Basel: Beltz PVU.

Grawe, K. (1987). Psychotherapie als Entwicklungsstimulation von Schemata. Ein Prozess mit nicht vorhersehbarem Ausgang. In F. Caspar (Hrsg.), *Problemanalyse in der Psychotherapie. Bestandsaufnahme und Perspektiven* (S. 72 – 87). Tübingen: DGVT.

Grawe, K. (1998). *Psychologische Therapie.* Göttingen: Hogrefe.

Grawe, K. (2000). *Psychologische Therapie.* (2. Aufl.). Göttingen: Hogrefe.

Grawe, K. & Caspar, F. (1984). Die Plananalyse als Konzept und Instrument für die Psychotherapieforschung. In U. Baumann (Hrsg.), *Psychotherapie: Makro-/Mikroperspektive* (S. 177 – 197). Göttingen: Hogrefe.

Greenberg, L. S. (2002). Die Bedeutung von Emotionen in der modernen Psychotherapie. Leslie Greenberg im Gespräch mit Annette Kämmerer. *Psychotherapie im Dialog, 2 (3)*, 195 – 198.

Greenberg, L. S. (2005). Emotionszentrierte Therapie: Ein Überblick. *Psychotherapeutenjournal, 4*, 324 ff., 337 ff.

Greenberg, L. S. (2006). Von der Kognition zur Emotion in der Psychotherapie. In: S. K. D. Sulz, G. Lenz (Hrsg.), *Von der Kognition zur Emotion. Psychotherapie mit Gefühlen.* (S. 77 – 110). München: CIP-Medien.

Grosse Holtforth, M. & Grawe, K. (2002). FAMOS. *Fragebogen zur Analyse Motivationaler Schemata.* Göttingen: Hogrefe.

Grossmann, K. & August, P. (1989). Die Bindungstheorie: Modell und entwicklungspsychologische Forschung. In H. Keller (Hrsg.). *Handbuch der Kleinkindforschung.* Berlin: Springer.

Hayes, S. C., Strosahl, K. D. & Wilson, K. G. (2003). *Akzeptanz- und Commitment-Therapie ACT – ein existentieller Ansatz zur Verhaltensänderung.* München: CIP-Medien.

Hinsch, R. & Pfingsten, U. (2007). *Das Gruppentraining sozialer Kompetenzen (GSK). Grundlagen, Durchführung, Materialien* (5. Aufl.). Weinheim, Basel: Beltz PVU.

Iwakabe, S., Rogan, K. & Stalikas, A. (2000). The relationship between client emotional expressions, therapist's interventions, and the working alliance: An exploration of eight emotional expression events. *Journal of Psychotherapy Intergration, 10,* 375 – 402.

Kanfer, F. H. (1998). Selbstmanagementtherapie: Eine Zusammenstellung von grundlegenden Komponenten für Einzelklienten. In S. Sulz (Hrsg.), *Kurz-Psychotherapien: Wege in der Zukunft der Psychotherapie* (S. 133 – 142). München: CIP-Medien.

Kanfer, F. H. & Saslow, G. (1974). Behavioral Analysis: An alternative to diagnostic classification. *Archives of General Psychiatry, 12,* 529 – 538.

Kanfer, F. H., Reinecker, H. & Schmelzer D. (2006). *Selbstmanagement-Therapie. Ein Lehrbuch für die klinische Praxis.* Berlin: Springer.

Kraepelin, E. (1913). *Psychiatrie. Ein Lehrbuch für Studierende und Ärzte* (8. Aufl.). Leipzig: A. Barth.

Kraft, U., Udris, I., Mussmann, C. & Muheim, M. (1994). Gesunde Personen – salutogenetisch betrachtet. *Zeitschrift für Gesundheitspsychologie, 2,* 216 – 239.

Lammers, C. H. (2011). *Emotionsbezogene Psychotherapie. Grundlagen, Strategien und Techniken.* (2. Aufl.). Stuttgart: Schattauer.

Laplanche, J. & Pontalis, J. B. (1986). *Das Vokabular der Psychoanalyse (Vocabulaire de la psychoanalyse)* (7. Aufl.). Frankfurt a. M.: Suhrkamp.

Main, M., Kaplan, N. & Cassidy, J. (1985): Security in infancy, childhood, and adulthood: A move to the level of representation. *Monographs of the Society for Research in Child Development, 50 (1/2),* 66 – 104.

Maslow, A. H. (1943) A theory of human motivation. *Psychological Review, 50(4),* 370 – 396.

Murray, H. A. (1938). *Explorations in personality.* New York: Oxford University Press.

Nestmann, F. (1996). Psychosoziale Beratung – ein ressourcentheoretischer Entwurf. *Verhaltenstherapie und Psychosoziale Praxis, 28,* 359 – 376.

Neumann, E. (2002). *Von der Eltern-Kind-Bindung zur Paarbindung Erwachsener.* Inaugural-Dissertation zur Erlangung des Grades eines Doktors der Philosophie, Fakultät für Psychologie der Ruhr-Universität Bochum, Bochum.

Piaget, J. & Inhelder, B. (1981). *Die Psychologie des Kindes.* Frankfurt: Fischer.

Pospeschill, M. (o. J.) *4. Psychologie als Anwendungsfeld/Beruf a) Klinische Psychologie und Psychotherapie,* unter www.uni-saarland.de/fak5/psy/V4a.pdf (abgerufen am 09. 02. 2016).

Resch, F., Parzer, P. (1999). *Entwicklungspsychopathologie des Kindes- und Jugendalters: Ein Lehrbuch.* Weinheim: Beltz.

Riemann, F. (2009). *Grundformen der Angst.* München: Ernst Reinhardt.

Schore, A. (2002). Zur Neurobiologie der Bindung zwischen Mutter und Kind. In H. Keller (Hrsg.): *Handbuch der Kleinkindforschung* (3. Aufl.) (S. 49 – 80). Bern: Huber.

Schulte, D. (1974). *Diagnostik in der Verhaltenstherapie.* München: Urban und Schwarzenberg.

Stucki, C. (2013) *Einführung in die Fallkonzeption II. PLANANALYSE*; unter http://www.webeplus.ch/sites/default/files/skripts_psychotherapie/20131121_stucki_christoph_fallkonzeption_ii_plananalyse.pdf (abgerufen am 09. 02. 2016).

Sulz, S. K. D. (1994). *Strategische Kurzzeittherapie – Wege zur effizienten Psychotherapie.* München: CIP-Medien.

Sulz, S., Heiss, D., Linke, S., Nützel, A., Hebing, M. & Hauke, G. (2011). Schemaanalyse und Funktionsanalyse in der Verhaltensdiagnostik: Eine empirische Studie zu Überlebensregel und Reaktionskette zum Symptom. *Psychotherapie, 16 (1),* 143 – 157.

Ullrich, R. & de Muynck. R. (2002). *ATP: Anleitung für den Therapeuten. Einübung von Selbstvertrauen und sozialer Kompetenz* (2. Aufl.). Stuttgart: Klett-Cotta.

Uvnäs-Moberg, K., Arn, I. & Magnusson, D. (2005). The psychobiology of emotion: The role of the oxytocinergic system. *International Journal of Behavioral Medicine, 12,* 59 – 65.

WHO, World Health Organisation (2015). *Internationale Klassifikation psychischer Störungen: ICD-10, Kapitel V (F), klinisch-diagnostische Leitlinien. Hrsg.* v. Dilling, H., Mombour, W., Schmidt, M. H. & Coltart, I. (10. Aufl.). Göttingen: Hogrefe.

Willutzki, U. (2000). Ressourcenorientierung in der Psychotherapie – Eine »Neue« Perspektive? In M. Hermer (Hrsg.). *Psychotherapeutische Perspektiven am Beginn des 21. Jahrhunderts* (S. 193 – 212). Tübingen: DGVT.

Young, J. E. (1990). *Cognitive therapy for personality disorders: A schema-focused approach.* Sarasota: Professional Resources Press.

Young, J. E., Klosko, J. S. & Weishaar, M. E. (2008). *Schematherapie – Ein praxisorientiertes Handbuch.* Paderborn: Junfermann.

Anhang

Anhang 1

Vorlage: Erstellen der Verhaltensanalyse

Schritt 1: Genetisch oder pränatal bedingte Vulnerabilitätsfaktoren

___

Schritt 2–4: Kindliche Situation, Emotionen, Bedürfnisse, Umgang

Kindliche Situation, Emotionen, Bedürfnisse, Umgang

Merkmal der kindlichen Situation	Verbundene Affekte, Gefühle, Emotionen	Frustration von Bedürfnissen	Kindlicher Umgang

Schritt 5: Persönlichkeit und Gestaltung von Lebensbereichen

Übergeordnete Persönlichkeitseigenschaften:

___

Grundannahmen und Glaubenssätze:

___

Oberpläne:

___

Ich-syntone Verhaltensexzesse auf »trait«-Ebene:

___

Grundsätzliche Verhaltensdefizite:

Kompensation:

Charakteristische Schwierigkeiten in den einzelnen Lebensbereichen und deren Auswirkungen in Hinblick auf Herabsetzung der Schwelle zur Krankheitsentwicklung

Arbeit:

Partnerschaft und Sexualität:

Elternschaft:

Freundschaft:

Freizeitverhalten:

Gesundheitsverhalten:

Schritt 6: Aktualgenese

Beginn und Verlauf der Symptomatik:

Auslösebedingungen und deren Wirkungsweise (primäre Emotionen):

Zwischenschritt: Erstellen der Mikroanalyse

S (konkrete Situation):

Rkog:

Remo:

Rphys:

Rmot:

O (relevante Merkmale der Persönlichkeit in dieser konkreten Situation mit diesen spezifischen Reaktionen):

K (kurzfristige Konsequenzen und Verstärkungsbedingungen):

→

→

→

→

Schritt 7: Symptomatik

Zusätzliche, in der Mikroanalyse nicht dargestellte Symptome

Kognitive Ebene:

Physiologische Ebene:

Emotionale Ebene:

Motorische Ebene:

Verhaltensexzesse und Verhaltensdefizite, die noch nicht identifiziert wurden

Verhaltensexzesse:

Verhaltensdefizite:

Schritt 8: Konsequenzen

Zusätzliche, in der Mikroanalyse nicht dargestellte Bedingungsketten (kurzfristig)

Symptom/Verhalten	Kurzfristige Konsequenz	Verstärkungsprozesse (kurzfristig)

Langfristige Konsequenzen und Verstärkungsprozesse

Symptom/Verhalten	Langfristige Konsequenz	Verstärkungsprozesse

Teufelskreise und Abwärtsspiralen, Krankheitsgewinn

Teufelskreise:

Abwärtsspiralen:

Sekundärer Krankheitsgewinn:

Anhang 2

Checkliste für die Verhaltensanalyse

Analog zum schrittweisen Analyseprozess:

- genetisch oder pränatal bedingten Vulnerabilitätsfaktoren genannt, falls vorhanden
- die aus Therapeutensicht relevanten Merkmale der kindlichen Situation identifiziert und kurz beschrieben
- die relevanten kindlichen Gefühlszustände und Bedürfnisfrustrationen beschrieben und erklärt und in Verbindung zu der kindlichen Situation gebracht
- Beantwortung der Frage: Was tat das Kind (und auch: was tat es nicht), um eine belastende Situation inkl. belastender Gefühlszustände weniger belastend erleben zu müssen und seine nicht oder zu wenig befriedigten Bedürfnisse erfüllt zu bekommen?
- Persönlichkeitsstruktur auf Basis der (Lern-)Geschichte verstanden und präzise dargestellt
- Kompensationsmechanismen verstanden und dargestellt
- charakteristische Schwierigkeiten in den einzelnen Lebensbereichen auf Basis der Persönlichkeitsstruktur verstanden und dargestellt
- Beantwortung der Frage, welche Schwierigkeiten in den Lebensbereichen in welchem Ausmaß, auf welche Art und Weise die Widerstandsfähigkeit und Kompensation des Patienten schwächten
- Entwicklungsverlauf der Symptomatik prägnant dargestellt
- Auslösebedingungen und deren Wirkung verstanden und dargestellt: *Welche* Faktoren bewirken auf Basis der »trait«-Variable (O) *was* (primäre Emotion(en)) bei dem Patienten?
- erklärt, warum der Patient gerade mit Symptomatik XY reagiert

Zwischenschritt: Erstellen der Mikroanalyse

- charakteristischen Problembereich ausgewählt
- spezifische Situation (nicht Lebenssituation) kurz beschrieben
- lediglich die in dieser Situation auftretenden charakteristischen Symptome genannt
- Symptome **richtig (valide)** den entsprechenden Kategorien (kognitiv, emotional, physiologisch, motorisch) zugeordnet
- in dieser Situation relevante Persönlichkeitsmerkmale kurz genannt
- einzelne kurzfristige Konsequenzen mit einzelnen Reaktionsweisen in Verbindung gebracht
- kurzfristige Verstärkungsprozesse identifiziert
- neben Verstärkung auch Bestrafung beachtet

Weiter ab Punkt 7 in Makroanalyse:

- wichtige in der Mikroanalyse noch nicht zu Wort gekommene Symptome genannt und in die Verhaltenskategorien eingeordnet
- keine Widersprüche zu Punkt 1 (Symptomatik)
- weitere in der Mikroanalyse noch nicht zu Wort gekommene kurzfristige Konsequenzen und Verstärkungsprozesse dargestellt
- neben Verstärkung auch Bestrafung beachtet
- langfristige Konsequenzen beschrieben
- Teufelskreise und/oder Abwärtsspiralen beschrieben
- möglichen Krankheitsgewinn und langfristige positive Konsequenzen beschrieben
- Ressourcenanalyse:
  - Beantwortung der Frage, welche Ressourcen, in welchem Ausmaß, auf welche Art und Weise bislang zu einer relative gelungenen Lebensbewältigung oder bei rezidivierender oder chronifizierter Symptomatik zu Phasen von Symptomfreiheit oder -reduktion beitrugen oder der Schwächung der Widerstandsfähigkeit des Patienten entgegenwirkten
  - Beachtung von personalen und sozialen Ressourcen
- Insgesamt: **Problematik des Patienten zutreffend, genau und spezifisch erklärt**

Anhang 3

Aktualgenese

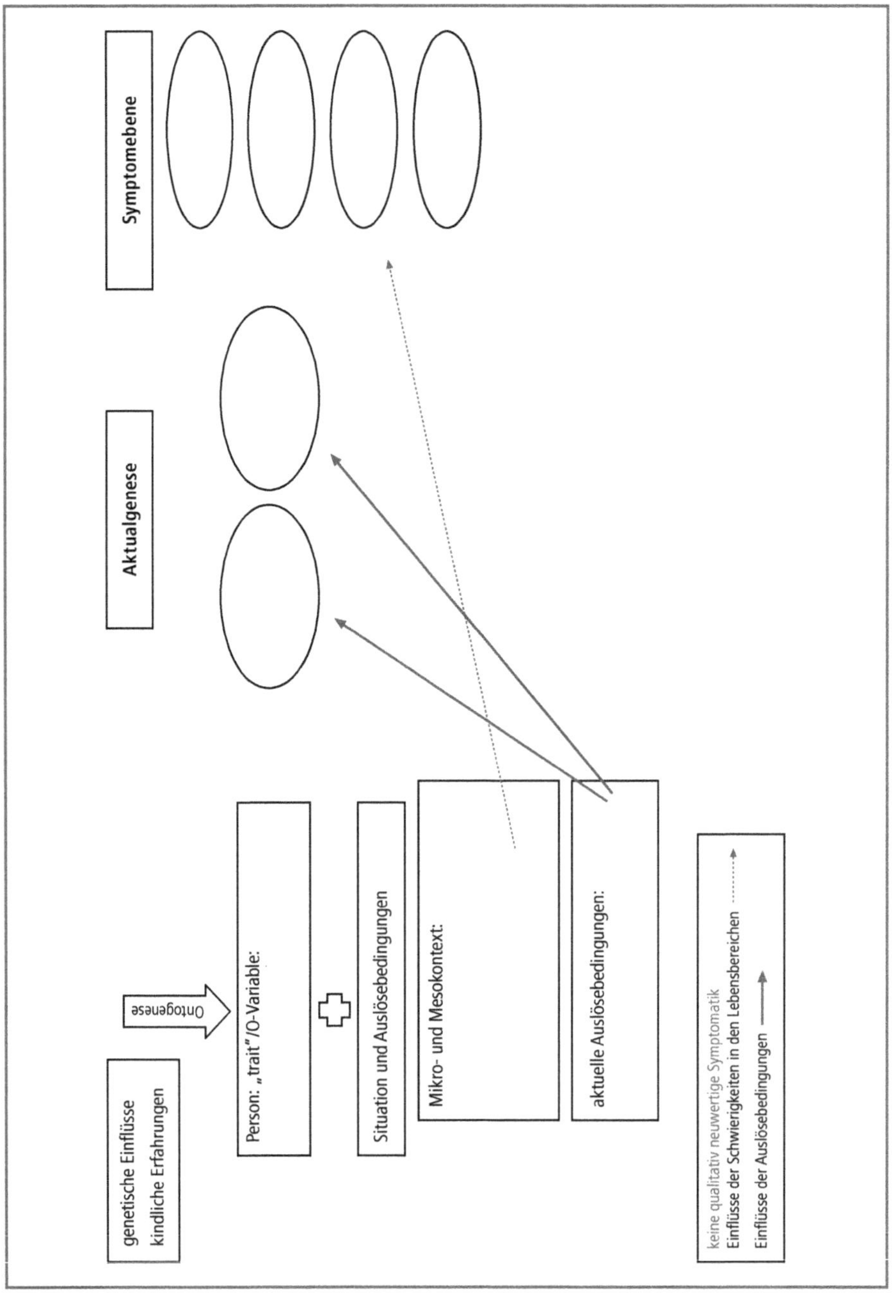

Sachverzeichnis

S

T

U

V

Z

Psychotherapie bei Schattauer

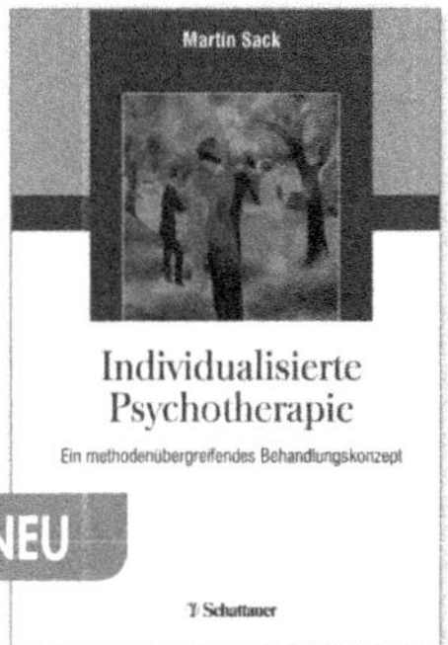

Martin Sack

Individualisierte Psychotherapie

Ein methodenübergreifendes Behandlungskonzept

Individualisierte Psychotherapie ist ein therapieschulen- und methodenübergreifendes Konzept, das sich grundsätzlich auf die spezifischen Bedürfnisse des Patienten ausrichtet. Martin Sack erklärt in diesem Buch anschaulich, wie eine solche Behandlung Schritt für Schritt geplant und praktisch umgesetzt werden kann: Welche Rahmenbedingungen sind im Setting zu beachten? Wie funktioniert eine therapiebezogene Diagnostik? Wie können individuelle Behandlungsbedürfnisse erkannt werden? Dabei spielt der therapeutische Background – ob Kognitive Verhaltenstherapie, Psychodynamische Psychotherapie oder Psychoanalyse – keine entscheidende Rolle. Nicht nur Berufseinsteiger, sondern auch erfahrene Psychotherapeuten finden in diesem Praxisbuch wertvolle Anregungen und konkrete Tipps für eine gelungene individualisierte Behandlungsplanung und -durchführung.

2019. 192 Seiten, gebunden
€ 30,– (D) | ISBN 978-3-608-43192-6

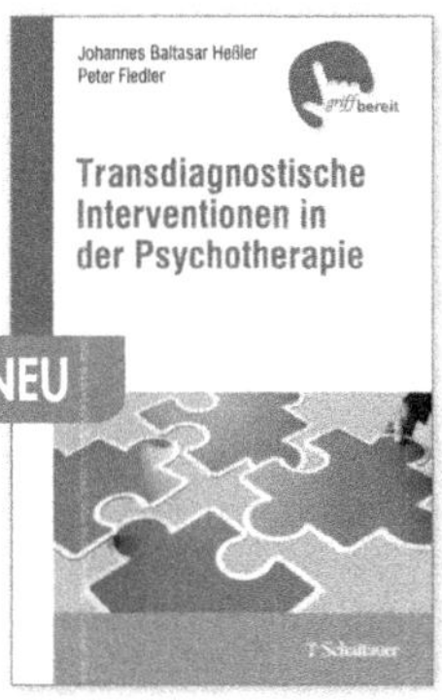

Johannes Baltasar Heßler, Peter Fiedler

Transdiagnostische Interventionen in der Psychotherapie

„Eine Sammlung von therapeutischen Interventionen, die mir den Zugang zu den Patienten erleichtern, am besten nach Wirkbereich sortiert und kurz beschrieben ..." – dieser Wunsch dürfte vielen Psychotherapeutinnen und Psychotherapeuten aus ihrer Ausbildung und während ihrer praktischen Tätigkeit bekannt vorkommen. Der junge Psychotherapeut Johannes B. Heßler und der renommierte „alte Hase" Peter Fiedler haben ihn nun gemeinsam in einem kurz gefassten „griffbereiten" Buch umgesetzt.

2019. 166 Seiten, broschiert
€ 20,– (D) | ISBN 978-3-608-40007-6

Irrtum und Preisänderungen vorbehalten

Schattauer

Wissen & Leben (Herausgegeben von Wulf Bertram)

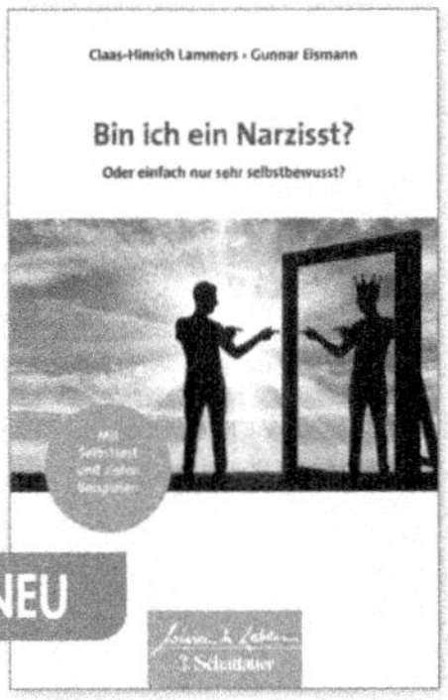

NEU

Claas-Hinrich Lammers, Gunnar Eismann

Bin ich ein Narzisst?

Oder einfach nur sehr selbstbewusst?

Narzissmus ist in aller Munde, es heißt, die Gesellschaft würde immer narzisstischer. Aber was bedeutet das eigentlich, was zeichnet einen Narzissten aus und sind narzisstische Persönlichkeitszüge immer negativ? Höchste Zeit für eine differenzierte Auseinandersetzung mit dem Thema.

Dieses Buch spricht alle an, die von sich glauben oder denen vorgeworfen wird, narzisstische Persönlichkeitszüge zu haben. Fachlich fundiert und für jedermann verständlich erklären die Autoren, was unter Narzissmus zu verstehen ist, und welche Eigenschaften für die narzisstische Persönlichkeit charakteristisch sind.

2019. 163 Seiten, Klappenbroschur
€ 20,– (D) | ISBN 978-3-608-40024-3

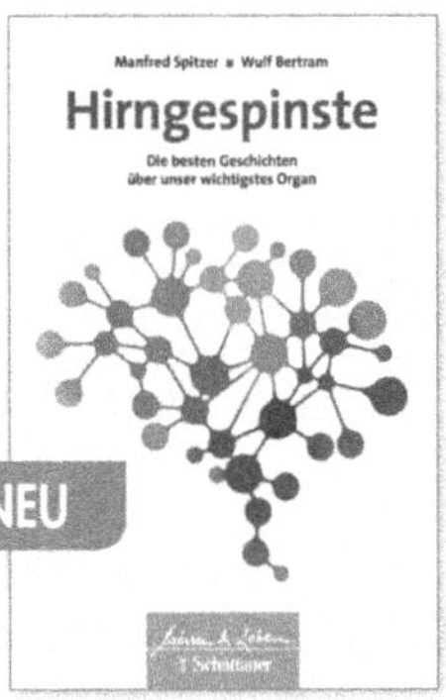

NEU

Manfred Spitzer, Wulf Bertram

Hirngespinste

Die besten Geschichten über unser wichtigstes Organ

Wer sein Gehirn nutzen möchte, um dessen Leistungen, Funktionen und Kapriolen auf anregende Weise besser zu verstehen, ist mit diesem Buch auf der richtigen Seite. Diese „Hirngespinste" der Autorinnen und Autoren lassen ein buntes Geflecht von wissenschaftlichen Erkenntnissen, originellen Ansichten und kritischen Reflexionen über unser wichtigstes Organ entstehen.

Die Faszination für die unglaubliche Komplexität und Kapazität des Gehirns zieht sich durch alle Beiträge. In 14 ebenso unterhaltsamen wie instruktiven, absolut vergnüglichen Essays aus Neurowissenschaft, Psychologie, Medizingeschichte und Feuilleton geht es um den anatomischen Inhalt unseres Kopfes, um bewusste und unbewusste Hirnprodukte wie Glück, Bindung, Humor, unsere nächtlichen Traumerlebnisse und um Psychotherapie. Stillen Sie Ihre Neu(ro)gier und verstehen Sie dadurch sich selbst und andere besser!

2020. ca. 320 Seiten, Klappenbroschur
€ 20,– (D) | ISBN 978-3-608-40042-7

Irrtum und Preisänderungen vorbehalten

Schattauer

griffbereit

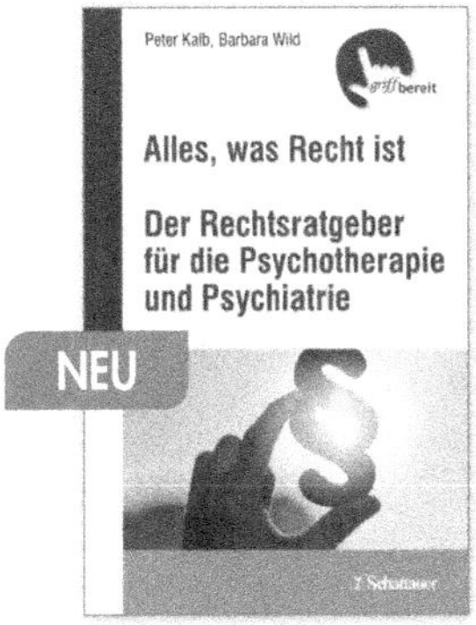

Peter Kalb, Barbara Wild

Alles, was Recht ist

Der Rechtsratgeber für die Psychotherapie und Psychiatrie

„Alles was Recht ist" fasst alle Fragen aus der Sicht einer Nervenärztin und Psychotherapeutin, Barbara Wild, zusammen. Peter Kalb, Rechtsexperte der Bayerischen Landesärztekammer, beantwortet die Fragen so, dass Behandlerinnen und Behandler ihre Rechte und Pflichten ohne weitere Rechtsberatung verstehen und umsetzen können. Dabei geht das Buch besonders auf die – erheblichen – gesetzlichen Änderungen in den letzten Jahren ein und verdeutlicht komplexere Fragen mit verständlichen Fallbeispielen. Dieses Buch steht Ihnen schnell zur Seite, wenn es wieder einmal darauf ankommt!

Reihe *griff*bereit
2020. 196 Seiten, broschiert
€ 25,– (D) | ISBN 978-3-608-40032-8

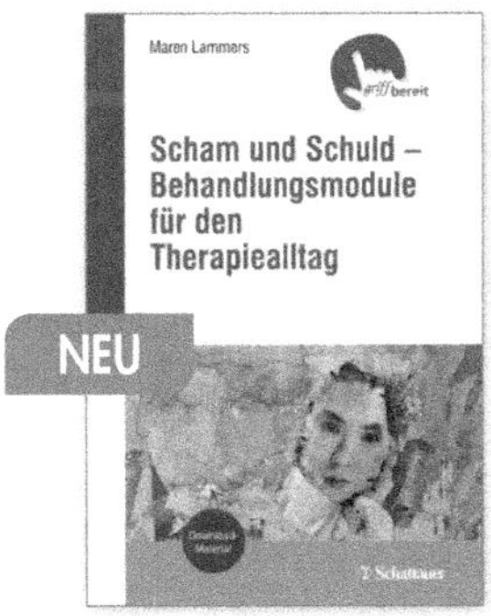

Maren Lammers

Scham und Schuld – Behandlungsmodule für den Therapiealltag

Scham und Schuld sind Emotionen, die den therapeutischen Alltag begleiten und prägen: Einerseits bildet dysfunktionales Scham- und Schulderleben den Kern der Entwicklung psychischer Erkrankungen, andererseits entstehen Scham und Schuld auch als Folge psychischer Erkrankungen. Viele Patientinnen und Patienten schämen sich gar, eine Therapie »nötig« zu haben und fühlen sich schuldig, es nicht alleine hinzubekommen.

Dieses Buch bietet schulen- und störungsübergreifend kompaktes Wissen sowie Übungen, wie an Scham und Schuld gearbeitet werden kann.

Reihe *griff*bereit
2020. 212 Seiten, broschiert, inkl. Download-Material
€ 30,– (D) | ISBN 978-3-608-40011-3

Irrtum und Preisänderungen vorbehalten

Schattauer